Mil outras dicas
para entender seus filhos

de 6 a 12 anos

Harry Ifergan e Rica Etienne

Mil outras dicas para entender seus filhos

de 6 a 12 anos

Prefácio:
J.-D. Nasio

Tradução:
Lucy Magalhães

Jorge Zahar Editor
Rio de Janeiro

Título original:
6-12 ans, l'âge incertain:
Mais qu'est-ce qu'il a dans la tête?

Tradução autorizada da primeira edição francesa
publicada em 1999 por Hachette Littératures, de Paris, França

Jorge Zahar Editor Ltda.
rua México 31 sobreloja
20031-144 Rio de Janeiro, RJ
tel.: (21) 2240-0226 / fax: (21) 2262-5123
e-mail: jze@zahar.com.br
site: www.zahar.com.br

Capa: Sérgio Campante

CIP-Brasil. Catalogação-na-fonte
Sindicato Nacional dos Editores de Livros, RJ.

I25m Ifergan, Harry
Mil outras dicas para entender seus filhos: de 6 a 12 anos / Harry Ifergan e Rica Etienne; prefácio, J.-D. Nasio; tradução, Lucy Magalhães. — Rio de Janeiro: Jorge Zahar Ed., 2001

Tradução de: 6-12 ans, l'âge incertain: mais qu'est-ce qu'il a dans la tête?
Inclui bibliografia
ISBN 85-7110-618-5

1. Crianças — Formação. 2. Psicologia infantil. 3. Pais e filhos. 4. Educação de crianças. I. Etienne, Rica. II. Título.

01-1098 CDD 649.1
CDU 649.1

SUMÁRIO

Prefácio

Quase todos os dias, os pais de crianças de 6 a 12 anos repetem as mesmas perguntas, simples e práticas: Meus filhos podem tomar sozinhos o ônibus da escola? Como falar, com a menina, das primeiras regras, e com o menino, de masturbação? Devo ajudá-los a fazerem os deveres? Como fazer com que obedeçam e sejam responsáveis ao mesmo tempo? Devo castigá-los? E de que maneira? Todas essas perguntas e muitas outras encontram respostas claras e exatas neste livro. Na verdade, é um guia muito útil para os pais resolverem os problemas de cada momento.

Mas, além do seu caráter prático, esta obra de Harry Ifergan e Rica Etienne nos revela a criança na sua vivência íntima e permite-nos perceber o que ela sente. *Mil outras dicas para entender seus filhos — de 6 a 12 anos* tem como objetivo descrever as reações de uma criança em idade escolar e o que se passa em sua cabeça. É apaixonante ver como nossos filhos se transformam e, lendo estas páginas, compreendemos como eles deixam de ser os "filhinhos" de seus pais para se tornarem adolescentes voltados para o mundo.

Os anos de escola primária representam uma fase crítica no amadurecimento físico e psíquico. A criança, que até então era toda emoção e desejo, carinhosa e amável, torna-se um ser lógico, capaz de raciocinar e de controlar seus impulsos. Seu universo não se limita mais à família, mas abre-se para o mundo. Assimila os valores morais dos adultos e forja uma consciência. Aprende a fazer amigos, a respeitar as regras da vida coletiva e a admirar (às vezes, a temer) os professores com quem se identifica; descobre assim os seus primeiros ídolos.

Entre os 5 e os 7 anos, quando a criança sai da crise edipiana, suas pulsões sexuais se desviam dos pais para se reorientarem ativamente para um grande número de atividades sociais, motoras, intelectuais e imaginárias. Freud e depois outros psicanalistas insistiram no fato de que, durante esse período entre a primeira infância e a adolescência, as pulsões sexuais nada perdem da sua intensidade, apenas se manifestando de modo diferente. Ao contrário da primeira infância, durante a qual os comportamentos e fantasias sexuais — eminentemente polarizados nos pais — eram flagrantes, nessa fase transitória as pulsões se expressam pelo desejo de pertencer a uma família e de aprender a viver em comunidade (escola e amizades); pelo prazer em atividades físicas, como a dança e o esporte; pelo exercício das faculdades simbólicas e do poder de abstração, isto é, trabalhar com os substitutos da realidade como se se tratasse da própria realidade. E, enfim, o desejo de se entregar a inúmeras fantasias e sonhos em que a criança se identifica com personagens imaginários. Ora, quer se trate da aprendizagem da vida em sociedade, do desenvolvimento do corpo, do exercício das capacidades simbólicas ou da riqueza da imaginação, é sempre a expressão dessa pulsão que, fora do tempo e da idade, não cessa de ritmar nossa relação com a vida e com a morte.

Em poucas palavras, esse é o espírito psicanalítico que anima a presente obra e fornece aos pais meios de escutar e ouvir os seus filhos permanecendo abertos à complexidade de seu mundo interior.

J.-D. Nasio

A Ilan, Kevin, François e Loïc.

R.E.

A todos os meus pacientes.

H.I.

Introdução

De 6 a 12 anos: a idade incerta

Depois das crianças "de 0 a 7", vamos falar das "de 6 a 12". Esta obra é a seqüência lógica de *Mil dicas para entender seus filhos — de 0 a 7 anos*. Seu objetivo é acompanhar os pais em suas dúvidas e preocupações diárias a respeito dos filhos em pleno crescimento. Como no volume precedente, cada questão é abordada sob três ângulos: *o ponto de vista dos pais*, algumas vezes desamparados diante de atitudes incompreensíveis dos filhos; *o ponto de vista da criança,* que não sabe expressar seus problemas pessoais e que, aliás, não tem consciência daquilo que acontece de fato consigo mesma; e enfim, *a opinião do psicólogo*, que procura fazer convergir pais e filhos para a melhor solução ou para concessões aceitáveis. Em seguida apresentam-se respostas: conselhos práticos, atitudes a adotar, armadilhas a evitar. Esses elementos são chaves para desfazer os conflitos tão rapidamente quanto possível, superar as crises e preservar o diálogo.

Raras são as obras que evocam esse período da vida da criança. Portanto, em que consiste a especificidade dessa faixa etária, ou seja, que diferença existe entre a primeira e a segunda infância, isto é, a pré-adolescência?

Uma evidência: a criança não é mais um bebê! Ela nos surpreende pela sutileza de certos raciocínios, por suas interrogações existenciais, pela profundidade de suas dúvidas. Ela também causa preocupação quando se isola ou, ao contrário, quando manifesta uma necessidade incessante de amigos. Sua progressiva autonomia a leva para o exterior. Inicia-se então o tempo dos amigos, dos segredos e das confidências. A criança existe por si mesma, ousa não obedecer sempre aos pais ou não conformar-se com seus desejos. Às vezes, prenuncia o adolescente que será. Quer escolher ela própria seus companheiros, sua música, seu vocabulário ou vestir-se como quiser.

Isso é apenas a ponta do iceberg. Mas, nas entrelinhas, realiza-se um trabalho subterrâneo de estruturação da pessoa, sem que nem a criança nem os pais o saibam. Durante essa fase de profunda metamorfose, a criança, e depois o pré-adolescente, interroga-se sobre o futuro: "Vou ser como meu pai (como minha mãe)?" "Também estou obrigado(a) a casar-me e ter filhos?" "Como fazer para que a tribo dos companheiros me aceite?" "Como ficar bonito(a), sedutor(a) ou forte e capaz de defender-me sozinho(a)?" etc.

Sob as suas preocupações, jazem pulsões essenciais: a pulsão de vida e a pulsão de morte. A primeira a leva a ir para a frente, a mostrar-se positiva, defendendo suas vantagens e seus direitos, e até mesmo agressiva. A segunda a inquieta, a faz duvidar, e até a voltar atrás, pois o futuro lhe parece incerto e difícil de construir.

Nesse turbilhão que às vezes provoca pânico, a criança age às vezes como a avestruz e enterra a cabeça na areia para escapar às dúvidas que a atormentam. É o que os psicólogos chamam de período de latência, que é também o período... da espera.

Como Freud mostrou, a sexualidade da criança entre os 6 e os 12 anos é como que "guardada para depois". Toda a energia sexual antes consagrada a adorar o pai ou a mãe (a menina "namorada" do pai e o menino, da mãe) será superada, ou melhor, sublimada, como que liberada por essa renúncia.

A criança se interessa então em descobrir o mundo (fora de casa) e seus mistérios. Toma consciência do seu ambiente tal como é e não como sonhava há apenas alguns meses. Quanto mais o tempo passa, mais a realidade se impõe a ela, e menos lugar resta para o pensamento mágico que a ajudava a suportar as frustrações das obrigações familiares, escolares e relacionais (um cabo de vassoura era uma espada; com uma capa o menino se transformava no Super-Homem...). Evidentemente, nada disso se faz sem dificuldades e atritos. Às vezes, a criança regredirá para proteger-se das obrigações que a esperam e manter-se, um pouco mais, na ilusão dos verdes anos. Às vezes, ao contrário, gostaria de crescer mais rápido, para cair diretamente na adolescência e abandonar afinal esse período tão incerto.

Todos os conflitos psíquicos se desenrolam nos bastidores, na surdina, no inconsciente da criança. Só na adolescência eles explodirão em plena luz, com suas extravagâncias manifestas. Entretanto, sua personalidade se confirma durante esse período sensível, no limiar dos 13 anos. É por isso que os pais devem estar atentos, antes que, à sua revelia, instalem-se mecanismos relacionais difíceis e irreversíveis.

Esta obra, como a precedente, pretende traduzir o sentimento da criança e fazê-lo chegar até o coração dos pais. Quer preservar o fio tênue da relação e do diálogo, um luxo que não é supérfluo no período mais crítico que logo irá começar: a adolescência.

RICA ETIENNE E HARRY IFERGAN

capítulo I

As Últimas Delícias da Infância

Nem sempre a criança tem vontade de crescer. Ela pode ter medo de voar com as próprias asas e preferir desfrutar um pouco mais as últimas delícias da infância. É verdade que lhe pedem muito: ter bons resultados escolares, ser bem-educada, arrumar o quarto, aceitar ficar sozinha. Então, como que para retardar a evolução, ela se esquece de progredir. Volta a chupar o dedo, fazer xixi na cama, ter dificuldade para dormir — tudo para manter os pais perto de si. Também é por medo de deixar o colo materno que ela se recusará obstinadamente a viajar para a colônia de férias, por exemplo.

A vida avança por patamares e a criança também. Quando acha certas etapas da sua evolução excessivamente delicadas de atravessar, prefere retornar à fase anterior, que já conhece. Esses retrocessos a tranqüilizam e lhe servem de trampolim para continuar o seu desenvolvimento.

Arrebatada pelo turbilhão de suas aquisições e diante das exigências dos adultos, ela revela sua ambivalência: vontade de tornar-se independente, mas também medo de não estar "à altura" e decepcionar as pessoas de seu círculo.

Por sua vez, os pais devem interrogar-se sobre o comportamento regressivo de seu filho. Será que, mesmo sem perceber, esperam demais dele? Talvez lhe peçam coisas que estão além de suas capacidades atuais? Eis por que a criança refreia o movimento, continuando a adotar atitudes de bebê. Ou será que os pais adotam atitudes ambíguas? Afinal, ter um "bebê" de 8 ou 10 anos não é tão ruim assim. A criança percebe esse paradoxo e não vê razão para apressar o passo, pois os pais gostam dela dessa maneira.

Ela continua a chupar o dedo

- *O lado dos pais*

Por que sua princesa continua a chupar o dedo, quando as primas, mais novas, passam muito bem sem isso e nem têm mais o "paninho de estimação"? É um sinal de imaturidade ou um real problema de ansiedade? Aos 10 anos deve-se permitir isso ou obrigá-la a abandonar essa mania, mesmo que se tenha de consultar um especialista?

- *O lado da criança*

Quando Helena relaxa, entrega-se a seus devaneios ou deita-se por um momento na cama, leva naturalmente o polegar à boca. Desde muito pequena, ela se acalma assim. Os pais podem brigar, zombar dela; mas ela está convencida de que não consegue evitar esse gesto.

- *Opinião do psicólogo*

Para crescer, a criança precisa de segurança, autonomia e muita afeição. Esse coquetel tranqüilizante favorece a constituição de um *eu* estável e equilibrado. Quando suas bases afetivas estão assim bem firmes, ela pode avançar e progredir. Se permanecem instáveis, chupar o dedo virá, momentaneamente, complementá-las.

A partir dos 6 anos, isto é, com a entrada no primário, as crianças mais maduras e mais seguras de si não têm mais tanta necessidade de chupar o dedo, nem de voltar à mamadeira, brincar com bichos de pelúcia ou ficar agarradas à saia da mãe. Aos 8 ou 9 anos, ao contrário, as mais ansiosas podem ainda buscar na fonte a segurança que lhes falta.

Para estas, chupar o dedo é um ato importante, um meio eficaz não apenas para acalmar-se, mas também para se sentir bem, a tal ponto que os psicanalistas consideram o movimento de sugar a primeira manifestação auto-erótica da criança. Por definição, esse termo significa que se trata de um comportamento repetitivo, provocado pela própria criança, para obter um certo prazer.

Seria um verdadeiro problema chupar o dedo nessa idade? Não necessariamente! A evolução das crianças está longe de ser uniforme; é até comum vermos que os diferentes estágios do desenvolvimento psicoafetivo coexistem. Assim, o pequeno Júlio é sempre o primeiro da classe, mas em casa continua com as antigas brincadeiras, às vezes chupando o dedo ou pedindo o velho "paninho de estimação" antes de dormir. Instintivamente, seus pais autorizam esses hábitos infantis, pois Júlio se mostra autônomo e feliz.

Em contrapartida, se a criança continua "bebê" em todos os planos e de maneira mais constante, seu amadurecimento pode realmente atrasar-se.

Fechando-se em si mesma e isolando-se, ela se afasta dos outros e desiste de verbalizar o que sente. Em casos extremos, pode sofrer de distúrbios da fala ou da linguagem (troca de consoantes, por exemplo), pois a boca, que normalmente serve para falar, está ocupada pelo polegar, ou até pelo bico da chupeta. Além disso, pode acarretar a má posição dos dentes. Os ortodontistas conhecem bem o problema.

Algumas situações favorecem esses comportamentos infantis

O ciúme entre irmãos é muitas vezes motivo de regressões momentâneas. A criança procura refúgio em si mesma com os meios que sabe serem tranqüilizadores e eficazes, pois já os experimentou antes.

Por sua vez, certos pais podem manter essa situação sem se dar conta. Talvez exijam demais da criança: bons resultados escolares, arrumar o quarto, fazer incessantes tarefas domésticas etc. O polegar na boca significa: "Quero crescer *no meu ritmo*."

A criança também poderia regredir fazendo xixi na cama, tendo dificuldade para levantar-se de manhã para enfrentar as responsabilidades escolares ou ainda "falando que nem bebê".

Os pais menos disponíveis ou mais displicentes deixam que a criança encontre em si mesma a tranqüilidade de que precisa. Chegam até a sugerir o dedo ou o "paninho" para que esqueça as frustrações ou a causa das suas "manhas".

Os que tiveram vários filhos são às vezes ambivalentes e paradoxais com o último. Evidentemente, querem estimular o "bebê" a crescer, logo a abandonar o dedo, mas ao mesmo tempo percebem que, ao dar-lhe asas, não mais terão acesso a esses deliciosos momentos de ternura, tão reconfortantes para todos. Vêem-se forçados a admitir que o tempo passa. O problema pode ser ainda maior com as mães que vivem sozinhas, preocupadas com uma situação material ou afetiva difícil.

- *O que você pode fazer*

Antes de pedir a seu filho que pare de chupar o dedo, preveja as conseqüências disso: o sono dele poderá ficar perturbado, talvez ele substitua esse hábito por outro, talvez tenha mais necessidade de sua presença. Poderá interiorizar ou exteriorizar o que estiver vivendo. No primeiro caso, pedirá mais doces e mais agrados; no segundo, falará muito, ficará agitado ou adotará comportamentos agressivos, revelando assim o poder anestesiante do polegar.

Caso seu filho concorde em eliminar o hábito, assegure-o de que você estará ali para ajudá-lo quando ele precisar. A situação dele é comparável à de um adulto que decidisse parar de fumar. É uma decisão difícil, que exige o apoio e a compreensão das pessoas e que supõe às vezes várias recaídas antes do sucesso verdadeiro.

Para estimulá-lo a tentar esse grande passo, prometa-lhe um presente digno da ocasião. "Você poderá escolher o que quiser" (naturalmente, desde que não queira demais...).

Como agir concretamente?

Para operar essa mudança, aproveite uma conversa entre vocês sobre o comportamento dele como um "bebê" ou sobre uma ruptura no ritmo da vida familiar (férias escolares, mudança, aniversário).

Durante algum tempo, aceite que seu filho a(o) perturbe no momento em que ele teme voltar ao hábito.

Para alguns, o resultado será extraordinário: de um dia para outro a mania desaparecerá e os pais se perguntarão por que não tentaram a experiência mais cedo. Bastará que na hora de dormir eles o estimulem a pôr a mão sob o travesseiro ou a usar uma luva para que o automatismo seja "quebrado". Os líquidos amargos também podem servir de catalisador.

Para os menores (6-7 anos) ou menos seguros, os resultados serão talvez mais difíceis de obter. Marque no calendário os dias "sem dedo" caso sinta que isso poderá ajudá-lo. Faça um pequeno balanço semanal, durante uma conversa em particular com ele, para avaliar o progresso e encorajá-lo. Tolere alguns momentos de fraqueza (o seu filho está aprendendo a suportar a frustração) ajudando-o a dar-lhes um sentido ("Talvez você tenha chupado o dedo ontem à noite porque teve um pesadelo").

Aproveite esse tempo de mudança para redefinir o lugar dele em relação aos irmãos e prometa-lhe que ele também fará parte dos "grandes". Ele terá acesso a lugares e funções que, embora cobiçados, lhe eram proibidos, tais como sair sozinho para comprar o gibi preferido, dormir na casa do amigo, andar sozinho de skate etc. Essas compensações o ajudarão a crescer.

- *Armadilhas a evitar*

Por que debochar ou brincar a respeito de seus "comportamentos de neném" diante de todo o mundo? Se você tem que falar disso, faça-o em particular, seriamente, compreendendo que esse hábito é uma verdadeira necessidade à qual ele não pode renunciar facilmente. Essa renúncia provocará frustrações; assim ele precisa do seu apoio ativo, e não de críticas desanimadoras.

Além de 8-9 anos, evite ser excessivamente compreensivo(a), mesmo que ele seja o caçula. Será que você está realmente estimulando-o a largar o dedo dizendo-lhe de seu orgulho por vê-lo crescer? Ou será que você se limita a deixá-lo agir como ele quiser? Nesse caso, por que ele mudaria?

Zoom
Tchau "paninho"?

Uma longa história de amor vinculou seu filho a seu "paninho de estimação", e nem sempre é fácil terminá-la, mesmo com a chegada da "idade da razão". Esse objeto não é neutro. Durante muito tempo, ele prolongou a presença dos pais e fez com que a criança suportasse melhor a separação, a tal ponto que os psicólogos o chamam de "objeto transicional".

As meninas, mais sentimentais, o protegem contra ventos e tempestades e o escondem no meio da bagunça das bonecas, pelúcias e objetos tranqüilizadores até a adolescência.

Fique tranqüilo(a). Garantimos que, aos 20 anos, o "paninho" terá desaparecido! Isso é certo. Deixe-o onde ele está, escondido debaixo da cama ou no fundo do armário. O seu filho só voltará a ele de vez em quando, quando precisar de um pequeno sopro de carinho.

Ele continua a fazer xixi na cama

- *O lado dos pais*

Diante da enurese do seu menino de 10 anos, você tentou tudo: diálogo, irritação, castigos, recompensas, responsabilização. Só faltam os remédios ou o psicólogo...

Mas será mesmo necessário chegar a esse ponto ou é melhor esperar pacientemente que isso cesse na puberdade, conforme se diz?

- *O lado da criança*

Pedro nota que os pais ficam constrangidos, contrariados, irritados, desarmados quando ele *fez*. Mas, no fundo, ele é o primeiro a sofrer. Ele gostaria muito de dormir na casa dos amigos ou na colônia de férias. Impossível. Ele se sente prisioneiro do seu problema. Apesar de suas boas intenções — não beber água antes de dormir ou ir tateando no escuro até o banheiro —, nada adianta. Durante o sono, ele não controla mais nada. Então, como se livrar do problema?

- *Opinião do psicólogo*

A enurese consiste em fazer xixi na cama durante o sono. Esse distúrbio é inconsciente e involuntário, e o termo só é utilizado para crianças de mais de 4 anos.

Certamente não é nenhuma novidade dizer que uma criança enurética aos 8, 10 ou 12 anos é uma criança que ainda não superou seus problemas. **Nessa idade, todos os aspectos fisiológicos e médicos já foram explorados ou até tratados. Se o sintoma persiste, é forçosamente de ordem psicológica.**

A proporção de crianças com enurese é de 70% para os meninos e 30% para as meninas.

A criança enurética é freqüentemente descrita como tímida, frágil e queixosa; outros dizem que é descuidada pela família, que não lhe dá atenção. Nesse caso, a criança defende-se através de uma agressividade desviada: xixi na cama.

Na verdade, encontramos no consultório crianças felizes, pouco frustradas e "de bem com a vida", evoluindo normalmente em uma família amorosa. Logo, é como se esse distúrbio fosse um fato isolado. Mas essas inundações noturnas têm um significado. Elas refletem um mal-estar que a criança não consegue ou não se sente autorizada a expressar com palavras. Sem jogo de palavras, a pressão — que vai concentrar-se na bexiga — é forte demais, e a criança a expressa sob uma forma muito regressiva. Sem saber, ela manifesta o que não pode dizer de viva voz. Mas devemos preocupar-nos além da conta? Segundo a opinião geral dos psicólogos, é melhor exteriorizar o mal-estar fazendo xixi na cama do que interiorizá-lo e provocar freqüentes dores de cabeça, de barriga, otites recorrentes ou outras doenças psicossomáticas da infância.

O que se passa no inconsciente da criança?

Muitos casos acompanhados por psicólogos revelam vários tipos de "chaves" inconscientes. Assim, Luís, membro mais jovem de uma numerosa tribo, sente-se atrasado em relação aos maiores, que conseguem fazer tudo. E demonstra isso com os seus "escapamentos" noturnos. Camila progride em todas as áreas, mas também tem "falhas". Ela expressa simplesmente que não pode controlar tudo o tempo todo. A história de Bruno (8 anos) ilustra ainda outra faceta do problema. É muito apegado à mãe e encontra, molhando a cama, o meio desviado de manter com ela um laço privilegiado, pois ela cuida dele, trata-o como um bebê, muda os lençóis e até lhe dá banho. Sem dúvida, essa não é a melhor maneira de fazer-se mimar, mas pelo menos Bruno conserva assim uma atenção materna exclusiva.

Ao contrário, a enurese de Cláudio vai ajudá-lo a "escapar" da mãe, possessiva demais. Depois que seu pai se mudou de casa, ele dorme na cama do casal. Percebendo essa promiscuidade incômoda, Cláudio usa sua enurese para criar uma distância entre ele e a mãe, pois não poderá dormir ali enquanto o problema continuar...

Na verdade, não é raro que certos pais tenham também uma parte de responsabilidade na enurese da criança.

- Os que são muito exigentes e estão sempre "no pé" do filho podem obrigá-lo a adotar atitudes regressivas, que põem freio a essas demandas. Se constatarem que o seu menino ainda é "bebê", não lhe pedirão tanto.
- Se o pai ou a mãe tiverem sido enuréticos, a criança poderá querer identificar-se com ele(a) também nesse aspecto. De acordo com as estatísticas, quando o pai (ou mãe) teve esse problema, três entre quatro filhos também o terão. Trata-se de uma transmissão hereditária ou de uma banalização tal do distúrbio que a criança se sente autorizada a tê-lo? Muitas vezes, existem os dois motivos.

A experiência mostra que, nas enureses familiares, as crianças ficam curadas na mesma idade em que os pais ficaram. Então de nada serve precipitar as coisas... Se a criança deixasse de molhar o lençol para agradar aos pais, *sem ter resolvido seu problema antes*, ela descarregaria de outra forma sua agressividade, voltando-a contra si própria ou contra os outros, roendo as unhas ou tornando-se briguenta.

• Também acontece de um segredo familiar estar na origem de uma enurese. Os exemplos são freqüentes: criança adotada ou nascida por procriação cientificamente assistida, desentendimento conjugal escondido pelos pais etc. A criança fica conhecendo o segredo ou o pressente, cedo ou tarde. Fazendo xixi na cama, mostra que não pode mais *conter* o que ocupa a sua mente. Muitas vezes o sintoma desaparece quando a situação é abertamente explicada ou desdramatizada.

• *O que você pode fazer*

Um verdadeiro "consolo" para todos: o xixi na cama se cura sozinho e desaparece, o mais tardar, na puberdade. Todavia, aos 18 anos, 1% dos adolescentes ainda pode sofrer de enurese ocasional, como mostram os relatórios do serviço militar.

Na criança de 5 a 12 anos, a cada ano que passa, constatam-se 10% de curas espontâneas, mas não se pode prever quanto tempo vai durar esse prazo. Então, se você preferir agilizar o processo, deve discutir com seu filho. Esse sintoma existe há anos, talvez você tenha tentado tudo, talvez não. De qualquer forma, agora fazer xixi na cama se tornou um freio ainda mais forte para a autonomia da criança e para a sua relação com os outros. É tempo de encarar o problema.

Se você sentir que isso poderá ajudá-la, prometa-lhe um bonito presente como recompensa.

Comece estabelecendo prazos. Se necessário, faça com ela um balanço semanal.

Se você já fez isso, dê a seu filho uma pequena lição de anatomia, que o ajudará a imaginar o trajeto invisível dos líquidos até a bexiga. Baseie-se em livros próprios para a idade.

Talvez você também possa lhe sugerir um truque que já funciona com os menores, de 4 a 6 anos. Enquanto ele estiver no banho, poderá se divertir com a brincadeira das bolas de soprar: encher de água, até a metade, uma bola e aprender a controlar a saída do líquido. Fora do banho, ele pode encher a bola de ar, esvaziando-a depois pouco a pouco. Esse controle do ar ou do líquido lhe indicará visualmente o que ele deverá fazer com o próprio corpo. Enfim, como aconselham alguns pediatras, ele pode fazer uma pequena ginástica da bexiga e dos esfíncteres. Isso consiste em brincar sozinho de "pára-xixi", resistindo por um momento à vontade de urinar ou parando no meio do jato. A criança pode então perceber até que ponto essa função depende da sua vontade. Se esse truque funciona de dia, nada impede que também funcione à noite, pensará ela.

Você não tem tempo? Então, deixe o problema com ela: "Pois bem, eu já passei muito tempo cuidando dos seus lençóis e seus pijamas. Decidi não tratar mais disso; agora é você que vai fazer. A vantagem para você é que eu vou tentar ficar mais tempo a seu lado, mas para fazer coisas mais agradáveis."

Se você sentir que, sozinho(a) com o seu filho, não dará conta da situação, uma consulta ao psicólogo será de grande utilidade. Este responsabilizará a criança e a ajudará a expressar o seu mal-estar de modo mais eficaz.

- *Aparelhos e medicamentos podem ser interessantes?*

Depende. O *Pipi-Stop* é um aparelho indicado por alguns pediatras apenas a partir da idade de 8 anos. Equipado com eletrodos (sem perigo) e fixado no pijama, ele dispara uma campainha que desperta a criança logo às primeiras gotas de urina. No plano psicológico, o que se deve pensar de semelhantes reflexos condicionados impostos à criança? Nada de muito bom, principalmente se esta começar a sofrer de insônias por causa do sinal sonoro.

Quanto aos medicamentos, os pediatras pensam que podem ser úteis, mas não qualquer um deles, nem em todos os casos. Não devem ser utilizados antes de 6-7 anos. Em cerca de dois entre três casos, eles diminuem ou eliminam o problema. A Imipramina, um antidepressivo outrora utilizado por sua ação no sono e nas contrações da bexiga, está hoje em desuso, por causa de seus efeitos colaterais às vezes muito tóxicos. A Desmopressina, molécula sintética que reproduz a ação do hormônio antidiurético, tem excelente tolerância e dá bons resultados com algumas crianças, mas não todas. Age durante dez a doze horas, retendo a água no nível dos rins e diminuindo a quantidade de urina expelida. Mas é preciso que a criança responda positivamente ao tratamento, o que só se pode saber depois de dez ou quinze dias. Além disso, uma entre três vezes, observam-se recaídas com a interrupção do tratamento (que dura em média três meses). Salvo essas restrições, a Desmopressina é de fácil utilização: basta uma simples vaporização nas narinas antes de dormir.

Dito isso, só se deve recorrer aos medicamentos quando o diálogo e todos os outros métodos mais suaves fracassaram.

Na verdade, é preciso saber que, se a enurese desapareceu graças ao medicamento, não se pode dizer o mesmo do conflito psicológico que a suscitou. Aliás, os psicólogos desconfiam de medicações capazes de desresponsabilizar a criança, justo quando esta procura tornar-se autônoma.

- *Armadilhas a evitar*

Aos 6 anos, alguns "escapamentos" ainda são normais, durante a noite ou durante o dia. Não se trata, obrigatoriamente, de enurese. Não se deve repreender a criança por isso.

A verdadeira enurese não é um distúrbio vergonhoso nem um assunto tabu. Fale com simplicidade com seu filho e diga-lhe que ele não é o único: aos 7 anos, 10% das crianças fazem a mesma coisa.

Não cabe a você assumir *todos* os problemas de administração da casa. Desde os 6 anos, o seu filho deve participar da tarefa de mudar os lençóis ou pôr a roupa para secar. Não estimulá-lo a isso para poupá-lo (porque ele é supostamente vulnerável psicologicamente) eterniza a situação e dá um resultado oposto ao esperado. Veja bem: não se trata de castigá-lo ou humilhá-lo, mas de responsabilizá-lo, já que isso se torna também problema *dele*.

Diante dos amigos ou da família, contenha a sua irritação e evite as pequenas frases ofensivas. A indiferença não é a melhor conselheira: se ele ainda molha a cama nessa idade, é realmente por causa de um mal-estar profundamente escondido; reconhecer esse mal-estar é meio caminho andado para a cura.

Ela tem dificuldade para dormir

- *O lado dos pais*

"A que horas as outras crianças dormem?", pergunta você com os nervos à flor da pele. Sua filha só consegue fechar os olhos depois de mil hesitações. Ela "enrola", reclama ou esconde a lanterna debaixo do lençol para mergulhar em leituras palpitantes. O problema aparece no dia seguinte: ela vira um bicho-preguiça que não quer acordar para ir à escola. Na volta, exausta, cochila em cima dos deveres. É claro que não dormiu suficientemente. Então por que se recusa a deitar-se na hora certa?

- *O lado da criança*

Mesmo que Juliana quisesse obedecer aos pais, ficaria acordada: *a sua luz interior está acesa*. Sem saber muito bem por que, ela teme o momento fatídico do sono. Teria medo de alguma coisa? Ou gostaria de ver o filme da noite como cúmplice dos pais? Certamente as duas coisas, mas como confessar isso?

- *Opinião do psicólogo*

Na idade da razão, isto é, por volta dos 7 anos e até a adolescência, toda criança faz reflexões sobre si mesma, que se acentuam nos momentos de calma. Não é durante a ginástica ou os deveres que ela se interroga, mas justamente nesse tempo pré-sono. O crepúsculo se mostra propício ao relaxamento, às preocupações existenciais e ao surgimento de angústias pontuais.

Então, ela trata de todo tipo de "questões" encontradas durante o dia e que não tiveram solução: problemas escolares (notas, participação); lugar ocupado junto aos colegas (aceita ou rejeitada); problemas de agressividade (ela sofre ou faz os outros sofrerem uma certa violência?); problemas de injustiça (com os colegas, os professores ou os irmãos); preocupações quanto à sua vida em casa (pai ausente, disputas conjugais, ciúme fraterno).

Ela também pode preocupar-se com o que esperam dela. Nessa idade, mais do que em qualquer outra, ela teme não ser suficientemente apreciada. Segundo ela, suas "bobagens" e sua incompetência diminuem forçosamente o crédito de amor que os pais lhe dão. Então, ela se pergunta como corrigir a situação. São portanto questões importantes que a perturbam no início da noite.

Algumas crianças, em geral mais jovens, de 6 a 9 anos, podem manifestar uma inquietação latente. Imaginam histórias angustiantes, que os pais não levam muito a sério. Uma tem medo de que um ladrão entre na casa e ameace toda a família. Outra, fã do *Arquivo X*, estremece à idéia de que monstros vindos do espaço para dominar o planeta comecem justamente por ela. Na sua nova concepção, o pai e a mãe não são mais invencíveis como ela pensava anteriormente, podendo também ser pulverizados pelos inimigos potenciais. A penumbra e o escuro continuam sendo uma dura prova e, às vezes, até aparecem lobos e bruxas. Outros medos estranhos também atormentam a criança: o chão desabará sob os seus pés quando ela se levantar, os objetos se tornam ameaçadores, as paredes do corredor riem quando ela passa. Tudo isso lhe dá um frio na espinha e não é nada bom para dormir.

O que refletem, na realidade, essas angústias?

Elas camuflam outros medos da criança, inconscientes e difíceis de expressar: medo de não conseguir fazer as coisas, de perder o poder (que os psicólogos chamam de angústia de castração), medo da morte, medo de ser abandonada e de não ser amada. (Cf. cap. 10: "Está tudo errado!")

A dificuldade de ir para a cama quando os pais mandam exprime então a sua sensação de incapacidade e de fragilidade. Sua necessidade de ajuda é autêntica.

Às vezes, ela manifesta essa necessidade aos pais de maneira desconcertante e incompreensível: quando tem medo do lobo ou de um agressor, torna-se violenta e provocadora, pede três vezes um copo d'água e quinze beijinhos, desperta o irmãozinho antes de se deitar, como se quisesse exorcizar seus fantasmas ou encenar o que tanto teme. Essas manobras atingem o alvo, pois chamam a atenção dos pais, que, exaustos, impõem verdadeiros limites, ou seja, a proteção que a criança esperava.

Geralmente, depois dos 10 anos, essas situações já desapareceram e se a criança fica acordada sem conseguir fechar o olho antes das 21h30 ou 22h, é simplesmente porque cresceu. Se despertar bem-disposta e sem olheiras, tendo bons resultados escolares, está tudo bem. Sua constituição, seu desenvolvimento físico e seu amadurecimento naturalmente a levam a ficar acordada por mais tempo.

Como referência, os pediatras aconselham às crianças de 10 a 12 anos que durmam em média nove ou dez horas e, o que é muito importante, *em horários regulares, todas as noites.*

- *O que você pode fazer*

Entre a hiperatividade do dia e a inatividade que precede o adormecer, a criança precisa de uma "câmara de descompressão". É o ritual da hora de dormir, que permite encontrar-se e substituir e diluir as tensões.

Ao contrário do que imaginam alguns pais, entre os 6 e os 12 anos esse tempo para o adormecimento é mais longo do que para as crianças menores. Às vezes, os carinhos e a leitura não bastam mais: ela precisa de sua escuta, de seus conselhos, de seu estímulo.

Esse momento é especial. Na hora de deitar, os pais estão presentes, ao levantar também; cria-se assim um invólucro protetor para a noite. Sua ternura dá à angustia do seu filho uma parte da resposta esperada: ele é suficientemente amado, mesmo se você acha que já demonstra isso a cada hora do dia.

Se sua filha exige, para dormir, que a porta fique aberta e a luz acesa, concorde; ela sabe o que é melhor para ela.

Deixe que ela leia um pouco na cama livros de que ela goste muito. Não importa o tema; paradoxalmente as histórias de terror podem desviar-lhe a atenção de suas próprias preocupações, projetando as angústias reais do dia numa ficção apaixonante.

Se ocasionalmente ela se mostrar ansiosa e muito alerta, será que não está, simplesmente, esperando o papai voltar do trabalho? Nesse caso, não ligue para o horário, deixe-a ler mais, o beijo esperado será o melhor dos soníferos.

No momento de apagar a luz, vêm as confidências: "Tenho certeza de que você gosta da Natália mais do que de mim"; "Estou com umas espinhas horríveis no rosto; será que eu estou virando adolescente?". Dê-lhe um tempo para pensar, apenas para acalmá-la, prometendo que voltará a esse assunto importante numa hora melhor, no dia seguinte ou no próximo fim de semana, por exemplo.

Se você se sente incapaz de aliviar o seu filho, apele para o seu cônjuge a fim de abrir o campo de reflexão e marcar a diversidade dos pontos de vista. Assim, com o tempo, a criança aprenderá que certos assuntos são com o papai, outros com a mamãe. Em geral, o pai se mostra mais tranqüilizador nas questões de capacidade e de força ("Será que vou conseguir passar de ano?", "Será que vou saber tomar o ônibus na primeira vez?") e a mãe mais sensível às questões de ordem psicológica e afetiva ("Será que todo o mundo sente as mesmas coisas que eu?", "Às vezes, eu tenho umas idéias estranhas, você também tinha na minha idade?").

Diga-lhe que todas as crianças passam pelos mesmos medos entre os 7 e os 12 anos; talvez você até se lembre de ter tido esses mesmos problemas para dormir. Saber que tudo isso é natural a tranqüilizará bastante.

Mostre-lhe o lado bom das coisas: a dificuldade para dormir prova que ela cresceu, pois os adultos também sentem isso!

- *Armadilhas a evitar*

A hora de dormir deveria ser a hora da paz familiar. Assim, nada de grandes discussões, repreensões, nem de brigas conjugais (espere que a criança durma). Caso contrário, todas essas ondas negativas se transformam em sobrecarga emocional, o que manterá a criança acordada mais tempo ainda.

De modo geral, quando se aproxima o ritual da noite, evite tudo o que poderia provocar interesse ou excitação: deveres a terminar, Spice Girls a 100 decibéis, videogame cinco minutos antes de escovar os dentes. Pode também acontecer de, ao assistir ao jornal da televisão, com suas imagens às vezes excessivamente violentas e devastadoras, a criança ficar tão ansiosa que não consegue dormir. As cenas vistas só podem ser "desarmadas" depois de serem explicitadas, o que exige tempo da parte dos pais e atrasa, assim, a hora do sono.

Assim que uma criança chega aos 7 ou 8 anos e aprende a ler, muitos pais deixam de contar a história da noite, mas ela gostaria muito de que esse hábito continuasse, embora nem sempre o diga. Esse momento continua sendo muito importante para o apego, a confiança e a cumplicidade mútuos. Isso também ajuda a deixar extravasar a imaginação que a criança teve de conter durante todo o dia, na escola ou ao fazer os deveres. Mesmo que você não possa manter o ritmo cotidiano dos primeiros anos, tente fazer durar, tanto quanto possível, o prazer da leitura da noite. Essa delícia inesgotável lhe servirá de trampolim para o amor à leitura.

Zoom
Os pesadelos

O pesadelo é um sonho particular, um "sonho de angústia", no qual a criança expressa os seus desejos, suas dúvidas, suas frustrações. Como quando era pequena, ela manifesta sua vontade e seu medo de crescer, mas acrescenta agora uma sensação muito forte de impotência, que não tinha antes.

Agora a criança percebe que não detém o poder absoluto, e que seus pais (ou professores) são obstáculos inevitáveis entre o *eu quero* e o *eu posso*. Muitas vezes, é refreada em seus impulsos (a mãe não responde mais a todos os seus desejos, o irmão e o pai não concordam mais com tudo etc.), daí o incontornável sentimento de frustração e de castração que reaparece nos sonhos; a criança expressa neles sua angústia e sua desorientação.

Entretanto, os pesadelos são salutares, pois graças a eles os conflitos interiores encontram uma saída que permite à criança não mais guardá-los dentro de si. O ideal seria que ela pudesse lembrar-se dos sonhos e contá-los.

Com o período de latência, esses pesadelos mudam de tonalidade. A criança não se sente tantas vezes jogada no caldeirão da bruxa ou reduzida a cinzas por um dragão; em contrapartida, enfrenta seres cheios de más intenções e idéias de vingança. As idéias mirabolantes predominam sobre a ação.

Se, na escola, ela se sente indefesa diante da professora que a ridiculariza na frente de todo o mundo, à noite sonhará com uma feiticeira que a fará sofrer todo tipo de torturas (cócegas, metamorfoses etc.). Nesse caso, trata-se do produto concreto de seus temores. Os elementos naturais se manifestam também (vendaval, vulcão, incêndio) e concretizam toda sua agressividade e seu sentimento de culpa. Ela se pune ou pune os outros, o que no sonho dá no mesmo.

Os pesadelos só devem preocupar se aterrorizarem a criança várias vezes por semana, durante muitos meses ou se persistirem, de modo significativo, além da puberdade. Então, são o sinal de uma grande ansiedade e de dificuldades psicológicas que será preciso superar com ou sem ajuda de um psicólogo, principalmente se outros distúrbios do comportamento se manifestarem durante esse período (agressividade, recusa de ir à escola, insônia, bulimia etc.).

Ela continua apaixonada pelo papai

- *O lado dos pais*

Marília mede apenas 1,50m, mas adora abraçar o papai e ficar agarrada nele. E quando você quer beijar o pai dela, que é também *seu marido*, ela zomba do casal e ridiculariza seus gestos de ternura. O que fazer? É normal que ela sinta ciúme de você e se comporte assim com o pai? Será que é você que está tendo idéias ou a situação está mesmo estranha?

- *O lado da criança*

Nada mais natural do que adorar o papai, pensa Marília. Ela o ama intensamente e prova isso. Sabe muito bem que não se casará com ele. Já disseram muitas vezes: "o lugar está ocupado" e "isso não se faz". Mas ela espera encontrar um clone encantador e tão maravilhoso quanto ele, terno e engraçado!

- *Opinião do psicólogo*

Logicamente, por volta dos 7 ou 8 anos, supõe-se que a criança "liquidou o complexo de Édipo", como dizem os psicanalistas. Ou seja, saiu da fase em que estava profundamente apaixonada pelo pai ou pela mãe.

Esse amor, poderoso, fusional, vinha desde os 3 anos. À força de lhe dizerem ou ensinarem que não se pode casar com papai ou mamãe, a criança acaba admitindo a impossibilidade dessa união antinatural.

A partir dos 6 ou 7 anos, sua noção do corpo e da intimidade começa a transformar-se. Ela é ao mesmo tempo exibicionista (como nos primeiros tempos) e recatada. Nesse período de transição, pode esboçar uma última tentativa de sedução em relação ao pai (mãe) amado(a): "Papai, posso me sentar no teu colo, te abraçar?", diz Clara; "Mamãe, passa creme no meu corpo inteiro!", pede João. A criança sente, na verdade, que o seu sonho de apropriação desaparece, mas deseja apenas prolongá-lo um pouco. Seu olhar já se volta para um novo objeto de amor. O príncipe (ou princesa) encantado se introduz então nos seus sonhos. É o tempo das primeiras emoções na sala de aula.

Na esteira de Freud, a psicanalista Françoise Dolto mostrou que sair do complexo de Édipo é essencial para a criança tornar-se um verdadeiro ser humano. O senso moral aparece então não só imitando os pais, mas compartilhando a mesma lei: o menino sabe que seu pai também não pôde casar-se com a própria mãe. A menina sabe que sua mãe teve a mesma experiência que ela.

Essa etapa é cheia de conseqüências: a criança aprende a controlar seus desejos e a aceitar a frustração. Abre-se para os outros e para o mundo social, deixando cada dia um pouco mais o círculo restrito da família, no qual teve de renunciar a esse primeiro amor impossível.

Alguns sinais indicam claramente o fim do complexo de Édipo. O menino ou a menina passam primeiro por uma pequena "depressão" ou, pelo menos, uma fase de autodepreciação. Ambos se perguntam como podem encontrar um namorado(a) mais tarde, já que não conseguiram seduzir o próprio pai ou a própria mãe; mas expressam isso de maneira paradoxal: "Argh! Não vou me casar nunca, nem pensar!", como se quisessem se convencer a si mesmos.

Vem então um longo período, chamado fase de latência, em que esse assunto vai "hibernar" e a curiosidade sexual ficará em suspenso. A criança abandona progressivamente o campo dos sentimentos e volta-se para as coisas materiais e intelectuais. Seus centros de interesse se multiplicam: apaixona-se pela ciência e pelos fenômenos complexos, pela leitura, pelos romances de aventura ou água-com-açúcar, pelo esporte, que lhe permite lançar-se na competição, apagando assim a antiga rivalidade com o pai.

O genitor do mesmo sexo se torna, nesse momento, um modelo ao qual deseja orgulhosamente identificar-se. Nesse ponto do desenvolvimento, as brincadeiras também se transformam, e a criança se torna capaz de brincar com vários companheiros, em casa ou na pracinha, admitindo regras, obrigações e interdições.

Mas algumas crianças têm muita dificuldade em sair dessa fase e concluir sua crise edipiana. E às vezes os pais contribuem para isso.

Quando o tabu do incesto não foi claramente apresentado, é fácil para a criança esperar por mais tempo a realização das suas fantasias. Muitas mães alimentam, sem saber, essa relação vaga com um filho único ou quando são divorciadas. O laço mãe-filho é reforçado por uma necessidade de compensação afetiva. Também é verdade que é difícil, para algumas mães, não ser mais o centro do mundo aos olhos do filho querido. Os pais não ficam atrás. Também eles sabem mostrar-se contraditórios em suas atitudes e relativamente satisfeitos ao ver sua menina apaixonada por eles, sem medir as conseqüências futuras...

O psicanalista Jean-Claude Liaudet, em seu livro *Dolto expliquée aux parents* (L'Archipel, 1998), sugere uma explicação sobre a ambivalência dos pais.

Alguns não souberam apresentar o tabu do incesto e não ousaram contrariar a criança. "Esses pais desejam, sem saber, que a vocação de seus filhos seja satisfazê-los."

Quer o roteiro edipiano encontre seu desfecho, quer nunca termine completamente, encontraremos suas repercussões na idade adulta. Segundo os psicanalistas, boa parte das neuroses referentes à afetividade relacional e amorosa decorrem daí, desse *complexo* tão sedutor. Todos os seres humanos são atingidos por ele, mesmo aqueles que se sabem perfeitamente "normais", no momento dos primeiros encontros amorosos e da escolha do(a) eleito(a) do seu coração. É como se cada um repetisse, sem querer, esse roteiro original.

- *O que você pode fazer*

Reina uma confusão de sentimentos entre sua filha e você? Mesmo que isso a decepcione, reformule mais uma vez a interdição fundamental do tabu do incesto. Isso lhe parece óbvio, mas *ponha os pingos nos is*. Certamente, ela tem o direito de manifestar ao pai um amor exclusivo, mas você tem o dever de responder indicando-lhe os limites.

Aja com tato, pois sua filha está vivendo as últimas delícias edipianas. Comece de maneira positiva: "Gosto muito desses beijinhos, mas na sua idade acho que você não precisa mais tanto assim do seu pai! Sabe, às vezes fico meio sem jeito. De qualquer forma, daqui a algum tempo é você que não vai querer me beijar..."

Com bom humor, peça que sua "grudenta" vá ficar um pouco com a mãe para dividir com ela esses momentos de adoração. Afinal, você não é o único na família!

Em lugar dessa ternura excessiva, proponha-lhe de vez em quando momentos de verdadeira disponibilidade, para conversar com ela, fazer um passeio a dois ou levá-la ao cinema.

Até que idade tomar banho juntos?

Mais uma vez, cada um encontrará as respostas convenientes, em termos de pudor, decência e ternura. Em geral, a partir dos 5 ou 6 anos, os banhos em comum se tornam constrangedores. (Cf. cap.4: "Até que idade podemos ficar nus diante deles?")

Ajude seu filho a abrir-se mais para o exterior e a não investir excessivamente na própria família. Inscreva-o em uma atividade artística ou esportiva, na qual ele poderá encontrar novos amigos.

- *Armadilhas a evitar*

Não, ela não é "estranha" ao lhe dizer "eu te amo" com uma ternura excessiva demais para o seu gosto. Seu apego é autêntico e normal; aliás, ela está atravessando uma fase de seu desenvolvimento psicológico que não deve preocupá-lo, pois você mesmo a atravessou e depois recalcou, no limbo do seu inconsciente, sem grandes conseqüências. Em contrapartida, estabeleça limites para que essa afeição não se torne exageradamente exclusiva ou intrusiva.

Não sinta culpa, nem por ela nem por você, se às vezes você tem que a "pôr no seu devido lugar".

Ele tem medo de passar as férias longe de nós

- *O lado dos pais*

O medo que ele tem de ir para a colônia de férias é nítido, e os argumentos razoáveis que você lhe apresenta caem por terra diante de seus temores irracionais: "Você vai gostar de ficar ao ar livre, você vai ver que será ótimo; se os outros conseguem, por que não você?". Mas nesse momento a dúvida se insinua; e se ele ficasse infeliz de verdade lá? Se não conseguisse se adaptar? Este é o seu dilema: "forçar a barra" ou esperar um ano ou dois para mandá-lo viajar de férias?

- *O lado da criança*

Lúcio prefere entediar-se em casa durante todas as férias do que ir para a casa da vovó ou para a colônia. Aqui, ele tem seus livros, seus amigos, seu vídeo, sua bicicleta, seu skate... Então, qual é o problema? Para que viajar? Ele tem certeza de que não fará amigos lá, que as novas regras impostas serão penosas de seguir.

Será que os pais estão querendo afastá-lo deles?

- *Opinião do psicólogo*

Vamos entrar, por um segundo, na cabeça de uma criança meio *ansiosa* a quem se propõe partir para um lugar desconhecido. "Você vai ver, dizem os pais, você vai adorar... vai fazer um monte de amigos novos, terá uma porção de atividades que não conhece, vai experimentar uma comida diferente, dormir num novo quarto..." Para ele, isso não são férias; é um cataclisma. A mudança de referências e a novidade são, *a priori*, inquietantes para toda criança, mais ainda se ela for de temperamento tímido ou ansioso.

Recusando-se a partir sem os pais, a criança mostra simplesmente sua fragilidade diante do desconhecido. Teme não saber adaptar-se aos outros rapidamente. Além disso, antes dos 11 ou 12 anos, ainda tem uma noção vaga do passar do tempo. Imagina essa estada como uma eternidade, mesmo que o período seja de curta duração.

Pode ser também que a criança não seja de temperamento inquieto, mas o contexto não se prestar à eventualidade serena de uma partida. Em caso de grave desentendimento entre os pais, ela teme que estes se separem durante sua ausência, e até se posiciona como mediadora conjugal, recusando-se a deixá-los.

Ela também pode lembrar-se de uma experiência anterior infeliz durante as férias, que a marcou a ponto de rejeitar qualquer nova tentativa. Enfim, talvez tema o nascimento da irmãzinha, anunciado com grande publicidade e que vai transtornar sua vida de filho único. Então, nem pensar em abandonar tão facilmente o navio...

Os pais devem ceder ou esperar?

A resposta depende, afinal, das circunstâncias do momento. Se por uma vez a criança se recusa a partir e apresenta boas razões para isso, deixe-a ficar. Se teima, sem nunca ter tentado a experiência, é preciso analisar a questão, tranqüilizá-la e fazê-la viajar, sob pena de que o problema se repita nos anos seguintes. Se os pais são convincentes e conseguem que a criança aceite seu ponto de vista, estarão ajudando o filho a tornar-se um pouco mais autônomo e independente. Esse é o motivo. Mas será que os pais desejam isso de verdade?

• *O que você pode fazer*

Negociar para convencê-lo

A partir dos 6 ou 7 anos, a escolha das férias se torna consensual; seu filho tem algo a dizer sobre o assunto e não se privará disso.

Os mais relutantes em partir talvez tenham necessidade de uma explicação: é porque vocês os amam tanto que desejam que eles tenham uma temporada feliz e a aproveitem.

Se vocês têm que mandá-lo viajar porque não tem férias tão longas quanto as dele, não tenham vergonha de lhe dizer a verdade: "Você sabe como eu gosto de você... eu ficaria tão orgulhosa se você fosse.. e ficaria mais tranqüila se você estivesse na colônia... Não gosto que você ande por aí durante esse tempo todo nem fique com a babá."

Valorize as férias que o esperam. Diga as vantagens mas não garanta antecipadamente que ele vai adorar. Cabe a ele tentar e depois julgar.

Nessa idade, ele subestima sua capacidade de adaptação a um ambiente novo, ao passo que antes nem pensava nisso. Sabe muito bem que deverá cumprir exigências como lavar a cabeça sozinho, andar alguns quilômetros a pé, carregar uma mochila, suportar seus medos noturnos sem ter alguém para consolá-lo etc. Mostre que você sente que ele é perfeitamente capaz.

Às vezes, ele tem idéias estranhas e dramatiza a situação. Tente então compreender sua hesitação. Como ele imagina, precisamente, essa temporada? Faça com que ele distinga suas suposições da realidade. Estimule-o a pensar positivamente: "Sei que o papai e a mamãe gostam de mim e vão me escrever"; "Vou andar de cavalo" etc.

Eventualmente, convide colegas ou primos que já freqüentaram colônias e voltaram entusiasmados. Eles serão bons embaixadores.

Aos 8 anos, a angústia de abandono (que toda criança pode sentir) ainda está muito presente. Para tranqüilizá-la, marque num calendário a duração da ausência, delimitando as datas de partida e de retorno. Assim, ele poderá visualizar o tempo em questão e desdramatizará o que tanto teme.

Antes da partida

Informe-se sobre os meios de comunicação existentes: é possível telefonar ou mandar fax? Há telefones públicos à disposição das crianças? Caso haja, dê-lhe um cartão de telefone, ou então prometa que chamará os responsáveis para ter notícias dele. De qualquer forma vocês manterão sempre contato.

Inclua papel de carta e envelopes selados na bagagem, para que ele escreva ou dite a carta. Diga que não vai reparar nos erros que ele fizer.

Para essa viagem ele ganhará uma câmera fotográfica descartável para trazer boas lembranças das férias e encorajá-lo a renovar a experiência.

Se o dia do aniversário dele cair nesse período, entregue aos responsáveis, na hora da partida, um pequeno presente para ele e balas para todos. Peça-lhes que organizem uma festinha.

Para a partida

Organize junto com ele um pequeno "kit antiestresse": o "paninho" (mesmo que esteja há meses no fundo do armário; ele poderá deixá-lo na mala, se não precisar dele), a foto da família (se ele quiser), um ou dois objetos de estimação (mas não preciosos demais, pois poderiam ser perdidos ou roubados), dinheiro de bolso, gulodices para levantar o astral e quebrar o gelo com os novos companheiros.

Se, cinco minutos antes da partida, seu filho chorar, não "desabe"! A decisão de partir já foi tomada. Agüente. Certamente ele logo vai parar de chorar graças à atenção dos adultos responsáveis.

Você também está com o coração apertado? Pode confessar-lhe isso, mas com a condição de dizer também o quanto você está contente apesar de tudo, por saber que ele vai viver uma aventura boa e que o fará crescer. Esse sentimento de inquietação recíproca ensinará a ele que sua tristeza é superável.

A criança vai para a casa da vovó ou da tia? Então deve aprender a viver como elas e não como na sua própria casa, com algumas pequenas exceções. Na frente dela, deleguem momentaneamente sua autoridade de pais àqueles que recebem seu filho e previna-o: "Se sua tia quiser que você vá para a cama às nove da noite, obedeça."

Na volta

Dê-lhe os parabéns por ter tentado a aventura. Se correu tudo bem, ele vai se lembrar disso na próxima ocasião...

Aceite que ele tenha adquirido novos hábitos (deitar-se mais tarde etc.). Ele precisará de um tempo de adaptação para retomar o ritmo habitual da casa.

- *Armadilhas a evitar*

Esteja certo(a) de que, já aos 6 anos, e mais ainda aos 10, uma criança é perfeitamente capaz de afastar-se dos pais. Evite projetar excessivamente seus medos sobre ela. Se você teve dificuldades semelhantes na infância, rompa esse círculo; ela não tem de reproduzir o que *você* temeu.

Seu filho teima em não ir? Talvez você esteja lhe transmitindo a idéia de que nada é melhor que a própria casa; então não se surpreenda. Mas desta vez, assuma.

Ele vai mesmo assim, mas você teme esse momento doloroso? Então deixe o seu cônjuge acompanhá-lo até o local da partida. Certamente ele ficará menos comovido e isso é melhor para todos.

Você o acompanha heroicamente, prometendo ser forte? Então não mude de opinião na porta do ônibus, senão ele terá certeza de que suas angústias eram justificadas e principalmente de *que ele não é capaz de superá-las*. É um cheque em branco para o futuro. Da próxima vez, ele se recusará a ir sozinho para a casa dos avós ou dos primos; não persistirá numa atividade na qual se sentirá desvalorizado e "passado para trás" em relação aos outros.

Você faz mais o gênero enérgico e é do tipo "vire-se"? Não negue as dificuldades que ele poderá encontrar. Algumas são exageradas, mas outras são bem reais. Transmita confiança e orgulho ao ver que ele está vencendo os obstáculos.

capítulo 2

Um Sopro de Liberdade

Às vezes os pais têm dificuldade em aceitar a evidência: seu filho está se tornando (ou já é) um pré-adolescente. Daí os atritos inevitáveis. O provocador ousa desagradá-los. Isso se traduz por todo tipo de reivindicações: direito de sair, de ter dinheiro no bolso e comprar o que lhe der na veneta, de receber os amigos ou encontrá-los na rua, de vestir-se como quiser, de escutar sua música, de imitar os maiores.

Embora faça muitas reivindicações nessa idade, ele ainda não é exatamente um adolescente. Seus desejos e excessos são, na verdade, perguntas que ele faz aos pais: "Vocês acham que eu sou capaz?", "Vocês me apóiam?", "Posso continuar neste caminho?".

Se os pais não estão prontos para aceitar essas reivindicações e resistem, em certos casos o filho irá se submeter e esperar. Outros, ao contrário, aproveitarão esse desafio para ir além e afirmar suas necessidades. A recusa dos pais serve então de trampolim para saltar mais alto, mais longe e mais rápido. Com o risco de se machucar ao cair.

Evidentemente, o ideal seria que pais e filhos vivessem em harmonia. Ora, por natureza, os primeiros são conservadores e movidos por uma força protetora, enquanto os segundos fervilham com uma força dinâmica que os leva para a liberdade e para a aventura.

Felizmente, em geral tudo acaba bem, pois muitas vezes essa complementaridade, feita de impulsos e hesitações, permitirá aos filhos conquistar mais autonomia.

Ele pode ficar sozinho em casa?

• *O lado dos pais*

Dilema: vocês ainda devem contratar uma babá durante o dia, mesmo ele estando em vias de completar 7 anos, ou ele já deveria começar a "se virar" sozinho? Na verdade vocês se sentem divididos entre o medo de que algo lhe aconteça, o desejo de dar-lhe mais independência e a economia que seria feita. Mesma pergunta para a noite: a partir de que idade vocês podem sair e deixá-lo sozinho?

• *O lado da criança*

Vítor é diferente de sua prima Marisa que, aos 6 anos, adora ficar sozinha em casa e aprecia que lhe confiem responsabilidades de menina grande. Ele não pede tanto. Sabe que isso o faz parecer um bebê, mas gosta é da companhia da babá. É que sua imaginação fértil lhe prega peças. Mesmo em pleno dia, ele faz um bicho-papão dos estalos do piso, dos soluços do encanamento, dos rangidos da porta. Tem medo dos mendigos que às vezes ficam ao lado da casa... portanto, não está com muita pressa de se ver sozinho consigo mesmo nessa casa que de repente fica tão estranha.

• *Opinião do psicólogo*

Aceitar ficar sozinho em casa significa ser independente, ter confiança em si e ser capaz de suportar o imprevisto enquanto o adulto estiver ausente.

A partir daí, várias situações podem surgir.

Se a criança é suficientemente autônoma, é porque a presença tranqüilizante dos pais paira sobre a casa mesmo quando estão ausentes. Suas referências habituais a ajudam a suportar a solidão momentânea: casa protegida, vizinhos disponíveis, comunicação fácil com os pais. Assim, ela aprecia a oportunidade de viver sozinha algumas vezes, no seu ritmo, sem ninguém para lhe ditar a conduta.

Se o pedido para ficar só parece razoável, os pais podem tentar a experiência. Se, pelo contrário, acham o filho excessivamente "atirado" ou jovem demais, podem expressar seus temores. Nada impede que se deixe essa iniciativa para mais tarde.

Inversamente, se a criança tiver um temperamento mais calmo, provavelmente temerá a solidão. Entregue a si mesma, antigos medos irracionais podem invadi-la: medo do escuro ou de ladrão, angústia de ser abandonada por seus pais, entre outros. Esses temores são o sinal de sua vulnerabilidade interior, de sua dependência dos adultos e, talvez, de experiências anteriores de separações malsucedidas (desmame difícil, abandono precoce do "paninho", entrada prematura na escola, férias longas demais na colônia etc.).

Durante a noite, o problema ainda aumenta, pois as referências habituais mudam. A calma ambiente (silêncio, imobilidade, solidão), contrasta com o insólito da situação (ruídos suspeitos, vida subterrânea), tornando esses momentos ainda mais enigmáticos.

Mas tudo é pior para as crianças que não sabem dizer não aos pais e aceitam ficar precocemente sozinhas, para agradá-los, não decepcioná-los e parecer, aos olhos deles, mais corajosas do que são. Esse mesmo tipo de crianças, que têm pouca iniciativa, não saberão usar um número de telefone de urgência para pedir ajuda ou recorrer aos vizinhos se houver necessidade, com medo de perturbá-los. Nesse caso, é evidente que os pais devem privilegiar a segurança física da criança. Não podem obrigá-la a ficar sozinha durante o dia e menos ainda à noite se ela já suportou mal essa situação anteriormente.

• *O que você pode fazer*

Durante o dia, comece com breves saídas, para dar um início de autonomia ao seu filho (a partir dos 5 ou 6 anos).

Não esqueça de fechar os lugares perigosos: cozinha, banheiro, quarto de despejo etc.

Quando o irmão mais velho está em casa, já é mais fácil. Se este se recusa a fazer papel de babá, é porque não se sente capaz ou teme as eventuais brigas que poderiam acabar mal. É melhor levar o menor com você.

Por ocasião de saídas que podem demorar muito, previna os vizinhos ou pelo menos deixe um número de telefone em que a criança possa encontrá-la(o).

Não se esqueça de estabelecer limites rígidos: nunca abrir a porta da casa se você estiver ausente, mesmo que seja para o carteiro ou um vendedor.

Se essa regra lhe parecer excessiva devido às circunstâncias (um amigo que deve deixar uma encomenda, a vizinha que ela conhece bem vem pedir um favor etc.), ensine-a a fazer algumas verificações elementares antes de abrir a porta. Ela poderá perguntar, por exemplo: "Diga o meu nome. Você sabe o nome do papai?" Mais do que uma senha, esse truque a tranqüilizará e ela saberá melhor o que é confiável e o que é perigoso.

De modo geral, o caçula não deve correr para a porta em lugar do irmão maior.

Pense nos fechos de segurança e no olho-mágico, úteis para as crianças que ficam sozinhas.

À noite: diga sempre onde vocês vão; a situação parecerá mais tranqüilizadora se ela puder imaginar que vocês estão em determinado lugar ou na casa de alguém que ela conheça.

Deixe o número do telefone em que ela poderá entrar em contato com vocês (na casa de amigos, no celular ou no restaurante). Ponha-o bem à vista, perto do telefone principal. Isso evitará qualquer confusão.

Explique claramente em que circunstâncias vocês desejam ser contactados, assim como as razões pelas quais é inútil chamá-los. Os pais devem ser chamados por motivo de queda, febre, medos autênticos, mas alertas intempestivos por causa de briguinhas entre irmãos devem ser evitados.

Para maior segurança, se vocês estiverem longe de casa, deixem também o número de telefone de amigos ou vizinhos, que poderiam intervir rapidamente em caso de problema.

Por princípio, o seu filho tem de saber discar o número dos bombeiros e o das urgências médicas, sabendo em que circunstâncias deve utilizá-los.

• *Armadilhas a evitar*

Não force seu filho a ficar sozinho para lhe agradar; não faça pressão psicológica ou afetiva sobre ele. Se, aos 10 ou 12 anos, ele se recusa a ficar sozinho, é porque não suportaria assumir a situação em caso de dificuldade. Medos e angústias poderiam invadi-lo e o incapacitariam, logo que vocês partissem. Pior ainda, ele poderia nem saber entrar em contato com vocês, desorientado pelo pânico.

Inversamente, não se deixe influenciar por uma criança excessivamente independente de 6 ou 7 anos; ela poderia fazer "bobagens".

O recurso à babá nada tem de um castigo contra a criança; pelo contrário, é uma segurança que vale o preço que custa. Vocês ficarão totalmente tranqüilos e provavelmente passarão uma noite melhor, sem ficarem se fazendo mil perguntas.

Se seu filho parecer imensamente aliviado quando vocês voltarem, ou se os esperar perto da porta com todas as luzes acesas, é certamente porque passou um mau momento. Durante algum tempo ainda, é melhor evitar esse sofrimento.

Eu gostaria de ir sozinha para a escola

- *O lado dos pais*

Enquanto você olha a hora vestindo o casaco, ela pede: "Papai, pode deixar; eu gostaria de ir para a escola sozinha." Você não sabe o que dizer. Qual é a idade normal para fazer isso? Não é perigoso demais para ela? Por outro lado, há sempre uma primeira vez: será que já chegou a hora?

- *O lado da criança*

Mariana, Paulo e Lola, seus colegas de classe, já vão sozinhos à escola, então por que não ela? Não suporta mais ser igualada ao irmãozinho que não pode sair de perto de papai-mamãe. Deveriam começar a ter mais confiança nela, não é mais hora de os pais a tratarem como aos menores, suspira...

- *Opinião do psicólogo*

Duas palavras resumem o desejo da criança: liberdade e autonomia.

Antes de vencer essa nova etapa, estimulante e necessária na vida, é importante verificar o nível de responsabilidade da criança no momento, assim como todos os riscos e "pontos fracos" do trajeto: número de ruas a atravessar, iluminação, guardas de trânsito, afluência de pessoas conhecidas, segurança do bairro.

A idade mínima recomendada para ir sozinho à escola é de 7 anos completos, quando a criança já está no primário. É evidente que essa liberdade só pode ser concebida se a criança adquiriu um certo grau de maturidade psicológica e também física. As estatísticas são eloqüentes: é entre 6 e 12 anos que o risco de acidente no trajeto para a escola é maior. Os acidentes nas cidades são mais numerosos e acontecem principalmente ao se atravessar a rua próxima de casa. A faixa horária mais perigosa é entre 17 e 19 horas. O acidente é geralmente provocado pela má percepção do perigo pela criança. Primeiro, seu tamanho pequeno a impede de dominar a situação, por ser o seu campo visual duas vezes menos abrangente que o do adulto. O pequeno pedestre só vê o que está diante dele. Em segundo lugar, antes dos 7 anos, ele precisa de vários segundos para distinguir um carro em movimento de um carro parado (para o adulto, uma fração de segundo basta). Por todas essas razões, antes dos 9 anos, uma criança não é capaz de controlar os perigos da rua. Em nossa opinião, mais otimista, em função do contexto e do ambiente, uma criança de 7 anos e meio a 8 pode muito bem começar a voar com as próprias asas, com a condição de que lhe ensinem a conduzir-se na rua.

Os pais devem saber também que o caminho da ida e o da volta são bem distintos. Eles correspondem a etapas psicológicas diferentes, e logo a níveis de responsabilidade diferentes. Em geral, é de manhã cedo que é mais tranqüilo ir à escola, pois há muitas crianças indo para o mesmo lugar, com o mesmo objetivo. Mas no horário da saída, a dispersão das crianças para destinos diferentes complica a situação.

Portanto, os pais podem dosar essa nova responsabilidade escalonando-a: uma "ida simples" durante duas semanas. Depois, pouco a pouco, a criança poderá também voltar sozinha.

• *O que você pode fazer*

Antes de dizer "sim"

Nada de precipitação, pois esse pedido para ir à escola sozinha talvez seja um teste que a criança faz. Ela se pergunta, simplesmente, se você lhe daria essa responsabilidade, o que lhe permitirá sentir que é tão autônoma quanto os colegas. Trata-se pois mais de uma averiguação do que uma real reivindicação.

Se, apesar do exemplo dos colegas mais independentes, você achar que ela ainda é muito nova para isso, diga-lhe que tem confiança nela, mas que, por enquanto, *você* não pode acostumar-se com essa idéia.

Esse gênero de liberdade não se decide por impulso. Diga-lhe: "Se nós dissermos que sim, não é um presente que estamos te dando, mas uma responsabilidade. Assim, precisamos de tempo para refletir."

Atenção para um ponto muito importante. Seu filho saberá pedir para ser acompanhado novamente, se desejar? Ele não deverá sentir esse pedido como uma regressão pois, pensando bem, ele tem perfeitamente o direito de preferir a presença tranqüilizadora e o apoio do pai(mãe) antes de ir à aula, mesmo que saiba perfeitamente atravessar nas faixas de pedestres. Explique-lhe isso.

Se você tem dúvidas, não hesite em aconselhar-se com a professora. Ela lhe dará a sua opinião.

Se ele lhe prometer fazer o trajeto com o menino vizinho, assegure-se de que este não é muito desordeiro ou do tipo que lança desafios a cada esquina.

Depois de dizer "sim"
Tomada sua decisão, faça uma última vez o trajeto com o seu filho e peça-lhe para indicar os lugares onde ele deverá ser ainda mais cuidadoso (esquina, passagens de pedestres pouco protegidas).

Pela manhã, faça-o sair na hora certa, isto é, nem cedo demais nem tarde demais. Como ele nem sempre tem noção do tempo, pode distrair-se no caminho, ou, pelo contrário, sair correndo sem prestar atenção aos sinais de trânsito.

Exija que ele faça sempre o mesmo caminho; caso ele demore a chegar, você poderá facilmente ir ao seu encontro seguindo o trajeto previamente definido.

Isto é óbvio, mas é melhor dizer: peça que ele relate os eventuais problemas encontrados no caminho (brigas na saída da escola, "moço que ofereceu balas..."). Disso depende a segurança de seu filho, e esta é mais importante que sua autonomia.

A partir dos 8 anos, ele poderá ir sozinho até a casa de um amigo do bairro. Nessa idade, ele tem noção do tempo, e, a partir dos 9 anos, é capaz de orientar-se no seu bairro.

- *Armadilhas a evitar*

Não obrigue seu filho a ir sozinho à escola enquanto ele próprio não sugerir.

Quando estiver com ele na rua, dê o exemplo e atravesse sempre na faixa, mesmo que tenha que dar alguns passos a mais. Se ele vê que você atravessa no meio da rua, pode pensar que é capaz de fazer igual quando estiver sozinho.

E, mesmo no sinal, mesmo quando "o bonequinho está verde", ensine-lhe a certificar-se de que os carros estão mesmo parados, dos dois lados, antes de começar a atravessar. Essa atitude educativa, incansavelmente repetida, vale a pena, pois tais precauções se tornam reflexos para a criança.

Apesar disso, muitos acidentes ocorrem nas faixas de pedestres, na presença dos pais, justamente porque as crianças se sentem — sem razão — totalmente seguras.

Zoom
Ele pode ir sozinho, de ônibus ou de bicicleta?

O risco zero não existe. Chegará forçosamente uma hora em que os pais deverão confiar, desprender-se e deixar que o filho assuma maiores responsabilidades. Não há nada mais formador do que a experiência *pessoal* e a abertura para o mundo. Certos pais esperarão que os filhos cheguem aos 10 ou 11 anos, outros darão esse passo logo eles atinjam os 7 anos.

Antes de decidir, faça a si mesmo(a) algumas perguntas: as outras crianças da sua classe fazem isso? O trajeto é perigoso para bicicletas? Seu filho é maduro e responsável ou imprevisível e "atirado"?

De qualquer forma, em lugar de proibir ou de arriscar, ensine-o(a) a controlar os riscos. Nas primeiras vezes, vá com ele para reconhecer o caminho. Se ele tiver de tomar o ônibus ou o metrô, diga-lhe para ficar perto da porta, para sair facilmente na hora certa. Ensine-o a tomar como referência uma loja, uma praça ou a estação que precede aquela em que deve desembarcar. Se ele se distraiu e deixou passar a estação, mostre-lhe como voltar. Se você perceber que ele não está respeitando os trajetos decididos antecipadamente ou os horários combinados, você tem perfeitamente o direito de reconsiderar as liberdades concedidas "sob condição".

A mesada

- *O lado dos pais*

Antônio pede, como a irmã mais velha, um "dinheirinho para ter no bolso", embora mal saiba contar. Carolina quer comprar, "com o seu dinheiro", um esmalte de unhas violeta, cor muito "fashion" atualmente. E Filipe, no dia 15 do mês, pede mais uma vez um adiantamento sobre a mesada.

A partir de que idade dar dinheiro aos filhos, quanto e para fazer o quê? Aí está, resumido em três perguntas, o problema de muitos pais.

- *O lado da criança*

Enfim, graças à sua semanada, Carolina não terá mais que ficar pedindo dinheiro aos pais. Nada de justificativas, autorizações ou prestações de contas; ela administra seu módico orçamento a seu bel-prazer e compra o que lhe agrada. Entretanto, às vezes ela tem saudade dos bons tempos em que, não recebendo uma quantia fixa, davam-lhe (quase) tudo.

Felipe também está contente com sua pequena renda mensal. Mas agora tem que escolher: controlar regularmente a mesada para conseguir chegar ao fim do mês, hesitar diante de um gasto supérfluo, evitar ser generoso demais com os companheiros e temer pedir um "adiantamento". Um trabalho de banqueiro!

- *Opinião do psicólogo*

É inegável que a mesada dá uma sensação de autonomia e de liberdade suplementares. Na verdade, para comprar não é mais necessário passar pelos pais, o que implica *seduzir, pedir e esperar*. A mesada dá responsabilidade à criança e prova que os pais já confiam nela. Graças a isso, algumas crianças começam a elaborar miniprojetos e até a iniciar-se nas realidades econômicas ("posso ou não comprar isso").

Porém, esses novos trunfos devem ser acompanhados de alguns conselhos para serem realmente proveitosos para a criança.

Por definição, o dinheiro dá um poder de compra, logo um certo poder. Isso supõe na criança um pouco de maturidade, ao lado do conjunto de valores que cabe aos pais transmitir.

Será que a criança deve comprar a primeira bugiganga que aparece só porque tem vontade e dinheiro? É preferível esperar para comprar um objeto ou roupa mais caros, mas de melhor qualidade? Ela pode fazer o que bem entende com seu dinheiro (jogar nos fliperamas, comprar maquiagem)? No início cabe aos pais indicar como utilizar o dinheiro. Por exemplo: proibir bombinhas, canivetes e outros objetos perigosos ou excessivos (cigarros, refrigerantes, balas etc.).

Mas depois que a criança mostrar que sabe usar bem o seu "capital", os pais poderão ser mais tolerantes e deverão admitir que esse dinheiro possa servir para comprar o que algumas vezes eles recusam: curiosidades, brinquedos "horrorosos", excentricidades...

É preciso lembrar que esse dinheiro não é apenas utilitário, isto é, destinado a comprar coisas razoáveis (livros, música, presentes); é também um dinheiro "futilitário".

- *O que você pode fazer*

Quanto dar?

O seu sindicalista-mirim exige constantemente a mesma soma que os colegas da escola, que, como por acaso, sempre têm "pais milionários". Ele também pode reivindicar a quantia que o irmão mais velho conseguiu depois de muita luta, ao longo de duros anos de prática. Como sair dessa armadilha? Se ele já ganhou algum dinheiro (aniversário, presentes do padrinho ou madrinha, serviços prestados aos pais), a soma prometida pode ser diminuída; no caso contrário, é melhor lhe dar uma quantia decente, que lhe ofereça uma verdadeira liberdade.

Em que condições e para fazer o quê?

Esclareça bem as coisas logo no início: esse dinheiro supõe um contrato preestabelecido. Enquanto a criança fizer bom uso dessa soma, você se comprometerá a dá-la regularmente todas as semanas ou todos os meses, segundo sua escolha.

Quando esse contrato é rompido, não hesite em reconsiderar, momentaneamente, a liberdade de utilização desse dinheiro: durante um mês ou dois, peça explicações sobre a razão das despesas.

No começo, na presença da criança, não será inútil anotar numa caderneta a soma paga e a data. Como as crianças não dominam bem a noção de tempo, elas podem freqüentemente pedir a "mesada" todas as semanas. Essa caderneta também servirá para registrar os adiantamentos.

De modo simbólico, sua carteira deve ser considerada como estritamente privada. Seu filho não deve tirar dela pessoalmente o dinheiro que deseja. Essa é uma maneira de prevenir as tentações que talvez ele tenha, mais tarde na adolescência.

Dar um adiantamento?

Nos primeiros meses, os erros de gestão são previsíveis. Eles serão instrutivos e benéficos apenas se você deixar seu próprio filho avaliar o preço dessa liberdade, e sem compensar regularmente os "déficits e falências". Ele perceberá melhor por que e como errou. Compreenderá que, se gastar tudo de uma vez só, não poderá comprar nada depois. Em suma, aprenderá a fazer escolhas e a conhecer o valor das coisas.

Dito isso, seja flexível. Excepcionalmente, você pode ceder a um pedido (brinquedo, roupa especial, show), mas se ele continuar sempre pedindo é melhor recusar categoricamente. Não faça com que no futuro ele passe cheques sem fundo ou caia nas mãos de agiotas.

Com aqueles que são excessivamente "mão aberta", é melhor adotar a semanada em lugar da mesada.

Ele não pede mesada

Isso é normal? Sim, seu filho pode muito bem contentar-se com sua poupança, abastecida pelos bons boletins escolares ou pela generosidade dos avós; ele também pode lhe pedir de acordo com seus desejos ou necessidades. Entretanto, a partir dos 12 anos, a mesada se torna uma boa experiência, pois o pré-adolescente se habitua a administrá-la e certas compras cabem a ele. Então, é natural que disponha desse dinheiro "gratuito", recebido independentemente das boas notas ou das pequenas tarefas.

- *Armadilhas a evitar*

Ser generoso é bom, mas cuidado para não exagerar. Dar muito cria necessidades e provoca uma superinflação.

Mas, na verdade, quem dá demais?

Muitas vezes, os pais pouco disponíveis que assim esperam comprar um pouco de tranqüilidade; os pais ricos que têm dificuldades para impor limites aos filhos; os pais modestos que querem eliminar a diferença de nível social.

Resultado: a criança fica mimada demais. Não tem limites, logo não tem frustrações; conseqüentemente, tem menos desejos.

Se ela desobedece ou tem nota baixa em matemática, não reduza à metade a mesada. Esta é, por princípio, intocável. Será que você aceitaria facilmente que o seu salário fosse diminuído porque você cometeu um erro no trabalho? Uma única exceção para essa regra: quando ela usa esse dinheiro para fazer "bobagens" (empanturra-se de chocolate, fuma escondido etc.).

Que roupa estranha!

• *O lado dos pais*

Com seu falso ar de adolescente, sua filha é um problema na hora de se vestir. O que agrada a você lhe parece "brega", como ela diz, e o que agrada a ela é um horror, na sua opinião. De acordo com o astral, ela se apresenta como uma Spice Girl ou como uma mendiga! Até onde irá ela com as suas excentricidades? Que limites impor? Você deve esperar que isso passe ou insistir para que ela use roupas mais decentes?

• *O lado da criança*

Se só dependesse dela, há muito ela já teria deixado no armário as roupas escolhidas pelos pais. Ela não é mais um neném e menos ainda uma boneca. Agora ela tem direito a ter opinião própria. O importante é ela se sentir bem, com o jeans rasgado ou o umbigo à mostra. Aliás, ela não é tão extravagante como acham seus pais "caretas". A prova é que todas as suas amigas se vestem assim!

• *Opinião do psicólogo*

Para a criança, vestir-se à sua maneira e segundo o seu gosto é um meio de se tornar autônoma e crescer.

Antes dos 10 anos, a roupa assinala a filiação a um clã; ela permite expor-se, fazer-se reconhecer e apreciar pelo grupo. A indumentária tem um papel determinante, pois permite exibir instantaneamente o estilo ao qual se deseja aderir; é uma espécie de crachá. De acordo com a moda local e o grupo de referência escolhido, uma menina preferirá o casaco da marca "X" azul-marinho, e não o preto ou o marrom. Outra exigirá as sandálias plataforma "Y", combinando com a minissaia estampada "Z". De qualquer forma, se ela sair com a mochila "W", a camiseta "K" e a calça boca-de-sino "G", com a bota de salto "XYZ", com certeza vai "arrasar".

Então fica difícil para os pais seguir o ritmo da moda, ainda mais com a escalada vertiginosa dos preços. Mesmo que algumas crianças reconheçam que essa brincadeira sai caro para eles, acham esse uniforme indispensável para alguém ser aceito pelo grupo. A apresentação e a maneira de usar a roupa tornam-se rapidamente uma "prisão virtual" e a criança fica convencida de que será julgada pela sua aparência.

Depois dos 10 ou 11 anos, a roupa também serve para mascarar as transformações do corpo. Nesse período, o pré-adolescente se torna "pudico". Por menos que se sinta frágil e vulnerável, procurará misturar-se ao grupo para passar desapercebido. A roupa se transforma em segunda pele, em abrigo protetor que oferece uma certa imagem da pessoa. Essa função é padronizada e homogeneizada. A camuflagem se torna uma arte. Resultado: uma neutralidade "correta". Menina ou menino, todos vestem jeans, camiseta e tênis sem identificação. A salvo por trás dessa fachada cada um aprende a situar-se em relação aos outros, estabelecendo uma distância entre sua intimidade e o exterior vivido como ameaçador.

Tudo estaria perfeito, se não fossem os pais. O que observam eles? A superfície, isto é, o mesmo e eterno uniforme. Não entendem por que o menino teima em usar a mesma roupa o mês inteiro.

Na verdade, se fizessem um esforço, iriam se lembrar de que, na mesma idade, agiam da mesma forma. A roupa usada muitas vezes dá mais segurança, fica bem em todos os lugares e permite aparecer sem se mostrar. Ela dá quase uma identidade. Evita que se seja, *a cada vez*, examinado com lente, analisado ou despido com o olhar, e isso ainda será assim durante boa parte da adolescência.

Françoise Dolto falou do complexo da lagosta. A criança que se encaminha para as revoluções físicas e psíquicas da adolescência perde a sua carapaça protetora, que não cresce com ela. Assim, livra-se dessa casca, abandona-a e se esconde num buraco do rochedo, esperando que se forme uma nova proteção. É então que a roupa assume uma importância capital: permite camuflar-se, passar desapercebido, durante o tempo de uma progressão incerta. Aliás, já se viu um gladiador entrar na arena sem escudo? Todo o mundo sabe que os pátios de recreio são verdadeiros redutos de leões!

• *O que você pode fazer*

De modo geral, se seu filho não está exagerando, por que não concordar? Ele deseja simplesmente sentir-se bem dentro da sua "carapaça" (do momento) e não ter vergonha, diante dos colegas, da calça imposta pelos pais (ou do vestido fora de moda, para o gosto dela.)

Mas isso não deve impedi-la(o) de dizer o que você pensa da roupa escolhida: "Não faz muito o meu gênero, mas não é feio." Seja tolerante quanto ao estilo (skatista, cantor de rap ou boneca Barbie) mas mantenha certas regras essenciais: limpeza, decência, obediência ao regulamento escolar.

Peça a opinião de seu adolescente mais velho, que já superou a crise: "Você acha que o Marcelo está exagerando? Ele pode sair assim?"

Para as ocasiões especiais (festas familiares ou escolares etc.), você tem o direito de exigir um mínimo de conformismo. Aceite o jeans tradicional mas não o esburacado. Tranqüilize-o com bom humor: certamente todos os outros jovens estarão "fantasiados" como ele, porque os pais terão feito as mesmas observações.

Para as festas que eles próprios organizam e para os aniversários, deixe que eles se vistam como quiserem. Idem, quando ele receber os amigos em casa.

Se ele decidir sair de camiseta sem manga em pleno inverno, apresente argumentos indiscutíveis: é claro que ele manda no corpo dele, mas pode ficar doente de verdade e nesse caso é você que terá de levá-lo ao médico e ficar escutando suas lamentações o dia inteiro porque ele está com febre. Está fazendo frio; é preciso pôr a jaqueta! No caso de um dia de calor, pouco importa. Se ele quiser, que vá para a rua dentro de um forno. Vai suar; problema dele.

Deve-se concordar com as roupas "de grife" ou excessivamente caras?

Não deixe que ele(a) confunda necessidades com desejos. Você *deve* comprar roupas para ele, mas não é obrigada a ceder às reivindicações quanto às marcas e satisfazer todos seus caprichos. Diga isso a ele. Um pouco de frustração não lhe fará mal, pois a criança aprenderá que, na vida, não podemos obter tudo de acordo com nossos desejos, e ainda menos com urgência. Ceder muito facilmente, todas as vezes (aliás, tanto nessa área como em outras), torna a noção de recusa insuportável e o confronto com a realidade mais difícil, o que às vezes leva a uma certa violência na relação com os outros.

Transmita a ele a informação abaixo, encontrada na revista mensal francesa *Capital* (nº 87, dezembro de 1998), que o fará refletir caso não goste de ser manipulado.

Nos colégios, os fabricantes de certas grandes marcas usam estratégias copiadas dos esquemas de infiltração de droga para melhor atrair os jovens. Eles detectam e selecionam dois ou três alunos, líderes de grupo, por estabelecimento e os vestem gratuitamente dos pés à cabeça, evidentemente com os produtos da marca. A imitação e a competição fazem o resto. As vendas aumentam vertiginosamente. Diga a seu filho para contar isso aos colegas.

Se suas observações não moderarem o entusiasmo dele, nada impede a negociação e que você indique os limites a respeitar quanto a esta ou àquela roupa. Caso ele insista em querer uma roupa cara e disponha de dinheiro, faça com que ele participe da compra. Você pagará o preço que lhe parecer aceitável e ele completará a diferença. Você também pode adiar a compra até um momento mais oportuno, financeiramente falando. Será que daqui a um mês ele ainda vai querer essa roupa?

Você pode tentar o truque bem-sucedido desta mãe: "Dei uma certa quantia à minha filha, avisei a vendedora e fui embora. Não me arrependi desse voto de confiança, pois ela se sentiu responsável e não quis me decepcionar."

Diga-lhe que quanto menos roupas "de grife" ele usar, menor será a tentação dos eventuais ladrões. Quanto mais neutro, menores os riscos.

Seu filho lhe pergunta, "inocentemente": "Mamãe, posso furar a orelha como o meu amigo (ou descolorir o cabelo)?" Se o seu sangue começar a ferver, responda sem ambigüidade: NÃO E NÃO! E nada de negociação. Explique suas razões para que ele não considere arbitrária a sua decisão. Se, ao contrário, sua imaginação aprecia essas excentricidades, ele pode tentar a experiência. Ele verá no olhar das pessoas a imagem de si mesmo que está procurando.

- *Armadilhas a evitar*

As brigas antes de ir para a escola, porque ele se vestiu de qualquer jeito, o deixam irritado e atrapalham sua concentração na aula; então evite-as. Até os 9 ou 10 anos, você ainda pode ajudá-lo a preparar as roupas de véspera. Mas depois é outra história...

Lembre-se: graças à roupa, ele elabora a sua personalidade. Se você atacar demais esse ponto, é a sua armadura e seu escudo que você compromete.

Se ele se "fantasia" subitamente com um novo estilo desconhecido, não confie naquilo que você vê. Talvez se trate de uma adesão passageira a um gênero que lhe agrada, de uma tentativa.

Também não se surpreenda ao vê-lo mudar de estilo em função das estações do ano, dos encontros, dos filmes, das tendências e do "clima". Nem por isso, considere-o um "vira-casaca"; é uma tomada de posição real... muito cíclica.

Zoom
Como eles nos pegam

Para obter o que querem numa loja, eles são diabólicos: há a chantagem afetiva ("Mãezinha querida, me dá uma tiara fluorescente?"); a chantagem social ("Todas as meninas da minha sala têm, como é que eu vou ficar com aqueles meus prendedores velhos?"); a chantagem financeira ("Olha, custa baratinho!"); o "martelamento" psicológico ("Ah, compra! Compra, mamãe! Ô mamãe, compra! Você vai comprar?"); a raiva pública diante de testemunhas ("Que injustiça! Logo eu, que nunca te peço nada! Nunca tenho direito a nada").

Mas a arma mais temível é certamente a mentira acompanhada de dissimulação. Você decidiu comprar um sapato para ele, a fim de sair um pouco dos eternos tênis, e ele faz caretas de dor porque o sapato aperta. Verdade ou mentira? Na dúvida, não compre os sapatos... eles podem acabar no fundo do armário!

Precocidade

• *O lado dos pais*

Ela se pinta e se veste como uma mulher, conspira ao telefone o dia inteiro, quer ir ao cinema à noite, sonha com um celular de presente de aniversário e, para completar, exibe ares arrogantes de adolescente que sabe onde tem o nariz. Evidentemente, nada disso é rejuvenescedor para você, mas deixa um sentimento indefinível, entre mal-estar e orgulho.

• *O lado da criança*

Se ela não aparenta a idade que tem, por que diria que tem só 11 ou 12 anos? Suas amigas já estão no ginásio e ninguém nota a diferença. Em sua opinião, ela é perfeitamente madura e imagina-se capaz de viver num apartamento conjugado com a melhor amiga. Só que "os pais" continuam a chamá-la de "fofinha" — o que a irrita bastante — e a tratá-la como menina. Parece até que não vêem como ela está crescendo!

• *Opinião do psicólogo*

Viver num mundo de adultos e achar que se é "uma pequena mulher" quando ainda se é adolescente é gratificante.

Certos contextos são particularmente estimulantes para a precocidade e empurram a menina para a frente. Alguns exemplos freqüentes: a caçula imita a irmã maior ou a amiga, também muito precoce. Para subir as escadarias da glória, ela vai reproduzir seus gestos, utilizar sua linguagem, vestir-se como... a ponto de acreditar nisso.

A filha única, muito cúmplice da mãe, também amadurece de modo acelerado, principalmente se a mãe em questão acentua a confusão e se comporta como irmã mais velha. Passear de braços dados, chamar pelo nome, emprestar roupas e cosméticos, permissão para fumar, falar sobre a vida íntima, tudo isso serve para embaralhar as cartas.

O divórcio dos pais e a ausência de limites também favorecem a abertura: a criança aproveita a chance para explorar o que acontece no mundo dos adultos.

Diante dessa aparente maturidade, muitos pais se fazem indagações legítimas. A começar pela primeira: a menina é precoce mesmo ou são eles que estão atrasados? A resposta é simples: olhem à sua volta e falem com outros pais ou com os professores para terem uma idéia.

Os pais podem também preocupar-se com os efeitos dessa evolução. Quais as vantagens e os riscos de crescer depressa demais, queimando as etapas?

Aqui, a resposta não é tão fácil. Toda criança que cresce adquire maturidade ao vencer etapas psicológicas precisas e resolvendo sistematicamente certos conflitos inevitáveis. Se essa paciente construção não for respeitada em sua progressão e se algumas etapas forem queimadas, é muito provável que mais tarde surjam lacunas e certas crises se formem na sombra do inconsciente. Isso significa que uma criança excessivamente precoce corre o risco de regredir depois de ter feito um progresso significativo. Foi assim que Fernando, 10 anos, precocemente seduzido pelas atividades de um grupo de meninos de 13 anos, não pôde acompanhar o ritmo frenético destes e voltou a fazer xixi na cama. Apareceram tiques e gagueira. Tudo indica que a pressão psicológica que ele se impunha custava caro, o que resultou numa menor concentração na escola e na repetição do ano.

Uma dificuldade suplementar pode vir dos próprios pais. Se a menina evolui num ambiente em que essa precocidade é malvista, ficará desprotegida e deverá impor o seu avanço à custa de conflitos e crises recorrentes, ou então submeter-se, isto é, sofrer com impaciência, esperando sua hora.

• *O que você pode fazer*

Apesar de todo o respeito que você deve ter pela "senhorita", por suas opiniões, desejos e até exigências, é preciso que você imponha as regras familiares e não transtorne tudo só porque ela se acha tão adulta.

Por maior que ela seja, é preciso que volte para casa nos horários combinados (e prevenir em caso de imprevisto), não fazer convites sem autorização, limitar as conversas intermináveis ao telefone com as amigas que acabou de deixar, não monopolizar o banheiro etc.

Essas regras, predefinidas com calma, limitarão os conflitos. Será preciso lembrá-las regularmente para que continuem a fazer o papel de salvaguardas.

Quando ela passar mesmo dos limites (andar de moto com um adolescente de 18 anos, mentir descaradamente sobre os horários, perambular em bares ou assistir a um vídeo proibido para menores de 16 anos), saiba restringir sua autonomia. Afinal, ela só tem 11 ou 12 anos e você pode agir mais facilmente! Se necessário, proíba certas companhias, limite as saídas, reduza a mesada, que ela desvia para fazer o que é proibido. Sua filha precisa de uma estrutura que lhe sirva de defesa e proteção.

- *Armadilhas a evitar*

Ela é mesmo precoce? É melhor confiar nas observações das pessoas de seu círculo e abrir o olho, em lugar de fazer a política da avestruz. Senão, cuidado com a adolescente, que se encarregará ela própria de lhe mostrar os seus progressos.

Tente manter a qualquer preço o diálogo, pois sua incompreensão pode criar um abismo entre vocês. Então ela deixará de confiar e se fechará na solidão, pois você não quer admitir a reivindicação de uma certa independência.

Inversamente, não a faça amadurecer cedo demais e não a responsabilize como se ela já fosse uma jovem adulta. Antes dos 12 anos, ela não deve ficar perambulando depois da saída do colégio ou comprar sozinha uma roupa de grife. Recuse-se a deixá-la em casa com a melhor amiga, enquanto você viaja no fim de semana, mesmo que ela morra de vontade e jure que já é bem grande para "se virar" sozinha.

capítulo 3

Em Busca dos Limites

Nesta fase de latência, que se inicia por volta da idade de 6 anos e vai até os 12, a criança ainda procura contornos para sua personalidade. Para encontrá-los, é obrigada a confrontar-se com os limites daquilo que o ambiente pode entender ou aceitar, com o risco bem real de "transbordamento". Daí a insolência, as mentiras, o desrespeito aos horários, o fato de servir-se na carteira dos pais etc. Nada disso é muito grave. A criança está testando os pais, o mundo dos adultos e a autoridade em geral para descobrir o que é permitido e o que não é. Paradoxalmente, a criança mimada faz a mesma coisa. Também ela espera dos pais limites e respostas autênticas às suas perguntas, sejam estas explicitadas verbalmente ou não.

Inversamente e com razão, os psicólogos se preocupam com uma criança excessivamente bem-comportada ou obediente demais. Um mínimo de revolta, de espírito crítico, de desobediência e de má-fé é necessário para que ela afirme sua personalidade e não veja a vida apenas pelo olhar e pelo desejo dos outros.

A partir daí, os pais devem ter em mente dois objetivos precisos: o primeiro é preservar o diálogo; caso contrário, cuidado com o choque brutal da adolescência, durante a qual os problemas serão bem mais sérios! O segundo é redefinir os valores ou princípios educativos, assim como seus limites, em função do progresso do filho, concedendo-lhe ao mesmo tempo os direitos que lhe cabem à medida que ele progride. Finalmente, os pais devem compreender o que é essencial, isto é, aquilo a respeito do que eles fazem questão de não ceder, e o supérfluo, isto é, aquilo a respeito do qual podem transigir.

Ela é mimada demais

• *O lado dos pais*

Esperava-se que com o tempo Estela se tornasse menos exigente e manhosa. Infelizmente nada mudou, e ela continua a não tolerar a menor recusa, como se tivesse direito a tudo. Como ajudá-la a tomar consciência da realidade, já que há tanto tempo ela manifesta essa tendência?

• *O lado da criança*

Todas as vezes que ela insiste um pouco para ter o que quer, consegue. Por que então deixaria de se aproveitar sempre dessa situação? Aliás, ela não compreende as reticências dos pais que, bruscamente, aceitam menos os seus pedidos.

No fundo de si mesma, sem confessar verdadeiramente, ela gostaria de encostá-los na parede para que finalmente estabelecessem alguns limites. De verdade!

• *Opinião do psicólogo*

Pequeno lembrete semântico: uma criança mimada é uma criança amada, mas também uma criança manhosa, impaciente, exigente e muitas vezes desobediente. Essa dualidade da palavra exprime também a ambivalência dos pais. Eles querem amar o filho e agradar-lhe, mas o seu modo de demonstrar isso é excessivo, pois acabam mimando-o no sentido negativo do termo.

Por que os pais reagem dessa maneira?

A princípio, suas razões são perfeitamente louváveis. Alguns tentam reparar, com abundância de presentes e de permissividade, sofrimentos suportados pela criança (separação dos pais, problemas de saúde etc.). Outros mascaram assim uma falta gritante de disponibilidade.

Para outros ainda, o filho é sempre "rei". Por princípio, ele vem antes de tudo, inclusive deles próprios. Haveria mal em fazer-lhe bem demais? Esses pais, mais que os outros, dificilmente suportam dar limites a seu "tesouro". A idéia de que são pouco generosos lhes é penosa. Portanto, não sabem dar com convicção e limites. Ao contrário, quanto mais generosos são, mais fazem de si mesmos uma boa imagem, o que satisfaz a sua forte necessidade de identidade e de reconhecimento, ao mesmo tempo. Não encontrando a satisfação dessa necessidade em seu meio profissional ou social, eles vão procurá-la no olhar do filho.

- *Entretanto, é preciso reagir*

Uma criança a quem "nunca se recusou nada", como dizem os próprios pais, é uma criança privada de limites e mal preparada para aceitar as frustrações.

Ora, na vida há o princípio de prazer e o princípio de realidade. Os adultos sabem muito bem que não se pode obter tudo o que se quer. A educação deve preparar a criança para compreender isso. Caso contrário, ela não desenvolverá nenhuma defesa diante dos obstáculos da existência.

Aliás, uma criança que obtém sem muita dificuldade tudo o que deseja pode projetar uma visão estimulante do futuro? E que valor pode ela realmente dar aos presentes recebidos? Talvez não os tenha merecido, ou nem mesmo esperado. Satisfeita, ela exige outros, como se seu verdadeiro desejo fosse sempre *outra coisa.*

Assim, os pais devem responder ao filho de modo autêntico, a fim de quebrar a espiral das exigências incessantes. Isso significa, para eles, aceitar a batalha e a idéia de uma mudança, sabendo que certamente a criança resistirá para preservar as vantagens adquiridas.

No entanto, eles podem ficar otimistas pois, corrigindo o leme, seu filho terá todas as chances de exercer em outra área sua necessidade de onipotência, por exemplo nas atividades artísticas, esportivas ou no trabalho escolar. Justamente, entre 7 e 12 anos, a família passa, pouco a pouco, para o segundo plano aos olhos da criança; começa então um período propício de abertura para os outros. É esse o momento de ajudá-la.

- *O que você pode fazer*

Se seus amigos ou sua família fazem regularmente pequenas observações do tipo: "Que menino mimado!" ou "Só tem pra ele!", pense no assunto.

Se você decidiu mudar a sua atitude, fale seriamente com o principal interessado. Explique-lhe sua convicção íntima: afinal, você não estava lhe fazendo tanto bem ao ceder tão facilmente às suas exigências. A prova disso? Ele próprio aceita cada vez menos ser contrariado e se torna manhoso ou agressivo quando lhe dizem não, e isso com qualquer pessoa. É preciso que esse comportamento evolua. Ele não pode obter tudo, sempre e imediatamente. Precisa ter paciência e mérito, noções que devem ser assimiladas quando se é jovem, antes que seja tarde demais.

Nesse ponto da conversa, diga: "Eu gosto demais de você para te estragar (ou estragar a tua vida) dessa maneira."

Admita que, com essa sua mudança de rota, todos ficarão desestabilizados. O menino, porque não terá mais tão facilmente o que quer; você, porque, quando cedia, ficava tranqüila(o) durante um certo tempo, e agora...

Tranqüilize-o: mudar de direção não significa suprimir *tudo* da noite para o dia, mas simplesmente dar, sensatamente, o seu tempo, o seu amor (ou o seu dinheiro).

Como compensação, tente expressar o seu amor de outra forma que não sejam os meios materiais. Por exemplo, leve-o a um espetáculo importante para ele (cinema, dança, teatro, show etc.), ou vá esperá-lo na saída da escola, já que ele gosta tanto quando você chega de surpresa.

Os mais novos sempre precisarão de agrados e atenções afetuosas. Durante o ritual da hora de dormir, fique atento(a) às suas preocupações, medos e desejos. Dar e amar é simplesmente isso.

Os menores detalhes de sua educação podem servir de trampolim para novas orientações. Quanto à escolha de um filme, por exemplo, busque saber se é adequado para a idade dele. Assim você evitará exigir demais e instalá-lo, logo de saída, em um nível que pode prejudicá-lo. Nessa mesma linha, a criança mimada é, muitas vezes, habituada a participar das conversas dos adultos, a assistir aos jantares com os convidados, a ver televisão com a família até tarde, a fazer coisas que não são realmente da idade, o que torna os pais muito orgulhosos, mas põe a criança em dificuldade, pois encorajá-la a avançar *excessivamente* ou a ser *demasiado precoce* é mais uma forma de mimá-la.

- *Armadilhas a evitar*

Se você dá (muito mesmo, demais), não espere nada em troca. O papel dos pais é prover as necessidades do filho. Assim, é preciso evitar frases tocantes como: "E pensar que fizemos tudo isso por você" ou ainda: "Como é que você pode fazer isso comigo, eu que me sacrifico o tempo todo." Essas reflexões, incansavelmente repetidas, acabam culpabilizando a criança. Ela fica presa no desejo dos pais, que deram de livre vontade mas não lhe concederam voz.

Quando uma criança é mimada pelos pais, espera dos outros adultos as mesmas atenções, como se fosse por contágio. Por sua atitude exigente e incisiva, ela incita os outros a reproduzirem, com ela, esse modo de relação. O perigo vai mais longe, pois, com o tempo, ela corre o risco de só se interessar pelos valores materiais, em detrimento dos valores afetivos e sentimentais. Na cabeça da criança mimada, uma prova de amizade se traduzirá muitas vezes por um presente. Se o amigo não lhe der nada, ela imaginará que ele não gosta dela. E você sabe a origem do problema...

Ele é desobediente

- *O lado dos pais*

A desobediência da criança pode ter duas faces: a recusa pura e simples ("Não, não vou fazer os deveres") e a oposição passiva ("Tudo bem, eu faço, mas só depois da televisão.") Em ambos os casos, você fica irritada(o) ou até chocada(o). É a vontade dela contra a sua.

Como corrigir a situação sem envenenar as coisas nem parecer que está abrindo mão de sua autoridade?

- *O lado da criança*

Primeiro cenário: ele tem a sensação de que você está sempre "no pé" dele. Mas ele não tem mais 4 anos! É hora de você perceber isso, pensa ele. Ele tem seus próprios desejos, sua vida própria, e agora quer que você o respeite. Quando ele resolve não fazer alguma coisa, põe uma energia feroz nessa negação. E nada — nem você — mudará seus planos.

Segundo cenário: você lhe pede que faça os deveres ou tire a roupa da máquina de lavar. "Mas afinal, pensa ele, isso é tão urgente e necessário? A vida não vai parar por causa disso!"

E depois, ponha-se no seu lugar: quando *ele* lhe pede alguma coisa, você esquece facilmente. Dez dias se passaram até que você fosse à papelaria comprar o material de que ele precisava. Então...

- *Opinião do psicólogo*

Sob a fronte lisa de uma criança de 7 a 10 anos, fervilha uma pequena revolução.

Não se trata mais de ser dócil e sedutor para fazer-se amar pelos pais. O objetivo é ambicioso: tornar-se enfim autônomo e independente, expressar sua opinião e existir por si mesmo. Evidentemente, tudo isso cria atritos na família. Mas, justamente, a oposição o ajuda a forjar para si uma nova personalidade. É até indispensável que ele entre em confronto com a autoridade dos adultos para crescer.

Os psicanalistas se preocupam, com razão, com uma criança excessivamente bem-comportada ou obediente demais. Um mínimo de resistência, de revolta, de espírito crítico, de desobediência e de má-fé é necessário para afirmar sua personalidade e não ver a vida *apenas* através do olhar e do desejo dos outros.

Observando melhor, percebemos que a criança que se opõe encontra nessa atitude várias recompensas. Antes de tudo, testa os pais e a si mesma para saber se tem credibilidade. Ela também pode se rebelar de modo passivo, simplesmente fingindo ignorar as ordens ou discutindo-as constantemente.

O refrão do oponente é: "Por que tenho que fazer isso? Por que eu? Por que agora?" No fim, o seu interlocutor fica sem ação. Quando lhe pedem para pôr a mesa ou prestar um pequeno serviço, ele protesta novamente. O famoso "é assim e pronto!", tão eficaz até então, é muito menos aceito nessa idade.

O provocador tem, acima de tudo, um prazer evidente em transgredir os limites para observar o que acontece além deles. Tem todo interesse em experimentar a rebelião no seio do círculo familiar, pois ali, pelo menos, os conflitos se resolvem com benevolência. Ao passo que fora, na escola e com os amigos, ele tem pouca ocasião de impor sua opinião tão facilmente.

Daí este paradoxo: a desobediência é natural, e até desejável, na criança. Permite-lhe construir e afiar suas armas em terreno já conquistado. Mas é penosa, pois muitas vezes põe em questão a harmonia familiar.

No cotidiano, os pequenos conflitos são logo esquecidos. O problema surge quando a oposição se torna sistemática ou toma um aspecto violento.

Muitas vezes, esta esconde um verdadeiro mal-estar da criança. Ela está lançando um SOS para chamar a atenção e obter provas de interesse. Ela indaga: "Será que gostam de mim, não importa o que eu faça, mesmo que passe dos limites?" Augusto, de 11 anos, nunca obedecia da primeira vez. Era preciso insistir, repetir cem vezes a mesma coisa, voltar ao assunto, e isso não importa o que lhe pedissem, mesmo que fosse para oferecer-lhe algo para agradá-lo. "Nós tínhamos de merecer a atenção dele", explica a mãe. Era como se ele desejasse que respondessem à sua pergunta: "Até que ponto eles serão capazes de me amar?"

Entretanto, existem "contestadores profissionais" que têm uma forte personalidade, com um "caráter" bem determinado. Estes sabem que são amados, mas ousam não ser agradáveis. Uma tal vitalidade é um trunfo na vida, um modo de defender o que eles acham bom sem viver passivamente os acontecimentos. Os pais têm apenas de moderar alguns excessos, enfatizando um outro valor, igualmente essencial: o respeito aos outros.

• *O que você pode fazer*

Console-se; todos os pais passam por isso e os campos de batalha são sempre os mesmos: deveres, televisão, saídas, hora de dormir. Você deverá mostrar paciência e tenacidade para obter resultados medíocres. A cada vez, terá de repetir os seus princípios educativos, para ser ouvido na ocasião seguinte.

Mas não tenha dúvida: esses princípios acabarão entrando na cabeça de seu filho e vão lhe servir um dia. A melhor prova disso é que, quando ele vai à casa dos outros, as pessoas o elogiam por seu comportamento e pela boa educação que seus pais lhe deram. É mesmo, vocês se surpreendem, então ele sabe se comportar?

Quando suas bravatas ou suas desobediências acabam alterando o ambiente da casa, reúnam a família, discutam a questão, reformulem as ordens e obrigações de cada um.

Em caso de sofrimento evidente da criança, uma conversa em particular, com o pai ou a mãe, é necessária: "Estou vendo que estamos com problema. Prefiro que discutamos isso juntos, pois acho que, se você desobedece tanto, é porque tem alguma coisa te incomodando." Assim, você permite a seu filho expressar a sua oposição de outra forma, e não através da recusa sistemática.

Dito isso, resta fazer o mais delicado: negociar um contrato com ele. "Se você não agir de tal ou tal maneira, acontecerá isto ou aquilo. Então, estamos de acordo; você tenta mudar de atitude e nós tentaremos te ajudar."

• *Armadilhas a evitar*

Sem perceber, involuntariamente, você pode estar estimulando-o a desobedecer:

• Porque lhe pede dez coisas ao mesmo tempo ("arruma o quarto, faz os deveres, põe a mesa" etc.). O dia inteiro ele responde: "Sim, sargento!". É tão solicitado que acaba não respondendo mais;

• Porque lhe dá falsos pretextos. Se você disser: "Vá se deitar, você está cansado", ele não obedecerá tão facilmente como se você disser: "Não agüento mais, vá dormir";

• Porque o castiga sistematicamente. Você cria um clima cada vez mais envenenado. Dê o exemplo de uma conduta "heróica" e serena. Procure compreender os apelos lançados por essa insubmissão;

• Porque exige demais dele ou está sempre "no seu pé". Nesse caso, você só colabora para que ele desobedeça, para provar a você que ele existe (bela perspectiva para as noites em família!) ou então você o estimula a dizer sempre sim, como a vaquinha do presépio. Seria esse seu objetivo?

Seja clarividente: essas provocações passivas às vezes escondem as preocupações da criança. Enquanto você interpreta a sua atitude como desobediência, ou mesmo insolência, ela está tão refugiada em si mesma que as ordens ou pedidos que vêm do exterior — e que a desviam de suas preocupações atuais — não são ouvidos, isto é, compreendidos e levados em conta. Assim, não há razão para punir ou passar sermão; tente chamá-la à ordem tranqüilamente.

Ele é grosseiro

• *O lado dos pais*

Há muito tempo você não é mais ingênuo(a) de acreditar que palavrões e grosserias estão ausentes do vocabulário do seu pré-adolescente... E você não pede o impossível, só o mínimo:

• Que ele use uma linguagem correta na sua presença e se possível fora dela;

• Que ele deixe de falar gíria ou a "língua do pê" para provocá-lo(a);

• Que esqueça aquele modo de falar "marginal";

• Que páre de chamá-lo(a) pelo nome, a fim de ficar em pé de igualdade: "João, me passa a salada, favor."

• *O lado da criança*

Você não vai querer que ele fale como o primo Carlos Eduardo! O colégio inteiro morreria de rir! As boas maneiras são malvistas no recreio. Espera-se até o contrário; quanto mais "descolado" você for, mais respeitado será. Também é assim com as meninas, que não ficam nada a dever aos meninos.

Quanto aos palavrões, como podem os pais se queixar, quando eles próprios não fazem cerimônia em usá-los?

• *Opinião do psicólogo*

Os pré-adolescentes sabem usar tão bem a sedução quanto a impertinência. Testam todos os registros, para ver o que acontece e aproveitar a menor falha na vigilância dos pais.

A reação dos adultos (pais, professores) diante desse comportamento remete os pré-adolescentes aos limites a respeitar e lhes indica o que são ou não autorizados a fazer. É portanto um paradoxo: para serem mais contidos e limitados, os pré-adolescentes praticam a provocação e a grosseria.

Da mesma forma que a escolha das roupas e dos estilos de música, a linguagem, a maneira de falar ou a escolha das palavras formam também um código de reconhecimento e um sinal de filiação a um grupo. Expressam um modelo ou ideal que o pré-adolescente reivindica. Falando como os companheiros, ele reforça o seu desejo de identificar-se com uma nova família. É a sua maneira de ser atualmente, talvez não a melhor, mas de qualquer modo é aquela que ele encontrou para sentir que existe. Cabe aos pais ajudá-lo a formular diferentemente a sua personalidade.

- *O que você pode fazer*

Especifique o que você tolera e o que não tolera em casa. Você pode decidir autorizar os palavrões, mas só na sua ausência. Se, entretanto, eles escaparem na sua presença, não faça drama; simplesmente tome conhecimento do fato e exija desculpas.

À mesa e com convidados, estabeleça limites mais estritos. Entre irmãos ou colegas, proíba os "xingamentos", sempre ofensivos e grosseiros. Lembre-lhes que eles têm o direito de se irritar e expressar-se livremente, mas com respeito e sem vulgaridade.

Às crianças de 6 a 10 anos, autorize eventualmente os insultos ou as "derrapagens" se a criança soletrar a palavra proibida: "Você é um M-E-R-D-A!". O fato de soletrar exige uma tal concentração para visualizar a palavra que a raiva contida desaparece imediatamente. A palavra assim formulada se torna muito diferente; não se ouve mais o insulto. A outra criança recebe uma bomba... desativada.

Estimule o senso de humor. Em lugar de usar palavras de uma banalidade atroz, eles podem se tratar de "energúmeno" ou de "pitecântropo". Inspirar-se na Emília, personagem de Monteiro Lobato, pode dar boas idéias. Tenha confiança na imaginação deles.

Se as impertinências se multiplicarem, invente um "cofrinho de palavrão": para cada desvio de linguagem, a criança paga uma moeda, ou assina um vale para uma tarefa a cumprir (esvaziar a máquina de lavar, pôr a mesa, comprar pão etc.).

Diante da pobreza de seu vocabulário e do uso de "chavões" ("ele é besta", "ela é quadrada", "ele é careta"), estimule-o a exprimir o que ele quer verdadeiramente dizer, com termos precisos, mais exatos. Responda: "Ah, você quer dizer que ele não é interessante, é tímido, que a atitude dele é grosseira etc."

Você deve permitir que ele o(a) chame pelo seu nome em vez de papai ou mamãe?

Não há uma regra geral. O importante é que seu filho não se sinta excessivamente "colega" seu. Cada um deve ficar no seu lugar. Um pai dizia que não suportava que seus três filhos o chamassem pelo seu nome, pois no mundo inteiro só havia três pessoas que podiam chamá-lo de papai. Os jovens interessados compreenderam muito bem.

Ele fala da mãe diante de você dizendo "ela"?
"Papai, ela não quer me deixar ver televisão." Reaja, pois nesse "ela" existe, na melhor das hipóteses, uma tentativa de indiferenciação da mãe em relação às outras pessoas (irmão, irmã, amigo), e na pior, um certo desprezo. Ora, a mãe é precisamente um dos dois pilares da educação.

Quando houver excessos e insultos especialmente ofensivos, retome calmamente a discussão com seu filho. Explique-lhe de novo as noções de respeito aos outros e de tolerância. Ele gostaria de ser tratado como trata os outros? Ele conhece o significado exato das palavras que usou? Agora ele compreende o efeito disso na pessoa insultada? Sugira uma maneira mais positiva de agir. E diga-lhe para pedir desculpas.

- *Armadilhas a evitar*

Por mais surpreendente que possa parecer, observe que aqui também existe o lado bom da coisa. Palavras (e mesmo palavrões) são melhores do que socos para expressar a agressividade. Dito isso, depois da crise, deixe a criança esvaziar o que tem na garganta, calmamente. Caso contrário, da próxima vez, talvez ela tenha necessidade de bater de verdade.

Se você mesmo(a) não consegue evitar aquelas descargas de palavrões na frente do seu filho (ou contra ele), faça uma pequena observação a esse respeito, de modo que ele tenha o mesmo reflexo: "Concordo que exagerei, mas também você me leva à loucura..."

Se ele(a) acusar de dar mau exemplo, você pode dar esta desculpa: "Os pais sabem quando podem dizer palavras grosseiras e as conseqüências que isso pode ter." Mas esteja certo de que a lição será mais proveitosa se seu filho constatar que você também se esforça para controlar-se.

Em lugar de punir os palavrões, prefira estimular a polidez, a cortesia, o tato e o "espírito esportivo". A vida é tão mais agradável quando todos se respeitam...

Ela está roubando

• *O lado dos pais*

Quando surpreendeu sua filha tirando dinheiro da sua bolsa, você não ficou orgulhosa dela mas pensou que uma pequena lição de moral bastaria para reconduzi-la ao bom caminho. Foi inútil. Ela logo recomeçou, apesar dos sermões, das "broncas" e de sua mágoa.

Agora você não sabe mais o que dizer à sua pequena cleptomaníaca, para que ela entenda que "roubar é mesmo uma coisa errada". Além disso, você perdeu toda a confiança nela. Você confere o troco das compras, interiormente indignado(a) contra ela, que o(a) transformou em fiscal das finanças.

Por que ela teima em fazer isso?

• *O lado da criança*

Ela sabe muito bem que não se deve roubar. Mas "tirar" essa moeda é tentador demais, exatamente porque não se pode fazer isso.

Os pais exageram: não é por causa de uma moeda ou de umas balas "subtraídas" aqui e ali que a Terra vai parar de girar. Ela sabe que não é uma ladra, e pode parar quando quiser. Para ela, não lhe dão os meios de comprar aquilo que deseja. Então não é surpreendente que, de vez em quando, ela "ceda à tentação", como ela mesma leu, em *Os desastres de Sofia*...

• *Opinião do psicólogo*

Muitas crianças *confessam* ter roubado pelo menos uma vez. No entanto, há que se considerar a visão muitas vezes parcial das crianças: algumas delas ignoram que a violência contra um colega é um delito e surpreendem-se ao serem punidas por isso.

Aos 7 anos, a criança sabe perfeitamente o que lhe pertence e o que não lhe pertence. Conhece as noções de troca e empréstimo, já assimilou que o roubo é proibido. **Entretanto, antes dos 8 ou 10 anos, não tem verdadeira consciência das noções morais de bem e mal.** E mesmo nessa idade, não imagina todas as conseqüências de seus atos: não vê que, pegando uma moeda na carteira da mamãe ou no cofrinho da irmã, está agindo sem franqueza nem lealdade. Não prevê a decepção que vai causar. Sabe apenas que "é errado", mas isso permanece suficientemente abstrato para que o prazer imediato legitime essa passagem ao ato.

Os primeiros furtos são de dinheiro que fica jogado pela casa, de material escolar, de CD, de guloseimas.

"Às vezes, rouba-se quando se tem pressa de crescer", dizia Françoise Dolto. Por mais paradoxal que possa parecer, ao servir-se sozinha de algumas moedas no bolso dos pais, a criança está reivindicando um lugar adequado na sua família. Ela faz justiça a si mesma e mostra que não é mais um bebê.

Entre as crianças de 10-12 anos, o roubo é uma maneira freqüente de provocar os pais ou chamá-los a entrarem em acordo entre si. Em caso de desentendimento conjugal ou de divórcio, por exemplo, a criança deseja que eles se aproximem, pelo menos nos assuntos que lhe dizem respeito (o triângulo da paz), mesmo que seja castigada.

Também se rouba "para a platéia". Nada como um pequeno furto para conquistar um lugar no bando. Nessa idade o roubo é uma forma de iniciação, verdadeiro ritual de aceitação na galera: "Se você for capaz de 'ganhar' esse CD, pode entrar pra turma."

Os roubos de guloseimas ou de pequenos objetos em casa se explicam às vezes para comprar a amizade dos colegas. No pior dos casos, é para alimentar a chantagem de alguém que está ameaçando a criança.

Lorena "tomava emprestado" regularmente objetos da irmã (camisetas, lingerie, colares etc.), para ficar parecida com ela e fazer incursões no mundo dos adultos.

Nina colecionava no seu quarto colares e bibelôs, que pegava aqui e ali. Tudo isso era deixado bem à vista, como que para alertar os pais. Ela roubava para compensar uma carência afetiva.

Afinal, é muito grave roubar nessa idade?

O roubo excepcional é um transbordamento da vontade sem conseqüências e se resolve, em geral, com algumas lições de moral. Em contrapartida, os roubos repetidos são um pedido de ajuda dirigido aos pais. E estes têm a obrigação de responder.

• *O que você pode fazer*

A educação de um filho supõe que as mesmas regras sejam lembradas constantemente, a começar do beabá: roubar é infringir a lei. Roubar também é correr o risco de ser apanhado.

Naturalmente isso leva o pai (mãe) a falar do senso de responsabilidade, do respeito ao outro e da noção de propriedade. Ele gostaria de que mexessem na carteira dele ou roubassem sua bicicleta?

Ele deve saber que todo mundo, um dia ou outro, fica diante da tentação; mas devemos aprender a resistir. E isso se consegue tanto melhor quanto mais soubermos que, ao agir mal, causamos prejuízo ou sofrimento aos outros.

Se ele for reincidente e temer uma recaída, chame-o para conversar: só de escutá-lo, você já estará ajudando. Os pais podem imaginar que essa posição de confidente estimula o filho a recomeçar, já que admitem, antecipadamente, essa eventualidade. Pensamos que é melhor apoiar a criança, se sabemos que ela é frágil, influenciável ou provocadora. Essa atitude é melhor do que a política da avestruz.

Em todos os casos, quem roubou deve reparar o erro, devolver o objeto, a moeda, pedir desculpas.

Quanto a você, pergunte-se sinceramente: a mesada que você lhe dá é suficiente para cobrir as despesas normais de uma criança dessa idade? Seu filho cresceu, tem mais necessidades, talvez com um pouco mais ele não se sinta obrigado a "servir-se sozinho". Faça um acordo com ele: "Se eu aumentar sua mesada você promete...?" (Cf. cap.2, "A mesada"). Se você optou por lhe dar dinheiro quando ele pedir e não em datas preestabelecidas, cabe-lhe julgar se ele merece certas compras necessárias... ou supérfluas. Talvez essa seja uma boa ocasião para uma lição de moral sobre o mérito.

- *Armadilhas a evitar*

Antes de qualquer castigo, dê-lhe a oportunidade de explicar-se. Por que ele roubou? Que ele apresente suas razões. Talvez você fique surpreso(a).

Ameaçá-lo com prisão seria totalmente fora de propósito. De qualquer forma, você diria isso de modo tão pouco convincente que ele também não acreditaria. Além do mais, não é verdade. São os pais que são responsáveis diante da lei, não os menores. Não hesite em dizer-lhe isso.

Não o rotule com esta etiqueta tão comum: "O que você fez é errado, você é um ladrão." Há uma diferença entre roubar e ser ladrão. Pelo contrário, você deve relativizar esse ato, situá-lo no contexto.

Evite pregar-lhe sermões diante dos irmãos, ou pior, diante dos colegas, pois a humilhação o impedirá de aproveitar a lição. Prefira uma conversa em particular, olho no olho.

Por outro lado, se vocês são muito permissivos, não reagem ou consideram o roubo — porque se trata de um objeto sem importância — como uma criancice, ele não terá razão alguma para mudar de comportamento.

Em resumo, se com isso ele só tem vantagens sem inconvenientes, não restituindo a moeda ou o objeto roubado, como poderá ele, depois, adquirir noções precisas de bem e de mal?

Ele mente muito

- *O lado dos pais*

Todas as crianças mentem, mais cedo ou mais tarde. O problema não é tanto proibir as pequenas mentiras, mas evitar que elas se tornem um hábito.

- *O lado da criança*

Se ela mente é, pelo menos, por duas boas razões: evitar aborrecimentos ou não magoar os outros. Francisco garante que já acabou os deveres para ver televisão. Fanny diz que tem de estudar para uma prova muito importante, para evitar o sacrossanto almoço de domingo na casa da vovó.

Será que vale a pena fazer drama por causa disso?

- *Opinião do psicólogo*

A verdade sai da boca das crianças... e a mentira também. Ela até faz parte de sua evolução normal.

Até os 6 ou 7 anos, a criança toma, a tal ponto, os seus desejos por realidades que acaba se convencendo a si mesma de que está dizendo a verdade. É somente no confronto regular com os outros que, pouco a pouco, ela se distancia de suas fantasias muito pessoais.

Depois da idade da razão, ainda lhe acontece deformar a realidade, embelezá-la ou testá-la com os outros. Mas um belo dia, por volta dos 9 ou 10 anos, descobre que a mentira resolve muitos problemas. Começa então a saber verdadeiramente quando e por que usá-la. Não faltam bons motivos. Eis uma pequena amostra:

- *Para não causar mágoas*

Carlos "modifica" a verdade para não magoar o pai, que vê apenas nos fins de semana. Ao invés de confessar-lhe que prefere encontrar-se com os amigos, inventa uma mentira. Mas pode-se condená-lo por isso?

- *Para se fazer de interessante*

Mateus tem tendência a embelezar a realidade e a gabar-se, muitas vezes para mascarar uma falta de autoconfiança ou um sentimento de inferioridade (Cf. cap.10: "Ele não tem confiança em si.")

- *Para proteger o seu "jardim secreto"*

É no período de latência que nasce o pudor dos sentimentos. Graças às suas numerosas mentiras por omissão, Marta preserva sua intimidade. Constrói assim barreiras protetoras contra os pais "invasores".

- *Para escapar de um castigo*

Por medo dos pais, Luís prefere encobrir suas travessuras com mentiras. Às vezes, contra toda a evidência, nega a realidade e se "afunda" um pouco mais. Afirma que não pegou o dinheiro que estava sobre a mesa, quando era o único que poderia ter feito isso; nega que se empanturrou de bombons, quando os papéis da embalagem estão saindo de seus bolsos; finge que não estava vendo televisão, quando foi surpreendido com o controle remoto na mão. Na verdade, ele procura pequenos prazeres e ronda em torno da vida dos adultos, onde tudo lhe parece possível. Quando os pais o chamam de mentiroso, ele se sente forçosamente incompreendido: seu objetivo não é *fazer mal*, mas *fazer bem a si mesmo*.

- *Para não assumir as responsabilidades*

Carolina acusa os outros por seus erros: "Foi ela, não fui eu." A credulidade do adulto, além de diverti-la, mantém sua própria convicção. Sabe que poderá recomeçar enquanto ninguém a detiver nas suas mentiras. Infelizmente, ao negar assim a realidade, ela se nega um pouco a si mesma. É preciso, pois, levá-la progressivamente a sentir-se responsável por seus atos e a assumir seus erros. Ninguém é infalível, nem as crianças nem os adultos, mas todos podem consertar o que fizeram de errado.

• *O que você pode fazer*

"Pecado confessado é meio perdoado."

Em certas situações, é melhor autorizar seu filho a confessar toda a verdade, sem por isso ser (severamente) castigado. Diga-lhe que você faz questão de saber o que aconteceu e que, *sob essa condição*, você concorda, desta vez, em não "criar caso". Tenha o cuidado de falar com ele em particular, e não diante da família reunida, caso contrário ele se sentirá humilhado e se fechará mais ainda. Essa atitude permite responsabilizá-lo em relação às mentiras. Você dá importância à sua palavra, não para castigá-lo, mas para compreender o que de fato aconteceu.

Adote um tom firme, mas não ameaçador. A conversa deve lembrar mais uma consulta ao psicólogo do que um interrogatório de polícia.

Se ele "mente como respira", não seja ingênuo(a) para acreditar sempre nele. Mostre-se mais disponível e não se contente com suas explicações. Às vezes valerá a pena verificar o que ele conta: "Quando eu levar você à escola, amanhã, vou esperar o menino que roubou sua merenda para perguntar a ele se foi você que deu ou se ele pegou"; "Vou esperar que você me diga quem te deu esse CD e depois vou perguntar a essa pessoa"; "Mostre o seu caderno; quero ver se você não tem mesmo nenhum dever para amanhã". Se você não se der ao trabalho de procurar a verdade, será ainda mais fácil para ele mentir da próxima vez.

Ensine-o a relativizar: certas mentiras são graves, outras menos. O princípio consiste em reposicionar o "erro" numa escala de valores. "Eu posso entender que você minta à vovó ou à sua irmã para não magoá-las, mas roubar 20 reais e jogar a culpa em outro, francamente..." Nessa etapa, uma lição de moral acerca das conseqüências de seus atos se mostra indispensável. Saiba punir, depois de explicar por que você não pode deixar passar um tal erro. Não tenha medo de adotar um tom sério, ele achará o castigo totalmente merecido. Diga-lhe que se continuar a mentir, mais ninguém acreditará nele e então será ele quem sofrerá.

O erro cometido, encoberto com uma mentira e depois assumido, deve ser reparado. Cada idade tem seus meios. A criança deve saber que tem sempre a possibilidade de sanar um erro. **Quando ela ousa encarar o adulto, reconhece a verdade, desculpa-se e promete se emendar, está agindo bem. Está assumindo seus erros e suas responsabilidades.**

Afinal, essa "bobagem" lhe ensinou muita coisa. Cabe a você lhe dar esse "recado"!

• *Armadilhas a evitar*

Avalie (também) o outro lado da medalha, isto é, o lado positivo da mentira: mentir é um modo de defesa. A criança se adapta à situação e mostra muita habilidade ou imaginação para resolver um problema. Às vezes ganha, outras perde, mas pelo menos tenta uma saída!

Se você mente abertamente diante do seu "clone", terá muita dificuldade, depois, em pregar-lhe lições de moral.

Não se faça de santo(a), fingindo que nunca mentiu. Admita que só usa a mentira em último recurso, por diplomacia e para evitar magoar as pessoas... pelo menos durante essa fase em que você o está educando.

Não chame seu filho de *mentiroso* só porque, de vez em quando, ele conta umas histórias ou enfeita a verdade. Sua atitude poderia estimulá-lo a mentir mais freqüentemente, já que, de qualquer forma, esse é o rótulo que lhe foi dado.

Como castigá-los?

- *O lado dos pais*

Como reagir se o dia inteiro Heloísa desobedece, mente, tem crises de raiva, faz manha ou se mostra insolente? Apesar de sua relutância em punir, saiba que o castigo às vezes é indispensável e faz parte da educação. A questão não é saber se é preciso castigar, mas como, para que o castigo seja eficaz e as crianças o compreendam.

- *O lado da criança*

É verdade que às vezes Heloísa reconhece que foi longe demais. Nesse caso, o castigo não lhe agrada, mas ela o acha merecido e o aceita. Depois da tempestade, paira na casa como que um clima puro e sereno.

Às vezes, ela pensa que os pais também foram longe demais, que não procuraram compreendê-la nem souberam se pôr no seu lugar. Se tivessem tentado, certamente teriam reagido de outra forma. Enquanto isso, diante de tal injustiça, ela rumina sombrias vinganças: o que estará "aprontando"?

- *Opinião do psicólogo*

Para cada idade, existe um castigo adequado. Compreende-se que um olhar sério, um dedo apontado ou um tapinha detinham imediatamente um diabinho de calças curtas, mas depois dos 7 anos são as palavras que tocam, e a palmada ou, pior ainda, o tapa são uma injúria ao provocador, capaz agora de compreender e entender os argumentos dados pelos pais.

Entretanto, os castigos corporais continuam sendo saudáveis como último recurso, quando tudo foi tentado e a comunicação não existe mais. De qualquer forma, são melhores do que a indiferença ou a ausência de reação, ao passo que a criança que agiu mal *sabe disso, e sabe que os pais sabem*. Na verdade, os pais têm responsabilidades para com os filhos: não devem nem renunciar à sua autoridade nem abusar dela; têm a obrigação de agir com respeito pela pessoa do filho, de escutá-lo antes de puni-lo, de ser tão coerentes quanto possível com seus princípios educativos, reconhecendo humildemente os próprios erros quando se enganam; a criança aprenderá mais com esse discurso do que com surras injustas ou punições não merecidas e mantidas irredutivelmente.

Aliás, os pais devem tomar cuidado com certas atitudes, conscientes ou inconscientes, que só fazem alimentar as tensões e gerar dúvidas nos filhos, em vez de contê-los em limites tranqüilizadores. (Cf. cap.10: "Dez coisas e mais algumas... para não dizer nem fazer", "*É para o seu bem*", "*Ninguém te agüenta mais*", "*Você é in-su-por-tá-vel*", "*Você é mau; não gosto mais de você*", "*Se você não se comportar, te ponho no colégio interno*" etc.)

Afinal, como estabelecer os limites necessários às provocações da criança?

Antes de tudo, indicando-lhe referências estáveis, que lhe sirvam de proteção e impeçam excessos e "derrapagens" sem controle. Trata-se de explicar bem as regras, sem entrar em discussões intermináveis; de autorizar, sem ser permissivo(a); de amar seu filho sem lhe perdoar tudo e, conseqüentemente, de saber recusar sem ofendê-lo.

Como castigar? Corrigindo os erros de comportamento para evitar as recaídas. Mostrar o bom caminho o responsabilizará e lhe ensinará a assumir as conseqüências de seus atos. É importante distinguir a "bobagem" feita com toda a consciência da inabilidade ou da falta de atenção.

- *O que você pode fazer*

Para evitar um castigo

Explique as regras sem justificar *tudo*.

Dê indicações claras e precisas ("Você pode sair, mas tem que voltar às 6 da tarde, no máximo"; "Pode ir brincar, mas só depois de fazer os deveres"). Tente manter as ordens e seja coerente, sem mudar de atitude segundo seu humor ou seu estado de cansaço. Não castigue um dia e desista no outro. Se era proibido ontem, deveria continuar a ser hoje, salvo exceção, mas neste caso é preciso dizê-lo à criança.

Se você está cansado(a), tenso(a), previna seu filho de que é do interesse dele não abusar. E mesmo que tudo vá bem, por que suportar durante muito tempo certos comportamentos e caprichos que você sabe serem verdadeiras bombas de efeito retardado? Reaja a tempo. Nada desorienta mais a criança do que um pai ou mãe paciente que, de repente, de maneira imprevisível, berra e entra em crise como se isso fosse um castigo. Às vezes, basta dizer "agora chega" com o tom adequado.

Se seu diabinho se prepara para fazer outra vez a mesma "besteira", lembre-lhe as conseqüências que isso teve anteriormente (nada de televisão, castigo no quarto, nada de amigos etc.).

Para evitar a palmada, nada melhor do que avisar que ela está "quase no ponto" ("Vou contar até três, depois..."). A iminência do castigo o responsabiliza mais: depende dele modificar ou não o comportamento do pai (mãe).

Às vezes, simples palavras podem bastar: "O que você fez não é nada bonito. Francamente, estou decepcionado(a); pensei que você fosse mais legal."

Para colocar de castigo

Este deve ser sempre acompanhado de uma explicação, caso contrário não terá nenhuma virtude educativa e preventiva. Para ser compreendido, ele deve ter um sentido para a criança.

Aliás, esse castigo também deve ter limites. Se você cortar as saídas, a criança deve saber a partir de quando e até quando. Você tem outras armas: privá-la de um prazer não merecido ou restringir sua autonomia (televisão, música, cinema, horários, certos amigos etc.). Em contrapartida, você não pode lhe dar, como castigo, uma tarefa como arrumar a casa ou tomar conta do irmão menor, pois ela sabotaria o trabalho. Do mesmo modo, não a prive de refeições, do lanche ou da mesada, salvo se ela a gasta com "besteiras" (compra de cigarros, de bombinhas, de objetos perigosos etc.).

A palmada ou o tapa são *a última alternativa*, quando tudo foi tentado e a criança teima com conhecimento de causa. Nesse caso, ela está esperando uma resposta... Às vezes, um tapa simbólico pode bastar para "tocá-la", isto é, ferir seu amor-próprio. Mostra que a criança ainda se comporta como um bebê e que você lhe responde da mesma maneira.

É possível negociar o castigo?

Exemplo: sua filha prefere ficar privada de revistas do que de amigas. Você deve aceitar sua proposta? Só no caso de compreender que agiu mal e que a punição é algo penoso, pois "o castigo não foi feito para agradar".

Admita que você a privou de tudo (saídas, televisão, videogames). Não resta muita coisa para ela se ocupar. Sugira algumas idéias, senão a punição não poderá ser aplicada: ler, descansar, desenhar, escutar música, fazer artesanato etc.

Se a criança se retrata e se comporta melhor durante um tempo razoável, você pode — sem risco de contradizer-se — abreviar a duração do castigo e flexibilizar sua decisão explicando-lhe isso.

Tenha em mente o essencial, sobre o qual você não quer ceder; e o supérfluo, sobre o qual você aceita negociar.

Quando seu filho passa dos limites e cria um clima detestável em casa, ou quando suas notas na escola são baixas porque ele se recusa a estudar, separe um tempo para ter com ele um verdadeiro diálogo, estabelecendo um contrato entre vocês (a partir dos 7 anos). Faça-lhe uma proposta razoável, em que todos tenham interesse: se ele se esforçar por corrigir-se durante certo tempo (uma semana ou um trimestre, de acordo com o caso), será recompensado desta ou daquela maneira (o que resta negociar entre vocês), mas explique também que determinado tipo de "desvio" acarretará determinado tipo de sanção. Ele concorda? Se concordar, prometa ajudá-lo.

- *Armadilhas a evitar*

Não ameace caso sinta que não pode cumprir a promessa. Um castigo prometido deve ser aplicado. Caso contrário seu filho achará que tudo é possível e que ele pode violar todas as interdições com total impunidade. E na adolescência será ainda pior...

Não reconforte a criança imediatamente depois do castigo; isso a faria pensar que a sanção que você lhe aplicou não foi merecida. Não se deve ter sentimento de culpa ao punir uma criança que mereceu o castigo, pois castigar também é educar e ensinar a evitar o erro. Então, por que sentir-se culpado(a)?

Em uma família em que o pai ou a mãe repreende e o outro consola no mesmo momento (ou pior: o outro diz o contrário), abre-se uma brecha na educação da criança, e esta tentará permanentemente "afrouxar" os limites.

O pai não deve ser visto apenas como o policial que executa as decisões maternas. Inversamente, a mãe não deve ser a única a assumir a responsabilidade dos "maus hábitos" adquiridos pela criança. Quando esta comete uma grande "bobagem", é melhor que os dois conversem com ela.

Evite sempre usar a chantagem afetiva: "Se você fizer isso, ficarei triste." Isso será, posteriormente, uma fonte de culpa e de angústia para a criança. É melhor ficar neutro(a) e dizer: "Não quero que você faça isso."

Cuidado com as "derrapagens"! Por ocasião de um erro sem importância, você pode querer resolver problemas antigos, mas a criança não compreenderá sua reação desproporcional em relação a seu ato e o castigo lhe parecerá injusto. Se isso acontecer, depois da tempestade explique-lhe a situação: a tensão estava no ar há muito tempo e naquela hora estourou. Outra terrível injustiça: sempre acusá-la, a mais nova e a única menina — ela parece mais fraca — porque você não ousa enfrentar o irmão maior, igualmente provocador e irresponsável.

Zoom
Ele não pára de fazer bobagens

Algumas crianças fazem "bobagens" sem parar. Esse acúmulo de pequenos desastres tem, de certa forma, a função de um fusível e de sinal dirigido aos pais, que assim ficam obrigados a posicionar-se e reformular seus limites para a criança. Enquanto eles não lhe disserem nada, a situação persistirá. Logo que reagirem e proporcionarem uma nova estrutura à criança, esta ficará mais calma. Aliás, os pais sabem disso. Quando lhes acontece dar "uma boa bronca", atacando o problema de frente, o filho "fica uma seda", e se comporta como um anjo.

A médio prazo, uma maior disponibilidade, assim como o diálogo e a compreensão, se tornam indispensáveis para "desarmar" o conflito. Às vezes, a solução virá de uma simples reavaliação das liberdades concedidas à criança até então. Se ela fosse autorizada a ir à casa dos amigos, deixaria talvez de fugir da própria casa? Se, por uma vez, os pais escutassem sua música provocadora, talvez ele não se sentisse obrigado a pôr o volume no máximo...

Uma semana de férias entre pai e filho (ou mãe e filha) pode estreitar os laços familiares e é uma ocasião para explicar as regras a respeitar.

Se, apesar de todas essas tentativas, os pais se revelam impotentes para resolver o problema, não devem hesitar em pedir a interferência de um terceiro: o próprio pai, quando não mora na casa, um tio convincente, um amigo, o pediatra, um psicólogo estranho à situação, que servirá de mediador.

Mas antes de chegar a esse ponto, eis alguns temas para reflexão.

Antes de mais nada trata-se de saber em que circunstâncias essas "bobagens" ocorrem: na ausência do pai, por causa das "más companhias" na escola? Ele fica insuportável com a proximidade das provas escolares? Teme não estar "à altura"?

O simples fato de formular explicitamente o contexto no qual ocorrem as "bobagens" ajuda a criança a tomar consciência de seus erros e seus comportamentos incompreensíveis. É pois uma maneira de preveni-los.

Os pais devem ir mais longe e levar o filho a considerar os riscos dessa atitude (sem dramatizá-los).

Um exemplo: *a criança rouba quinquilharias nas lojas*. Por que faz isso? Por bravata? Porque não tem dinheiro de bolso? De qualquer forma, não se deve tolerar esse comportamento. Será que ela deseja que a família seja chamada à polícia porque ela foi presa?

Segundo exemplo: *a criança fica sistematicamente diabólica quando o padrasto está presente*. A mãe pode lhe fazer, abertamente, a pergunta: "Na verdade, o que você está querendo, que a gente se separe? E depois? O que você ganharia com isso? Todo mundo ficaria infeliz e nem por isso você seria mais amado." (Cf. cap.8: "Vou passar o fim de semana com papai".)

Uma coisa é clara: a criança que multiplica assim os "sinais" tem necessidade de ajuda e de escuta.

Suas "bobagens" não são, forçosamente, provocações, mentiras ou roubos. Pode tratar-se, simplesmente, de inabilidades ou imprudências em série, involuntárias (e logo inconscientes), que resultam, entretanto, em pequenas catástrofes: louça quebrada (muitas vezes), roupas ou cadernos esquecidos na escola, chaves perdidas, abertura de portas para desconhecidos, desrespeito à sinalização para atravessar a rua e, logo, risco de sofrer atropelamento, "tropeços" constantes etc.

É justamente no momento em que a criança reivindica uma certa independência e autonomia em relação aos pais que essas falhas acontecem. Sua atitude hesitante e paradoxal reflete freqüentemente a ambigüidade dos pais que, apesar de sua boa vontade, não a autorizam a crescer. Essa criança superprotegida tem muitas vezes no seu passado uma doença (asma, diabete etc.) ou uma fragilidade (adoção, luto de um irmão etc.).

A solução vem dos pais. Ao aceitarem que seu filho se emancipe, este deixa de fazer "bobagens". Bem interessante, não?

capítulo 4

Intimidade, Sexualidade e Tabus

O interesse de uma criança de 6 a 12 anos pela sexualidade é bem real, mas ela não quer demonstrá-lo, nem mesmo confessá-lo a si mesma. É por isso que ela faz cara de nojo diante dos namorados ou dos beijos de cinema. Isso não a impede de fazer suas pequenas introspecções e de se interessar por algumas brincadeiras íntimas com os colegas de sua idade.

Na verdade, ela está passando por uma etapa fundamental de seu desenvolvimento psicológico. Dos 6 aos 8 anos, ela sai do complexo de Édipo (período apaixonado em que estava muito ligada ao progenitor do sexo oposto), para penetrar numa fase de latência mais calma. Deixa de ser exibicionista e descobre o pudor. Progressivamente, não suporta mais mostrar-se nua ou ver os pais nus. Suas relações com eles tornam-se às vezes contidas e menos espontâneas. Reivindica sua intimidade e seu território. Os pais devem então respeitar a distância certa, física e psíquica, o pudor do corpo e dos sentimentos.

Evidentemente, isso não os dispensa de informar o filho sobre certas coisas como a anatomia do menino ou da menina e os cuidados que devem ser dedicados ao corpo (higiene íntima, primeiras regras etc.), a desconfiança que se deve ter diante de pessoas perigosas (pervertidos sexuais) etc. Os pais aproveitarão a ocasião para dar a entender ao filho que as relações sexuais não têm como única finalidade a reprodução, que a noção do respeito ao corpo do outro é essencial, a fim de que ele próprio também se faça respeitar.

Me conta como se faz um bebê?

• *O lado dos pais*

Você já respondeu a essa pergunta. Mas agora seu menino, demonstrando um excesso de curiosidade, volta à carga e pergunta como é que isso acontece *de verdade*. Será que desta vez você terá de citar noções de fisiologia, anatomia e prazer ou ficar no campo do amor, um pouco mais vago? Em resumo, deve abordar diretamente a questão do ato sexual? E nesse caso, como falar: em tom acadêmico ou de modo sentimental?

• *O lado da criança*

Como 1 + 1 podem ser 3, essa é a equação matemática que mais preocupa a criança nessa fase. Agora, ela não vai mais se contentar com a "sementinha" do papai e da mamãe, nem com aquela saída que funcionou tão bem: "Nós nos amamos muito e você chegou alguns meses depois." E entre os dois, o que aconteceu concretamente? Como um bom pequeno pensador (não acredita mais no Papai Noel, não é?), seu filho quer compreender a mecânica da aproximação sexual, isto é, como dois órgãos sexuais podem produzir um bebê.

Nada disso é muito romântico, mas é pragmático.

• *Opinião do psicólogo*

O mistério das origens e da "fabricação" dos bebês sempre preocupou todas as gerações. Na verdade, é sobre o sentido da vida que a criança se interroga.

Aos 7 anos, em que ponto ela está do seu desenvolvimento psicológico e o que ela pode ouvir das explicações dos pais nessa área?

Ela já recebeu um início de explicação dos adultos e dos pais. Na televisão, já viu casais nus abraçados, os colegas falam disso na escola. Mas, no fundo, não sabe exatamente como a coisa funciona e que etapas são necessárias para se chegar à concepção de um bebê. Nessa idade, os laços entre sexualidade e procriação, entre desejo, prazer e amor, ainda são vagos, de modo que ela se pergunta se a cada vez que se tem uma relação sexual gera-se um bebê. Tudo isso permanece muito enigmático, inquietante ou estimulante, segundo o temperamento da criança.

Deve-se responder à sua expectativa de modo simples e autêntico, sem passe de mágica.

Aos 10 ou 12 anos, ela já sabe mais ou menos do que se trata, pois o tema já foi mencionado em aula, pelo menos quanto à sexualidade animal; assim, está longe de ser ignorante na questão. Entretanto, ela também se interroga de maneira mais metafísica. O que lhe interessa é, antes de tudo, a noção do desejo. Seus pais se amavam quando a conceberam? Queriam um filho? Eles *a* queriam?

A resposta a essas perguntas permitirá à criança definir seu próprio desejo na existência e servirá de trampolim para seu vôo na história familiar. E ela ficará tranqüila quanto às suas próprias origens e ao que a espera.

- *O que você pode fazer*

Talvez você já tenha preparado terreno e puxado o assunto com seu filho. Aos 6 ou 7 anos, ele conhece um pouco melhor a anatomia do homem e da mulher; você pode portanto esclarecer mais os conceitos.

Inicialmente, descreva o cenário: a concepção de seu filho ocorreu num clima de amor, com muito prazer e com vontade de ter um filho (se esse foi o caso, realmente). Essa é *uma* maneira neutra de apresentar as coisas; existem muitas outras, evidentemente. Por exemplo: "Você nasceu, como todas as crianças, de um homem e de uma mulher (ou de um papai e uma mamãe). O papai e a mamãe estão nus, na cama, um pertinho do outro, e isso é agradável. O papai põe o seu sexo no da mamãe. Ele deposita uma semente (espermatozóide) que encontra a semente da mamãe (óvulo). As duas sementes se reúnem e formam um ovo, que cresce no ventre da mamãe, numa bolsa especial (útero)."

Nesse ponto, se você quiser, pode acrescentar: "Esse ovo era você. Você cresceu e, nove meses depois, você saiu por baixo (vagina). E todo mundo, todas as crianças nasceram assim."

Esteja disponível para responder às perguntas que se seguirão, sem antecipá-las nem provocá-las.

Se a criança tiver entre 10 e 12 anos, seu grau de explicação pode ir um pouco mais longe. Diga-lhe que é possível fazer amor sem qualquer vontade de ter filhos, simplesmente pelo prazer de estar juntos e porque é agradável. Mas quando os pais querem um filho, é muito diferente; trata-se de um desejo fundamental para o casal, que vem concretizar um amor muito grande. É uma coisa extraordinária, porque o filho desejado terá em si as características do pai e da mãe, simbolizará sua união e provará isso, parecendo-se com ambos.

Aproveite para fazer pequenos comentários sobre a natureza que faz tão bem as coisas, já que o homem e a mulher são complementares. Sem um dos dois, nada poderia acontecer.

O pai pode escolher essa ocasião para ensinar a seu pré-adolescente como funciona o pênis e a ereção etc.

A mãe pode abordar, com a filha, a questão dos ciclos que ela conhecerá brevemente (ovulação, regras) e evocar a existência da contracepção, que permite dissociar sexualidade e procriação.

Suas explicações podem falar de sexualidade, anatomia, sentimentos, filosofia e ciências humanas. Um programa completo.

Como abordar a questão?

Respeite a distância estabelecida pelo seu filho. Se ele pergunta: "Como é que os bebês são feitos?", devolva-lhe a pergunta, reformulando-a nos próprios termos dele: o que você acha, como é que os nenéns podem nascer (ou como você nasceu)?

Se ele der uma resposta concreta, seja concreto(a) também; é que ele quer verdadeiramente ouvir suas explicações. Diga as coisas como elas são, sem que você, pessoalmente, entre em cena.

- *Armadilhas a evitar*

É inútil você mostrar sua própria anatomia para ilustrar suas explicações. Para isso, existem livros muito bem-feitos. Recorra à evocação e não à demonstração.

Evite os longos discursos, remontando às origens da vida. Ele não pede tanto. Respeite sua vontade de saber, mas faça ele sentir que as etapas na compreensão são necessárias.

Com os mais ingênuos ou mais novos (6 ou 7 anos), não faça aproximações do tipo: "Basta se beijar muito para fazer um bebê (ou dar um abraço apertado, ou pôr o 'pinto' no umbigo)." A criança poderia interpretá-lo(a) ao pé da letra e imaginar que conseguiria, ela também, facilmente fazer um neném com os coleguinhas.

A pergunta da criança pode levá-lo(a) a evocar as circunstâncias de seu próprio nascimento. Ela pode ter pressentido, nas entrelinhas que vocês não a esperavam especialmente, ou que não era desejada. Fale com toda a sinceridade: é verdade que naquela época a vida não era muito fácil, vocês tinham talvez dificuldades (financeiras, o pai estava ausente etc.). Mas agora vocês não se arrependem de nada, pois ela soube fazer com que vocês a amassem e vocês não podem viver sem ela. Por nada no mundo vocês voltariam atrás. (Se você não tem certeza disso, não diga nada, pois a criança poderia perceber essa mentira.)

Brincadeiras íntimas a dois

• *O lado dos pais*

Perplexidade. Você surpreende as crianças se tocando no banho, rindo às gargalhadas. Em dúvida, você se pergunta se esses gestos são verdadeiramente inocentes como no passado, ou se você deve intervir para interromper logo essas carícias suspeitas.

Será que você está vendo o mal por toda a parte, ou elas estão mesmo passando dos limites?

• *O lado da criança*

Elas estão divididas entre o prazer, a excitação, a curiosidade sexual, e também o sentimento de agir mal e a conseqüente culpa. Aliás, essa cena acontece em geral quando elas se sentem sozinhas, longe do olhar dos adultos.

Muitas vezes, os cúmplices são irmãos ou irmãs, primos e primas ou colegas de classe.

• *Opinião do psicólogo*

A curiosidade sexual de uma criança diante de outra é natural. Que os pais se lembrem de sua própria infância, desses momentos de delícia e espanto, de medo de ser surpreendido por um adulto. Essas "experiências espontâneas" valem mais que qualquer curso de sexualidade. A emoção, a proibição, a descoberta do corpo do outro e de mil sensações novas — e muitas vezes bem inocentes — permitiam imaginar um futuro feliz. Tudo isso soava como um alegre prelúdio ao despertar dos sentidos ou à expressão das emoções sentimentais.

Entre os 6 e os 10 anos, ainda é comum a criança explorar o sexo oposto, para melhor se conhecer. É por isso que o menino é atraído por sua irmã (que está mais ao seu alcance), sua prima ou pela colega. Acontece o mesmo com as meninas quanto aos meninos.

A criança concebe uma idéia da sexualidade que lhe é muito pessoal e às vezes errônea (ela pode pensar que os bebês se fazem pelo umbigo, graças a um grande beijo com a língua ou apertando-se muito um contra o outro). Daí decorrem suas explorações estranhas ou intuitivas, suas tentativas de encontrar respostas por si mesma.

Entre os 8 e os 12 anos, uma mudança de orientação se opera. A criança se torna pudica e menos inocente. Assimilou o tabu do incesto em relação ao pai(mãe), mas não está pronta para suportar que brinquem com ela a respeito de seus eventuais namoricos e ainda menos sobre sua vida sexual. Toda essa vida íntima se desenrola em segredo.

Vista do exterior, porém, a sexualidade da criança pode parecer pervertida aos adultos. Afinal, seu filho ora se mostra um *voyeur*, ora exibicionista, ora pudico; pode usar objetos diversos para toques sexuais; é atraído pela irmã (incesto) ou pelos colegas do mesmo sexo (homossexualidade). Seria um exagero temer o pior, pois nossos critérios de adultos não permitem interpretar esses atos de criança. Na verdade, é preciso considerar a sexualidade da criança com os olhos de um explorador em *terra incognita*, que pouco a pouco aprende a orientar-se graças às suas experiências e nos limites formulados pelos adultos. Ela ainda não adquiriu a noção de reciprocidade, não procura dar prazer, mas *dar-se* prazer. Busca sensações e se espanta com o efeito que produzem nela. Nos pré-adolescentes, as fontes de excitação ainda são múltiplas e difusas. Só mais tarde, na adolescência, elas se orientarão principalmente para a genitalidade, como o adulto.

- *O que você pode fazer*

Embora a curiosidade sexual da criança seja normal, não hesite em estabelecer limites. Toda a arte consistirá em formulá-los com firmeza mas respeito, para que seu filho não associe a sexualidade a algo de sujo, escabroso e proibido.

Se os dois cúmplices dormem na mesma cama e, aparentemente, se aproveitam disso, reaja sem irritação, com uma frase simples: "O que vocês estão fazendo?" Assim, ao ouvir uma resposta embaraçada, você saberá do que se trata. Diga então francamente: "Vocês não podem fazer isso, muito menos entre irmão e irmã (ou entre primos); amanhã falarei com vocês com calma. É bom que não repitam! Enquanto isso, cada um na sua cama!"

No dia seguinte, explique que você compreende perfeitamente que eles se sintam atraídos por tudo isso, mas que não devem fazê-lo. Esses gestos são excessivamente íntimos. Mais tarde, eles terão tempo de pensar nisso, quando forem maiores.

Em caso de contatos mais sérios, com uso eventual de objetos, explique os riscos desse comportamento, a possibilidade de se machucarem gravemente um ao outro. Adote um tom persuasivo. Eles devem compreender que desta vez passaram dos limites e não podem mais recomeçar.

- *Armadilhas a evitar*

Desdramatize: nessa idade, um irmão e uma irmã que trocam beijinhos na boca (ou carícias) não são incestuosos por isso. Basta chamá-los à ordem e formular a proibição de maneira precisa: "Irmãos e irmãs não podem se casar entre si e não devem ter esse tipo de contato. Beijos no rosto, tudo bem, mas o resto não. A mesma coisa entre primos e primas."

Do mesmo modo, se dois irmãos ou duas irmãs têm certos gestos dúbios, isso não significa que estão destinados à homossexualidade, como alguns poderiam pensar. Essas explorações passageiras não traduzem nenhuma orientação sexual particular nem definitiva.

Se suas próprias experiências sexuais infantis o(a) tornam indulgente em relação ao comportamento de seu filho, nem por isso você deve deixar de fixar os limites (não dizer nada equivaleria a aprovar o que você viu. A criança tomaria isso por um assentimento passivo da sua parte e conseqüentemente não teria nenhuma razão de parar).

Também é freqüente surpreender crianças dessa idade acariciando o próprio sexo ou esfregando-o nos lençóis antes de dormir. Esses movimentos masturbatórios são o prenúncio de uma sexualidade futura e não refletem absolutamente nenhuma perversão.

Por outro lado, se você nunca sentiu essas emoções quando criança, admita que elas são naturais e não se preocupe excessivamente.

Zoom
Além da conta

Esse quadro simpático da curiosidade sexual da criança não deve fazer esquecer que podem ocorrer certos comportamentos sexuais agressivos e perigosos, mas felizmente pouco freqüentes.

Enquanto uma criança brincar com a outra sem força nem violência, estará agindo normalmente. A partir do momento em que houver uma relação de força e submissão, haverá perigo.

Carências educativas graves, ausência de interdições e de tabus, possibilidade de ver na televisão filmes violentos ou vídeos pornográficos, imitação de cenas virtuais ou vividas levam a violências traumatizantes. Mas outras razões podem explicar essas passagens ao ato: estes são às vezes cometidos por um grupo (que desempenha, então, um papel desinibidor); as vítimas podem ser imprudentes, ou, ao contrário, consideradas provocantes; o autor desses atos interpreta mal o pretenso consentimento da vítima. Aliás, nessa idade, meninas e meninos não têm os mesmos códigos de linguagem, o que acentua ainda mais a confusão. O agressor é indiferente ao sofrimento da vítima, assimilada a um objeto de brinquedo.

Ele tem atitudes femininas

- *O lado dos pais*

Aqueles que viram o filme *Minha vida em cor-de-rosa*, do cineasta Alain Berliner (no qual um menino de 8 ou 9 anos adota atitudes femininas e sonha casar-se com o príncipe encantado) podem compreender a rejeição ou a preocupação vividas por certos pais em semelhante situação. Seu filho está correndo o risco de se tornar homossexual? Devem eles intervir e reagir com firmeza antes que seja tarde demais, ou, ao contrário, fazer como se nada estivesse acontecendo para não fixar a situação? Uma multidão de perguntas atormentam os pais: trata-se de uma fatalidade biológica ou de um erro de educação?

- *O lado da criança*

Antes dos 12 anos de idade, Júlio pode querer parecer-se com Júlia por muitas razões:

- Ser amado pelos pais (que sempre sonharam ter uma menina);
- Encontrar um meio de opor-se a eles, ficando em desacordo com a imagem que se espera dele;
- Ser ele mesmo, pois enfim um menino tem o direito de ter, ele também, modos delicados e uma certa sensibilidade, assim como uma menina pode brincar de caubói e se vestir de menino. Por que razão tudo tem que ser preto ou branco, rosa ou azul?

Quaisquer que sejam as razões, a posição de Júlio é, de qualquer forma, difícil de sustentar, pois a incompreensão e a intolerância dos outros são imensas. Se é amado em casa, sofre na escola, e vice-versa. Ele se sente um pouco como um patinho feio, às vezes envergonhado e culpado por ser tão diferente.

- *Opinião do psicólogo*

A identidade sexual da criança ainda não é definitiva e tudo pode acontecer. Antes da puberdade, é difícil predizer o futuro.

O período de latência produz, aliás, um contexto bem particular. Ao passo que a sexualidade é essencial para a criança, ele a faz passar para o segundo plano. O menino pode parecer feminilizado; entretanto, nada na escolha de suas amizades vem confirmar suas preferências sexuais. As verdadeiras amizades amorosas começam em geral mais tarde, na adolescência. Mas aos 10 anos, para saber quem é verdadeiramente, ele às vezes tem necessidade de fazer incursões do lado do sexo oposto e se comportar como menina. As atitudes mostradas pelo seu meio o ajudam a reencontrar seu verdadeiro lugar ou, pelo contrário, reforçam seu comportamento.

Às vezes também é em resposta ou reação aos pais que o menino exibe uma imagem afeminada de si mesmo. Evidentemente, todos têm em mente o estereótipo da mãe possessiva e superprotetora ou do pai fraco e pouco confiável que mostram ao filho uma inversão dos papéis ou uma imagem errônea da virilidade, e o fazem assim evoluir imperceptivelmente para a homossexualidade.

Na realidade, as coisas são infinitamente mais complexas. Francisco, 11 anos, cliente de um psicólogo, era um provocador que, inconscientemente, dava de si mesmo uma imagem oposta à esperada por seu pai, extremamente severo e rígido. Com suas brincadeiras calmas e requintadas, mostrava sua oposição. Esse menino frustrado e "castrado" se voltava para a feminilidade mais suave, mais terna, mais afetuosa, que lhe dava tantas compensações. Várias entrevistas psicológicas permitiram a Francisco mostrar ao pai que este não tinha mais necessidade de temer essa homossexualidade. Graças a uma transferência positiva com o profissional, Francisco reencontrou pouco a pouco uma imagem positiva dos valores masculinos. Aliás, alguns conselhos do terapeuta ao pai tranqüilizaram esse homem que, com isso, amenizou sua postura diante do filho. O essencial do trabalho estava feito.

Geraldo, 9 anos, vivia sozinho com a mãe depois do divórcio dos pais. Nesse contexto, a falta de referências masculinas retardou a elaboração da identidade sexual do menino. Algum tempo depois, o problema desapareceu. Geraldo, recuperando o tempo perdido, tinha tudo de um verdadeiro adolescente e era até mesmo um pouco machista.

As provocações, as "hesitações" entre um sexo e outro são muitas vezes passageiras. A criança está, simplesmente, testando situações que se fixarão ou se anularão. É apenas por volta dos 12 anos, se a orientação se confirmar e se acentuar, que se torna mais pertinente interrogar-se sobre a tendência homossexual da criança.

Dito isso, se for mesmo o caso, o que fazer? Como reagir, *para o bem da criança*? É possível influenciar o curso dos acontecimentos? É desejável fazer isso? A resposta só pode ser pessoal. Aliás, nenhum psicólogo se arriscaria a apresentar argumentos definitivos, pois não há uma teoria oficial sobre o assunto. Convém pois, para cada família, agir segundo sua consciência, tendo como preocupação primordial *o bem da criança*, e não a "marca registrada" da família. Às vezes certos pais, totalmente hostis a essa diferença que pressentem no filho, não a compreendem. Às vezes, ao contrário, nem conseguem imaginá-la, quando ela salta aos olhos. É o que se chama *rejeição*. Ou então se mostram indiferentes ou permissivos. Resultado: a criança fica abandonada às suas dúvidas, sem socorro. Vagueia durante muito tempo à procura de uma identidade sexual, tão complexa de apreender.

• *O que você pode fazer*

Não há atitudes ou soluções milagrosas. Entretanto, quatro posturas podem ajudar os pais.

• A espera sensata: "esperar e ver o que acontece". Essa é a palavra de ordem. Consiste em deixar livre curso à criança que está procurando sua verdadeira identidade sexual, mas permanecendo vigilante. Só a longa fase da adolescência confirmará a orientação que se esboça para esta ou aquela criança. Um psicólogo poderia, então, servir de apoio para suas interrogações.

• A intervenção "enciclopédica". Por ocasião de uma pergunta do filho, tal como: "Por que os meninos não podem ter bebês?" ou "Como vocês me fizeram?", os pais podem dialogar com ele, baseando-se num livro para essa idade, e explicar a alteridade homem-mulher, a necessidade dos dois sexos para se terem filhos. Não se trata de tomar posição pró ou contra a homossexualidade. Aliás, essa conversa não é para que os pais exponham suas próprias dúvidas. Isso seria prematuro ou até instigante para a criança.

• O apelo a uma terceira pessoa. Trata-se de apelar para o pediatra ou psicólogo por ocasião de um problema específico da criança (a procura da identidade sexual se traduz, forçosamente, por sinais ou sintomas anexos, pois a criança está em dúvida). Ela pode sofrer de insônia, de falta de concentração na aula ou de enurese, entre outros sintomas. No fim da consulta, na ausência da criança, nada impede que os pais apresentem ao especialista sua real preocupação. Pode-se também começar por conversar com uma família que tenha o mesmo problema.

• O fortalecimento da imagem viril. Trata-se de dar ao menino, progressivamente, referências masculinas muito fortes, acompanhadas da prática de uma atividade viril (futebol, judô, esgrima) e da convivência com homens que ele já estime (padrinho, avô etc., a quem ele fará visitas mais freqüentes). Também se deve tentar não privilegiar um relacionamento exclusivo demais (ou fusional) com a mãe. O pai deve substituí-la.

• *Armadilhas a evitar*

As brincadeiras desdenhosas e reiteradas a propósito das atitudes afeminadas dele são como rótulos indeléveis. Se o menino estava apenas testando esse papel, correria o risco de demorar-se nele, já que os pais passam o tempo tratando-o de "menina" ou de "frutinha".

E se, inegavelmente, ele tiver uma orientação homossexual, para que fazê-lo sofrer? Graças à neutralidade benevolente e ao apoio dos pais, ele viverá melhor sua diferença. Esta certamente o preocupa, na idade em que a intolerância entre as crianças está no auge.

Ela está ficando muito inibida

- *O lado dos pais*

Ainda há pouco, a senhorita da casa trafegava meio pelada pela sala de visitas e não tinha vergonha de se exibir na banheira, na frente do papai.

Mas agora ela pede que a mamãe vire as costas quando ela se veste, fecha a porta do banheiro a chave e recusa demonstrações de carinho muito intensas.

Que bicho a mordeu? O que significa isso?

- *O lado da criança*

"Por que a mamãe não compreende essas coisas tão evidentes?!", irrita-se a menina. Ela não tem que ficar mostrando o corpo para todo o mundo. Está pedindo apenas um mínimo de respeito. Aliás, amanhã ela pregará um aviso na porta do quarto, em letras grandes: "Entrada proibida".

- *Opinião do psicólogo*

Durante o período edipiano, a criança é muito apegada ao progenitor do sexo oposto. Ela manifesta seu amor com carinhos, atitudes equívocas (mãos no pescoço, beijos que roçam a boca) e usa com prazer as palavras do sexo, que para ela têm uma sonoridade gloriosa.

Entre os 6 e os 8 anos, a criança sai desse período apaixonado para entrar numa fase de latência, mais calma e mais serena... aparentemente.

Ela orienta então seus sentimentos amorosos para outro "príncipe encantado" (ou outra "princesa encantada"), muitas vezes um colega de escola. Nesse novo contexto, a intimidade de outrora com o progenitor do sexo oposto lhe parece particularmente descabida. Enfim, são todas essas relações com os outros que são modificadas. Mães e filhas, ou pais e filhos, têm doravante relações mais contidas e menos espontâneas.

A sexualidade se torna repugnante. É o período das observações irônicas ou enojadas ("Ah, sei, namorados...!"; "Argh, beijou até com a língua!"), ou das caras de nojo diante dos Apolos ou Afrodites expostos nus nos museus etc.

Dizer que a criança tornou-se subitamente puritana seria falso. Seu interesse pela sexualidade continua presente, mas como ela não sabe tratá-la nem compreendê-la, não fala disso, esconde-a, abafa-a, ironiza-a. De qualquer forma, está longe de ser indiferente ao assunto, mesmo inconscientemente.

Durante esse período de transição, os mais jovens oscilam entre um exibicionismo exagerado (mas natural) e um pudor que beira a vergonha (também natural). Os psicólogos falam então de "formação reacional", isto é, um fenômeno de atração-repulsa. Os meninos, como as meninas, não podem abandonar de uma vez por todas sua situação anterior. Daí esses fluxos e refluxos em direção ao papai ou à mamãe, aos quais eles desejam exibir seus corpos e mostrar seus sentimentos, mas também esconder tudo.

Começa o tempo das introspecções, das confidências sussurradas ao melhor amigo, das portas fechadas.

Os pais devem respeitar a distância correta, física *e* psíquica, o pudor do corpo e o dos sentimentos.

Na verdade, o que é o pudor? É o sentimento de possuir uma vida própria, que representa a parte mínima em que os outros não devem entrar. Supõe uma distância mínima diante de outrem, que permite sentir-se autônomo e independente. É a base do sentimento de "vida privada", tão essencial para a constituição da personalidade.

Entretanto, desde sempre alguns pais se recusam a ver seu filho crescer ou tornar-se autônomo, e violam regularmente esse território. É o caso de certa mãe que, todas as manhãs, colocava um supositório em sua filha de 12 anos, atualmente em terapia. Ou de outra, que ensaboava o menino de 11 anos, porque "ele não sabia fazer isso". Uma tal falta de respeito à intimidade pode marcar as crianças durante muito tempo em sua vida afetiva e sentimental.

• *O que você pode fazer*

Ela não permite que você entre no banheiro quando ela está nua.

Essa reação mostra de maneira positiva que sua filha associa as noções de pudor e de nudez. Você pode lhe responder em tom cúmplice: "Estou orgulhosa de ver você crescer e ser discreta. Acho sua atitude perfeitamente compreensível." Explique-lhe que, entretanto, algumas vezes você tem que passar pelo banheiro, para procurar alguma coisa, e não há razão para fazer disso um problema.

Lembre-lhe também que, quando for fazer exame médico, ela deverá saber comportar-se sem tanto constrangimento, pois o contexto será muito diferente.

Quanto à irmã ou irmão mais velho (10 anos e mais), respeite ainda mais esse pudor. Os seios que começam a crescer, os pêlos, o sexo que aumenta — a criança se sente perturbada por essa metamorfose. No início, ela precisa até esconder-se para não ter a impressão de estar nua, no sentido próprio e no figurado.

Respeitar esse pudor também significa respeitar seu território íntimo e preservar seus sentimentos. Isso significa não obrigá-lo(a) a dizer *tudo* a você, a pretexto de que você o(a) ama e tem confiança nele(a), e reciprocamente. Também não é mais hora de remexer na sua "tralha" pessoal, ler suas cartas, jogar tudo fora para arrumar o quarto. Antes de jogar fora ou dar uma roupa ou um livro, peça ao menos permissão.

Quanto a dar banho, saiba que por volta dos 6 ou 7 anos é a própria criança que recusará sua ajuda. Respeite essa decisão. Afinal, você já lhe repetiu suficientemente que o seu corpo lhe pertence e que ninguém tem o direito de tocá-lo contra sua vontade. É tempo de aplicar a você mesmo(a) esses princípios.

- *Armadilhas a evitar*

Não considere essa nova etapa como uma mania, pois é uma fase fundamental no desenvolvimento de seu filho, significando que ele está crescendo.

Se sua filha a(o) desconcerta com suas atitudes contraditórias, um dia exibicionista, no dia seguinte inibida, não veja nisso uma inconstância. Sua atitude reflete simplesmente o seu estado emocional interno. Ela se mostra quando se sente bem, se esconde quando não está tão à vontade. Além disso, ela sabe perfeitamente a diferença entre sua família, da qual quer se proteger, e os amigos, que ela quer seduzir ou manter à distância...

Até que idade podemos ficar nus diante deles?

- *O lado dos pais*

Ninguém escapa a esta pergunta importante: podemos ficar totalmente nus diante dos filhos sem chocá-los?

A nudez da mãe diante da filha é mais aceitável do que a do pai diante da filha? Há limites a respeitar?

Mesmo os pais pouco inclinados a ouvir os psicólogos gostariam de saber, desta vez, o que eles dizem...

- *O lado da criança*

Até os 6 ou 8 anos, a criança admite, muito tranqüilamente, a nudez dos pais, desvelada de modo simples e natural desde que ela era bebê. Quando se trata do mesmo sexo (mãe e filha ou pai e filho), muitas vezes há uma certa cumplicidade ao verem-se tão semelhantes e tão diferentes. Mas com o seu pudor nascente, a nudez lhe parece menos natural. Ela rejeita cada vez mais a promiscuidade no banho e até na cama, com o pai ou a mãe.

Aos 10 ou 12 anos, essa posição se radicaliza um pouco mais, como mostra perfeitamente Adriana: "Meu pai andava nu pela casa e isso não me incomodava muito. Agora que eu tenho 11 anos, não é mais assim. Às vezes, acho isso uma provocação. É muito constrangedor, eu fico com vergonha."

- *Opinião do psicólogo*

Quando a criança se torna inibida, começa a considerar o corpo de maneira diferente, conjugando as noções de pessoa e de intimidade. A roupa se torna, para ela e para os outros, um abrigo protetor, simbólico e necessário.

Por volta dos 7 ou 8 anos, e muitas vezes mais cedo para as meninas, a criança começa a dirigir outro olhar para a nudez dos pais. Esse período de transição coincide com o momento em que ela controla melhor a linguagem e já sabe expressar a gama variada de seus sentimentos; compreende as defesas e interdições em torno da sexualidade. Apreende plenamente a noção de identidade própria e de respeito devido à sua pessoa; intimidade e pudor se exacerbam então.

A partir dessa nova etapa de seu desenvolvimento psicológico, ela desvia literalmente seu olhar e demonstra, ostensivamente, seu constrangimento diante da nudez desvelada, seja paterna ou materna. Essa reviravolta revela simplesmente uma maior maturidade.

- *O que você pode fazer*

Se tudo está claro para você, suas atitudes serão firmes e seu filho perceberá isso. Para ele também, tudo estará bem. Entretanto, mesmo nessas condições, seria bom, já aos 7 ou 8 anos, instaurar um véu de pudor na família, porque, afinal, na sociedade não se anda nu. Logo, é benéfico ensinar essa noção à criança, dentro ou fora de casa, se ela não a sente espontaneamente em si mesma.

Reserve sua nudez para seu território; ou seja, ande nu(a) como bem lhe parecer, no seu quarto ou no banheiro, mas não forçosamente na sala. Avise que está se arrumando a fim de não ser perturbado(a), se prefere não se fechar à chave.

Por volta dos 11 ou 12 anos, com o despertar do desejo e das emoções sexuais, faz-se ainda mais necessário vestir um calção ou um robe na presença dela, pois não se trata mais de simples constrangimento ou pudor, mas de sexualidade, pois suas zonas erógenas se impõem efetivamente a ela. O pré-adolescente começa a fantasiar seriamente sobre as relações amorosas; assim, é melhor que o progenitor do sexo oposto não sirva de trampolim para seus devaneios.

Até quando deixar que ele toque seus seios?

Geralmente, aos 6 anos, essa intimidade termina por si mesma. Se isso não acontecer, diga a seu filho que esses gestos excessivamente íntimos a incomodam. Essa atitude não a impede de lhe mostrar sua afeição, mesmo marcando a distância necessária.

Até quando tomar banho juntos?

Geralmente, os pais deixam de tomar banho com seu filho antes que este tenha 6 anos, pois a promiscuidade é maior. Mas nenhum fundamento psicológico ou psicanalítico dita regras precisas a esse respeito, pelo menos antes dos 7 anos. "Nesse período, confirma o psicanalista Alain Braconnier, as questões de identificação sexual, de prazer em torno das zonas erógenas, preocupam a criança, sem que nada seja visível. Os corpos nus, as zonas íntimas desveladas podem então impor-se de modo excessivamente cru e abrupto, ainda mais que paira sempre o tabu do incesto."

Até quando uma mãe sozinha pode aceitar dormir com seu filho?
Até antes da adolescência, você ainda pode tolerar que seu filho se refugie na sua cama por algum tempo ou toda a noite, em caso de doença, de profunda sensação de insegurança da parte dele, ou de ausência do pai. Nesse caso, diga-lhe que essa é uma situação excepcional, a fim de poder pôr termo a essa tolerância quando chegar a hora.

E se ele nos surpreender fazendo amor?

• *O lado dos pais*

Este é o temor de muitos pais: e se o menino aparecesse no quarto no momento mais impróprio? Ficaria traumatizado? E o que se deveria dizer ou fazer:

• Explicar o que é evidente?

• Fingir que não se está constrangido para que ele não imagine o que estava ocorrendo?

• Ou, enfim, levá-lo energicamente para fora, sem explicação?

A simples evocação dessa cena lhe dá um inexplicável sentimento de culpa, sem falar de sua libido, que pode ficar um tanto abalada!

• *O lado da criança*

Diante de uma cena de amor, a atitude dela é muito ambígua, simplesmente porque a criança não aceita de *seus* pais o que tolera de outros. Nesse caso, verdadeiramente, não se brinca com o amor! A própria idéia da sexualidade dos pais lhe parece repugnante e provoca sensações epidérmicas (como é que eles podem fazer isso?); quanto aos outros, a sexualidade mostrada na tela ou nos cartazes lhe parece banal. O casal pode acariciar-se numa cama; isso apenas o interessa, nada mais.

• *Opinião do psicólogo*

Também nessa situação, é preciso lembrar que, a partir da idade de 7 ou 8 anos, a criança entra no período de latência sexual, isto é, mantém a sexualidade à distância. Não querendo de fato entrever essa realidade, ela considera geralmente os pais como seres assexuados, depurados de qualquer contingência física. Segundo ela, eles teriam feito amor, na época da pré-história, apenas para concebê-la e a seus irmãos. Nada além disso.

O que ocorre então quando ela surpreende os pais? Fica diante daquilo que, justamente, desejava ignorar. Irrompe num terreno fechado, que não lhe diz respeito e onde não há lugar para ela. Muitas vezes ela distingue dois corpos muito próximos, numa posição inabitual, mas não tira obrigatoriamente a conclusão: "É claro, estão fazendo amor!" Os pais, que sabem o que fazem, ficam então constrangidos (ou até culpados). Sentem-se responsáveis pelo que a criança viu e pelo que ela pensará. Tendem então a exagerar as conseqüências dessa "aventura".

Afinal, que risco ela corre?

Todas as crianças imaginam inconscientemente (e nunca conscientemente) os pais fazendo amor. O verdadeiro choque provém do encontro dessa fantasia com a realidade, quando estão diante dela. É nesse caso que uma crise de angústia pode dominá-las. Durante muito tempo elas poderão se lembrar dessas imagens excessivamente cruas. Toda a sabedoria está em suavizar com palavras o impacto dessa surpresa nas crianças menores, ou admitir, com as maiores, que seria preciso tomar mais precauções para preservar a intimidade. Os pais deverão explicar-se, mas não desculpar-se por praticar um ato tão natural.

De qualquer forma, os pais devem, para si mesmos, relativizar as conseqüências dessa cena "ao vivo" e não dramatizar excessivamente o ocorrido. Apenas na cultura ocidental moderna a intimidade do amor assume tal importância. Em muitas outras culturas, mulheres, homens e crianças dormem lado a lado, em tendas ou no mesmo quarto, e vivem sua vida sexual como podem, esperando que as crianças durmam. A sexualidade é então percebida de modo mais leve e menos enigmático.

• *O que você pode fazer*

Melhor prevenir do que remediar

Não sintam culpa ao gozar de momentos de prazer e intimidade, apesar da presença das crianças em casa. Não é indispensável que elas estejam dormindo ou seja noite fechada para que vocês se encontrem. Tomem simplesmente precauções para estarem mais à vontade e não serem surpreendidos. Fechem a porta à chave. Simbólica e concretamente. Assim, o limite do território íntimo se torna intransponível.

Ao sair de uma sesta amorosa, nada impede o casal de assumir um ar desenvolto; não se supõe que as crianças saibam o que ocorreu.

A título preventivo, o casal deve isolar-se de vez em quando, simplesmente para conversar ou ficar juntos. Assim, seu filho tomará o hábito de ver os dois sem necessariamente pensar que "eles estão fazendo *aquilo*".

Fora do leito conjugal e do ato sexual, a ternura do casal deve expressar-se sem constrangimento. Essas carícias e beijos compartilhados são a prova visível de seu amor e da promessa de uma felicidade futura para a criança...

Se o seu filho fica escutando à porta, ou olha pela fechadura, expliquem calmamente e sem parecerem embaraçados que vocês têm necessidade de estarem sozinhos, sem ele. Mas, já que ele procura descobrir o grande mistério das origens, é tempo de lhe dar um livro para sua idade, descrevendo como se fazem os bebês.

Se ele insistir e bater na porta fechada, digam-lhe com firmeza que a porta está fechada precisamente para que ninguém entre. O lugar dele não é ali. Não se deve ceder diante de sua insistência às vezes tirânica. Que ele volte para o quarto, vocês se ocuparão dele depois. O tom decidido fará com que ele desista.

Se ele os surpreendeu e parece chocado, tranqüilize-o; talvez ele tenha achado o ato agressivo (respiração ofegante, corpos abraçados, movimentos ritmados etc.). Explique-lhe simplesmente que não se tratava de violência, mas de um ato de amor. Quando ele se acalmar, acompanhe-o até o quarto dizendo simplesmente que vocês sentem muito que ele tenha tido medo ou que ele os tenha surpreendido; é inútil repreendê-lo, ele não deve ter feito de propósito; se ele continuar inquieto, deixe-o falar e expressar seus temores, ou seja, o que o perturba.

Respondam às perguntas que ele fizer, sem entrar em grandes explicações sobre a sexualidade do casal. Sejam precisos, mas sem ir além do que ele pede.

De qualquer forma, aceitem que ele possa sentir-se perturbado durante algum tempo, até que tudo se acalme. Vocês não podem fabricar para ele uma vida inteiramente cor-de-rosa, livre de inquietações e de emoções fortes.

Se ele o(a) surpreende com outra pessoa, se você estiver separado(a) da mãe (ou pai) dele, a situação é mais complicada. Ele pode interpretar esse momento como uma traição e lamentar não ter surpreendido seu verdadeiro pai e sua verdadeira mãe juntos na cama. Nesse caso, escute o que diz seu coração, explique a seu filho que, estando separado(a) de sua mãe (pai), você recuperou sua liberdade, que a mamãe (papai) sabe de tudo e que não existe nenhuma traição. Mas você está sinceramente desolado(a) que ele o(a) tenha surpreendido nessa situação. Você teria preferido que ele não tivesse essa imagem ou tê-lo preparado para uma tal eventualidade.

• *Armadilhas a evitar*

Se ele os surpreende, inútil repreendê-lo ou culpá-lo. No dia seguinte, com mais calma, estabeleça os limites para a próxima vez: "Quando a porta estiver fechada, é porque nós dois queremos ficar sozinhos."

Alguns pais poderiam ser tentados a experimentar as "noites de porta aberta", a pretexto de que o amor é lindo e não há nada a esconder. Mas os psicólogos aconselham as "barricadas", isto é, limites que permitam à criança fantasiar ainda até a adolescência a famosa "cena primária".

Zoom
Cenas de amor num filme: o que dizer?

Vocês estão em família, assistindo tranqüilamente a uma comédia na televisão, e de repente a situação derrapa *quando você não esperava.*

- Se seu filho ainda não tem 8 anos, diga-lhe que essa cena não é para a idade dele, impeça que ele a veja e pronto. Se as cenas se multiplicarem, explique-lhe que vocês sentem muito, mas que aquele filme não é próprio para ele e não deve continuar a vê-lo. Da próxima vez, você tomará mais cuidado.
- Se ele tem 10-12 anos, a situação é outra. Pergunte-lhe se ele não fica constrangido em ver isso com vocês. Se for o caso, que ele feche os olhos diante das cenas que ele julgar delicadas ou que volte para a frente da televisão quando vocês o chamarem. Essa sexualidade na tela não causa mal algum, mas ainda é muito cedo para que ele a veja tão cruamente.

O que fazer se ele der de cara com um vídeo pornográfico que você esqueceu de esconder (bem)?

Esse vídeo se parece um pouco com um quarto aberto em plena "função".

Se seu filho for muito ingênuo ou muito pequeno, você pode tentar uma mentira útil para explicar a presença desse vídeo na sua casa: você pegou no videoclube ou com uma amiga um filme policial ou uma comédia, pouco importa, e foi esse vídeo que lhe deram por engano. Na verdade, você não gostou nada disso e vai devolvê-lo imediatamente.

Se seu filho lhe parecer mais difícil de enganar, reconheça diante dele que você deveria ter mais cuidado, que cometeu um erro, mas que de qualquer forma esses vídeos não mostram, de modo algum, a verdadeira sexualidade. Eles não mostram os sentimentos de amor, a ternura, o respeito ao outro que realmente existem; eles refletem uma *parte muito pequena* do amor, que ele é ainda muito jovem para compreender. Se ele o(a) "apertar", perguntando por que *você* vê esse tipo de coisa, pode lhe responder que isso não lhe diz respeito, pois trata-se de sua intimidade, ou então você pode dizer que estava curioso(a) para ver o que existia nesses filmes. Em resumo, faça como se se tratasse de uma simples curiosidade sua. Não entre em detalhes; suas motivações são problema seu.

O tom escolhido para lhe explicar isso é essencial; se você se sentir perturbado(a), envergonhado(a), culpado(a), ele também se sentirá perturbado, envergonhado e culpado; seu constrangimento aumentará o dele. Se, pelo contrário, você adotar um tom natural, ele também aceitará a explicação de modo mais neutro e mais indiferente.

Dito isso, a melhor maneira de responder a *seu* filho em tal situação é refletir antes que ela ocorra e preparar uma resposta sob medida.

Não se fala com estranhos

- *O lado dos pais*

É particularmente difícil falar com seu filho sobre abusos sexuais. A gravidade do assunto, seu aspecto insuportável, faz com que muitas vezes se prefira calar. Acha-se que a criança ficaria muito perturbada com tais revelações, talvez traumatizada; então, a consciência dos pais se tranqüiliza, imaginando que essa discrição a protege um pouco. Entretanto, a cada dia, crianças são vítimas de abusos sexuais.

Como então continuar a não dizer nada?

- *O lado da criança*

É claro que, as advertências dos pais deixam a criança preocupada. É claro que, essa conversa sobre adultos que lhe fariam mal tendem a torná-la desconfiada e fazê-la imaginar coisas incríveis. Mas, a partir do momento em que os pais lhe explicam tudo, e também ao irmãozinho, ela sabe o que é preciso fazer em tal situação, e isso já a tranqüiliza.

Antes dos 7 anos, a ameaça pode lhe parecer romanesca, um pouco como uma brincadeira de "pique". Mas, pelo tom sério dos pais, ela percebe que, assim mesmo, deve ficar atenta. Só aos 7 ou 8 anos, a criança percebe o mundo de forma mais realista. Inibe-se e a simples idéia de que alguém possa atacar seu corpo, tocá-la, lhe dá repugnância e horror.

Criança prevenida vale por duas; ela será mais vigilante e o irmão também.

- *Opinião do psicólogo*

Não se trata de minimizar a importância do problema nem de exagerá-la. Estatísticas indicam que, na maioria dos casos de assédio, as vítimas são menores de idade, em geral mais jovens do que se pensa, pois em sua grande parte têm entre 4 e 11 anos!... **Na maioria das vezes, elas conhecem o agressor, parente, vizinho ou amigo da família. Em muitos casos, o abuso sexual é repetido, pois pede-se segredo à criança, que tem medo, vergonha e se sente culpada.**

O que significa exatamente "abuso sexual"?

Trata-se tanto das extravagâncias de um exibicionista, das conversas eróticas e pervertidas diante de uma criança, quanto de toques feitos por um adulto e de estupro. Para o fundador da IPSCAN (Sociedade Internacional para a Proteção das Crianças Abusadas e Maltratadas), "o abuso sexual se define como a participação de um menor em atividades sexuais que ele não é capaz de compreender, que são impróprias para sua idade e para seu desenvolvimento psicossexual, que lhe são impostas por coação, por violência ou por sedução, e que transgridem os tabus sociais."

Essa definição tem o mérito de ser completa: **uma criança pode ser agredida, mas também pode ser seduzida por quem abusa.** A agressão não é forçosamente brutal, mas perniciosa. Trata-se de persuasão, de ameaças, de corrupção. Para melhor cativar ou seduzir a criança, podem lhe oferecer presentes ou fazer elogios ("que lindos olhos você tem", "que pele bonita", "que menina bonita, posso tirar uma foto?").

Entre os 8 e os 12 anos, a sexualidade fica oculta ou até negada pela criança; o pervertido a atinge porque atua em outro plano: com promessas: ("você quer ganhar um CD?") ou astúcia ("você pode me fazer um favor?"). Nessa idade, são iscas clássicas e eficazes.

Os pais devem insistir no aspecto simpático do pervertido. Ele parece muito gentil e não se mostra absolutamente suspeito ou estranho, e é graças a isso que ele atinge seus fins. Assim, é difícil desconfiar dele *a priori*.

Eis um pequeno trecho de uma consulta psicológica: um homem tranqüilo adorava as crianças e estas lhe retribuíam. Ele se submetia a todos os seus caprichos e estava acima de qualquer suspeita. Freqüentemente era chamado para substituir as babás, enquanto os pais iam ao cinema. Era um frustrado (sexual) que se apresentava como vítima (dizia a quem quisesse ouvir que sua mulher tinha um amante). Um dia, entretanto, os pais chegaram antes da hora prevista e surpreenderam esse homem nu no quarto de sua filha Carolina, então com 8 anos. Ele estava dormindo na cama ao lado. Na hora, os pais não quiseram acreditar no que viam, tão lendária era a reputação de gentileza do vizinho. Alguns meses depois, Carolina falou: "É como os carinhos que o Manuel me faz." Depois, uma vizinha, cuja filha mais velha também falara, veio prevenir os pais de Carolina. Não havia então mais dúvida; infelizmente era tarde demais.

• *O que você pode fazer*

Pergunte a seu filho o que ele faria se estivesse em dificuldade. Se ele se perdesse na rua, por exemplo, se um vizinho o convidasse para ver televisão enquanto ele espera por você ou se uma pessoa, na rua, lhe sugerisse passear com ela e seu cachorro.

Estabeleça então os seguintes princípios: "Fora de casa, você não aceita nada de ninguém que você não conhece e você nunca acompanha essa pessoa, mesmo que ela te proponha uma coisa maravilhosa." Mesma coisa com os vizinhos, exceto com aqueles em quem você tem toda a confiança, sabendo que às vezes é possível enganar-se.

Insista neste ponto: ele não deve acompanhar ninguém que venha procurá-lo em seu nome, se você não o preveniu anteriormente ou não informou à escola.

Adote uma atitude sistemática para seus atrasos: "Se eu não chegar na hora, você me espera na padaria; eu já falei com eles."

Qualquer que seja o motivo, um adulto desconhecido não tem que esperar ajuda de uma criança que ele obriga a segui-lo ou que ele desvia de seu caminho. Sim, para mostrar a rua a cem metros; não, para ir até lá com ele.

Os menores até podem responder: "Desculpe, meus pais me proibiram falar com quem não conheço." Isso os tranqüilizará, se eles não quiserem parecer mal-educados.

Seu filho deve saber que tem o direito de dizer não a um adulto, sem se deixar impressionar.

Se ele se sentir ameaçado, pode pedir ajuda a uma vendedora, a um policial, a uma mãe que passa com os filhos.

Esses são alguns conselhos práticos. E quanto ao fundo do problema? O que dizer a seu filho sobre os riscos da situação? A verdade. Um adulto pode querer acariciá-lo, com consentimento dele ou não. Ele pode achar isso repugnante (mas também pode achar agradável); de qualquer forma, é absolutamente proibido a um adulto fazer essas coisas. Os que tentam fazê-las são doentes que devem ser tratados e, aliás, *agir assim é punido pela lei*.

Se você tem suspeitas, ou se seu filho parece reticente a propósito de algum adulto, que ele não tenha vergonha de falar com você, mesmo que se trate de um amigo da família que você conhece bem, e mesmo que seu filho ache que pode magoá-la(o). Garanta-lhe que você nunca o repreenderá por causa disso. Se ele preferir não falar com você, lembre-lhe que sempre pode procurar outras pessoas em quem confie, como outro parente ou um professor. E ensine-lhe que, para casos mais graves, existe a Delegacia de Proteção à Criança e ao Adolescente.

- *Armadilhas a evitar*

Abordar esse assunto não significa cair na paranóia. Uma vez alertado sobre os perigos potenciais da vida, seu filho pode sair para brincar com os amigos ou fazer compras, se ele lhe disser aonde vai, com quem vai e quando volta.

Se você não se sente à vontade quanto a essa questão, ou se tem dificuldade em encontrar o tom adequado, em lugar de não dizer nada baseie-se em leituras próprias para a idade de seu filho que abordam o problema de maneira simples, por exemplo *Quando estou sozinho...*, de Tova Navarra (ed. Callis).

A primeira menstruação

• *O lado dos pais*

É a "pequena" que fica menstruada, mas isso diz respeito a *toda* a família. Você oscila entre o orgulho de ver sua menininha transformar-se em "verdadeira mocinha" e a nostalgia do tempo que passa. Muitas interrogações já se apresentam. Logo será preciso enfrentar a adolescência e todas as questões da sexualidade, com o risco bem real de que sua filha fique grávida ao primeiro "olhar" trocado com um adolescente cheio de espinhas.

Nessa fase, como dar uma verdadeira informação?

Você deve escolher um tom distanciado e técnico? "Muito bem, minha filha, você está passando agora por uma nova etapa do seu desenvolvimento fisiológico-comportamental. Todos os meses você ficará menstruada, o que significa que..."

Ou deve, ao contrário, reagir de maneira "compadecida": "Bem-vinda ao clube das mulheres, vejamos o que te espera..."?

Ou deve reagir como mãe muito interessada: "Parabéns, querida, vamos dar essa boa notícia a toda a família! Vamos fazer uma festa?"

• *O lado da criança*

Antes que acontecesse, é claro que ela já ouvira falar disso, no colégio ou com as amigas. Era um dos assuntos de conversa preferidos, ao lado dos comentários sobre os meninos.

Ela fazia perguntas práticas fundamentais: "Isso chega sem prevenir? A gente sangra muito? Os outros percebem? A gente tem tempo de pôr um absorvente? Dói?" Havia muitas especulações, entre aquelas que já sabiam e aquelas que esperavam.

Depois que aconteceu, ela hesita entre a felicidade de ser uma adolescente e a vergonha dessa "coisa nojenta" que afeta uma região tão íntima. De qualquer forma, ela sente agora que tudo mudou, a começar pelo olhar dos pais e pela atitude das meninas da classe: agora, ela faz parte do clã daquelas que "são".

- *Opinião do psicólogo*

Os pais não se iludem; essa é uma fase de iniciação na vida de uma adolescente.

A mãe, que vive de perto esses momentos e recebe as confidências da filha, sabe que desta vez será preciso transmitir-lhe o que ela própria aprendeu com sua mãe e que as mulheres perpetuam desde a noite dos tempos. É graças aos ciclos que a reprodução existe, que o mundo é mundo, que a vida se transmite. Trata-se pois de um cenário absolutamente positivo, que comporta obrigações com as quais se pode conviver.

Entretanto, o assunto é delicado, pois afeta diretamente a menina. Não se trata mais de responder a uma simples pergunta de ordem geral como "De onde vêm os bebês?" nem mesmo "Como se faz amor?", mas de abordar a questão da feminilidade de sua filha e da finalidade desse fenômeno. Isso leva a falar de sua sexualidade futura e a explicar o que significa essa transformação e as conseqüências fisiológicas que ela acarreta.

Na verdade, a menstruação corresponde a um estágio avançado da entrada na idade púbere. Geralmente, as primeiras transformações físicas ocorrem um a três anos antes, aos 9 ou 10 anos.

Nesse período, a bacia se alarga e o peito começa a se desenvolver. Em torno dos 11 ou 12 anos, os primeiros pêlos pubianos aparecem, a pele do rosto se modifica, a transpiração se torna a de uma mulher, e em algumas acontecem as regras. Essa etapa determinante da puberdade demonstra a maturação dos órgãos genitais (ovários, trompas e útero).

Teoricamente, as regras ocorrem a cada 28 dias, mas às vezes só depois de um a dois anos elas se tornam verdadeiramente regulares e constantes em seu volume e duração. Do mesmo modo, é geralmente ao fim de um ou dois anos que os óvulos se tornam plenamente operacionais, isto é, responsáveis pela gravidez.

Naturalmente, todas essas explicações são delicadas para a mãe, mesmo que ela se sinta à vontade no assunto. Muitas vezes suas próprias lembranças vêm à tona.

Conforme o que ela mesma tiver vivido, a mãe acolherá esse acontecimento de maneira feliz e estimulante ou, pelo contrário, de modo mais ambíguo: pode negar a realidade da feminilidade da filha ou ficar perpetuamente "no seu pé", para frear o tempo que passa ou impedi-la de "fazer besteira" etc.

Por uma vez, o papel do pai é mais discreto, nas entrelinhas e com delicadeza. Ele deve mostrar que sabe, mas sem a menor alusão direta. Também pode acalmar a situação junto à sua mulher, se esta se preocupa demais, e assim ajudar a filha a crescer sem obstáculos.

- *O que você pode fazer*

Para falar adequadamente da primeira menstruação, é preciso tempo, um ambiente propício e disponibilidade de espírito. Você e ela, sem ninguém para perturbar. É um momento de que a sua filha se lembrará certamente durante toda a vida, e que reproduzirá, por sua vez, uma geração depois. Ele merece pois toda a sua atenção. Faça com que a menina fique à vontade e responda às suas perguntas. Antes de tudo, explique o beabá da menstruação e, aproveitando a ocasião — mas por enquanto, isso é menos urgente —, o significado da ovulação e dos ciclos. Se você não se sentir muito à vontade com essa segunda parte mais teórica, não se preocupe. Sua experiência de mulher basta. Sua filha pode contentar-se em saber o que você sabe.

Se ela quiser verdadeiramente saber tudo, indique-lhe livros para sua idade, como *Cabelinhos nuns lugares engraçados*, de Babette Cole (ed. Ática), ou *Não se incomode*, de Karen e Jeniffer Gravelle (ed. Companhia das Letrinhas).

Muito concretamente, como aconselhá-la e aplacar seus temores?

Se ela ainda não tiver tido sua primeira menstruação, diga-lhe que isso nunca acontece de repente. Geralmente, os escoamentos de sangue são precedidos de pequenas dores, correspondentes a contrações dos músculos do útero. Quanto aos temores de "inundação", tranqüilize-a; não se trata de uma hemorragia; as regras começam geralmente por discretos escoamentos amarronzados (pequenas perdas), que lhe dão tempo para providenciar uma proteção.

A título preventivo, você pode ir com ela escolher absorventes, que ela guardará para o dia.

Com as primeiras regras, a menina — e você — ficam diante de preocupações bem precisas, a começar pela escolha de proteções externas ou internas, ou seja, absorvente ou tampão.

Ambos têm vantagens e desvantagens: os absorventes, usados exteriormente, têm a preferência das jovens adolescentes, ainda pouco familiarizadas com seu corpo. Eles se fixam sobre a calcinha com pequenas fitas adesivas. São simples de manejar, mas deixam escapar mais facilmente algum leve odor, devido à oxidação do sangue em contato com o ar.

Os tampões são proteções internas. São muito práticos para fazer esporte ou nadar. Como os absorventes, devem ser trocados regularmente, a cada 4 a 8 horas. Os "mini" são perfeitamente adaptados às jovens virgens. O hímen não é aquela barreira intransponível que se imagina e que fecha a entrada da vagina. Pelo contrário, é uma fina membrana flexível, comportando um orifício pelo qual se escoa o sangue das regras. É nesse orifício que o tampão é introduzido, sem prejuízo para o hímen.

Antecipe os outros temores e tranqüilize-a: não; é impossível que o tampão se perca no interior do corpo. A abertura do colo do útero, na extremidade superior da vagina, é minúscula e não pode deixar passar um tampão. Também há muito pouca chance de que ela esqueça de que o está usando. Se, entretanto, ela tiver dúvidas sobre isso, diga-lhe que ela perceberia, depois de 48 a 72 horas, por perdas apresentando odor. Basta então que você a leve ao ginecologista.

Ela também pode imaginar, sem razão, que o tampão deve ser retirado sempre que ela for urinar. É inútil, pois a urina passa pelo canal urinário e não pela vagina. Em contrapartida, para evitar qualquer risco de infecção, ela deve tomar o hábito de limpar-se da frente para trás.

Se ela se queixar de cólicas, ou tiver medo delas, tranqüilize-a mais uma vez. Ela não tem que suportar estoicamente esses inconvenientes; deve-se reagir prontamente e tomar analgésicos, mas não a aspirina, que aumenta um pouco o sangramento.

- *Armadilhas a evitar*

Não confunda as coisas e tente distinguir fisiologia e sexualidade. Não é porque a sua filha ficou menstruada que já é capaz de imaginar uma relação sexual. Em geral, ela está a anos-luz disso. Muitas vezes ainda não chegou a "hora H", mas é preciso preparar-se para ela.

Sejam discretos: mesmo que vocês estejam muito orgulhosos com esse acontecimento, não façam publicidade dele. Sua filha está desconfiada acerca de tudo isso e, se contrariarem o que ela deseja, talvez ela não tenha tanta confiança em vocês quando se tratar da sua vida amorosa.

capítulo 5

Na Escola

A escola ocupa um lugar essencial na vida da criança, pois é ali que ela adquire conhecimentos, entra em contato com regulamentos, aprende a ser autônoma e independente, faz os "melhores amigos", enfrenta os inimigos do momento e às vezes se apaixona. Isso mostra como a escola é importante para ela. Como ali ela recebe notas e é avaliada, a escola reflete também uma certa imagem de si mesma. A autoconfiança pode se alterar ou, ao contrário, fortalecer-se.

Como os resultados escolares são motivo de muitas expectativas e ideais por parte dos pais, a escola é forçosamente, também, objeto de conflitos, negociações e concessões. É legítimo que os pais queiram instaurar um contrato de vida com seu filho: eles dão afeição, cuidados e segurança material; em contrapartida, o filho deve fazer um esforço na escola (não para ser o primeiro, mas para dar o melhor de si mesmo).

Os pais devem insistir nesse esforço, pois entre os 6 e os 12 anos a criança prefere divertir-se. Não está verdadeiramente consciente de que sua escolaridade é um longo e laborioso percurso e ainda não antecipa as conseqüências de uma negligência excessiva.

“Ele é um terror!”

- *O lado dos pais*

Ter um filho briguento é cansativo para os pais: na escola, a professora, a diretora se queixam regularmente da sua atitude. Os pais dos colegas o consideram, em resumo, *persona non grata* nos aniversários, que ele transforma num caos. Por que ele passa o tempo “fazendo guerra”? Seria uma questão de temperamento ou de erro na educação?

- *O lado da criança*

Ele reconhece que é “um pouco nervoso”, mas certamente não tanto quanto afirmam. Aliás, não é por sua culpa que as brigas começam. Ele é provocado, instigado, deixado de lado, xingado, e a gente não pode levar desaforo pra casa, não é?

Aliás, pergunta ele, o que fariam os pais nessa situação?

- *Opinião do psicólogo*

Seu ar triunfante, provocador ou arrogante está longe de ser o reflexo de seu estado psicológico real. Se ele faz os outros sofrerem, é porque sofreu primeiro. **Cada soco, cada insulto, cada briga é uma reação a humilhações ou frustrações que ele próprio sofreu.** Como não sabe controlar suas emoções negativas avassaladoras, responde com brutalidade. Como aquelas crianças que fazem “artes” para chamar a atenção para si, ele se confronta, muitas vezes sem saber, com seus colegas, esperando atingir o seu objetivo.

Espera atrair a atenção do pai, que representa a lei. Está “intimando” o pai a chamá-lo à ordem. Às vezes, trata-se também da instituição escolar no seu conjunto, obrigatória, com seu cortejo de adultos que supostamente devem educá-lo e socializá-lo. Nesse caso, ele atacará o material, a carteira da professora, os alunos que o cercam.

Nas consultas psicológicas, encontram-se também crianças pequenas violentas, que servem, por sua vez, de saco-de-pancadas em casa. Sofrem maus-tratos (sevícias, humilhações, ofensas) de um parente ou de um familiar mais velho excessivamente autoritário, e os reproduzem. Como se essa fosse a única linguagem que conhecem!

Responsável mas não culpado

Poderíamos imaginar que a criança agiria de outra forma e não repetiria o que a faz sofrer. Se ela não consegue, é porque tem dificuldade em conter suas emoções, pois, freqüentemente, não sabe identificá-las. Estabelece dificilmente a ligação entre a violência que ela impõe e a injustiça de que foi vítima. Sabe apenas que, quando procura o confronto, as tensões se desfazem durante um certo tempo.

Nem sempre seu ambiente lhe permite expressar seus conflitos. Com pais violentos, o silêncio é obrigatório: se falar, receberá tapas ou provocará terríveis crises de raiva; mas com pais excessivamente pacíficos, essa atitude também existe. Estes últimos exteriorizam tão pouco suas próprias emoções que não prestam atenção alguma nas do filho; outros pais não escutam simplesmente por falta de disponibilidade. Então, na falta de um interlocutor capaz de ajudá-la a dar um sentido a seus sentimentos, a criança volta sua agressividade contra os companheiros ou contra si mesma (rói as unhas, arranca pedacinhos de pele dos dedos, vive dando esbarrões, arrisca-se constantemente).

O contexto também pode piorar a situação e fragilizar a criança: basta que os pais estejam se divorciando ou gravemente doentes para que a crise estoure e ela se torne agressiva.

• *O que você pode fazer*

Depois de uma nova briga na escola ou de ser chamado pelo diretor por má conduta

Compreenda que seu filho sofre e quer se defender, mas isso não é razão para aceitar tudo. Ele deve ter limites e respeitá-los. Às vezes, uma boa explicação com o pai se torna indispensável, não para que este faça papel de polícia, mas para lembrar ao filho certos valores: direito de defender-se, mas não de ser brutal; respeito aos outros, lealdade, franqueza etc.

Escute sua versão dos fatos. Lembre-lhe, depois, a versão dos adultos ou das crianças que se queixaram.

Será que ele acha agradável que todos o chamem de "um terror"? O que acontecerá se um dia aparecer um mais forte do que ele? Ele acha normal maltratar assim as meninas? Essas perguntas o ajudarão a tomar consciência de suas ações e a modificar seu comportamento no futuro.

Dito isso, proponha alternativas. Se ele sente que vai bater, avise. Prevenindo os colegas, estes vão parar de provocá-lo, pois sabem muito bem do que ele é capaz. Ele também pode expressar-se com palavras, e não como um animal. Afinal, ele é um (filhote de) homem que tem o dom da palavra!

Em vez de agredir Ronaldo, que não quer brincar com ele (o que, diga-se de passagem, é normal pois ele aterroriza todo o mundo), é melhor perguntar calmamente as razões dessa recusa. Com isso, ele terá a oportunidade de prometer que fará o possível para ser mais sociável e menos irritável ou autoritário. Ele merece mais uma chance!

Ele tem de compreender que, afinal, essa atitude é a única possível, senão acabará sendo totalmente excluído ou se tornará o chefe de um bando de pequenos selvagens como ele, que só sabem impor um ponto de vista com os punhos.

Faça com que ele imagine esse tipo de situações delicadas. Ele deve se pôr no lugar de Ronaldo (a vítima) e será você que fará o papel do agressor. Assim, ele tomará consciência daquilo que ele faz os outros sofrerem. Em um segundo tempo, faça com que ele interprete o seu próprio papel, desta vez adotando uma atitude mais amigável e menos provocadora. Talvez ele compreenda assim que pode se fazer respeitar sem violência.

A finalidade do pai (mãe) é levá-lo a que ele seja aceito pelos bons modos e não pela força. É preciso ajudá-lo a valorizar as qualidades positivas, até então inexploradas nele. Se ele quiser um lugar no coração dos colegas, é melhor que esse lugar seja bom!

A prática de um esporte também lhe permitirá descarregar suas pulsões agressivas dentro de um esquema estruturado (judô, caratê, esportes coletivos etc.).

Se essas tentativas não derem resultados, leve-o a um psicólogo de crianças. Pelos menos ali, ele constatará que todos seus "apelos" foram ouvidos.

• *Armadilhas a evitar*

O pior seria a ausência de reação a esses SOS repetidos. Se todo o mundo se queixa dele, é que existe algum problema. E se seu filho é realmente a causa disso, é preciso compreender por que e ajudá-lo. Senão, ele irá cada vez mais longe na escalada das provocações, até que você o escute.

Entretanto, uma criança turbulenta, desajeitada, "cheia de energia" ou que não avalia a força que tem, pode facilmente ser catalogada como uma "criança terrível". Se tudo vai bem na vida familiar, se ela parece feliz, dorme bem, come bem, estuda e só tem poucas indisposições, talvez sejam as pessoas do ambiente que não tenham paciência ou tolerância... Nesse caso, cabe a você defendê-la.

Ele se recusa a ir à escola

• *O lado dos pais*

Qualquer pretexto serve para não ir à aula. Mas só que a dor de barriga nem sempre funciona. Por que ele resiste tanto? Seria preguiça? De qualquer forma, essa manobra vem se repetindo há vários dias e você fica em dúvida: será que ele está com algum problema e não ousa lhe dizer?

• *O lado da criança*

Desta vez o problema é sério, ele se sente mal de verdade e preferiria ficar em casa. Aliás, a escola não lhe interessa mesmo. Seja por causa da professora que não gosta dele e demonstra isso, ou por causa do bando rival, que quer ajustar contas com ele: ir à escola seria um verdadeiro suplício. Se pelos menos os pais o compreendessem! Mas eles só pensam no boletim e no trabalho que daria para recuperar a matéria se ele faltasse à aula.

• *Opinião do psicólogo*

Mais cedo ou mais tarde todas as crianças "torcem o nariz" na hora de ir para a escola (principalmente segunda-feira de manhã). Isso é tão normal e compreensível que o contrário é que seria preocupante. Geralmente as dificuldades alegadas desaparecem rapidamente e tudo volta à ordem sem demora.

Entretanto, pode acontecer que esse mal-estar seja mais persistente e indique uma real dificuldade. Por exemplo, os alunos dos primeiros anos do primário ou do ginásio não se sentem à altura dos maiores, que os excluem do seu território; os primeiros da classe são malvistos pelos colegas; os requintados recusam a cantina porque "a comida é péssima" ou não gostam do ambiente; as meninas têm problemas ao ir ao banheiro, invadidos às vezes pelos meninos; os sacos-de-pancada não páram de sofrer por alguma particularidade física, por causa do nome ou da profissão dos pais; os tímidos têm medo do recreio ou da ginástica, que os deixam muito expostos; os "manteiga-derretida" se afligem com as rupturas com o "melhor amigo" ou a "melhor amiga"; os ansiosos se preocupam com os problemas com a professora (injusta, exigente, severa, segundo eles); esses mesmos têm medo de decepcionar os pais ambiciosos, que os pressionam para serem os primeiros da classe, e que até já vêem o filho desempregado no futuro. Em resumo, por todas essas razões as crianças podem, em algum momento, passar por uma crise que lhes torna a escola insuportável.

A dificuldade é que essas crianças nem sempre expressam abertamente essa recusa, mas a manifestam através de um conjunto de sinais *repetidos*, aos quais os pais devem estar atentos: perda de material escolar, esquecimento da caderneta (onde a professora poderá ter escrito informações que a criança gosta de ocultar), esquecimento dos livros ou do caderno (onde estão indicadas as lições), fantasias referentes à escola, aos professores ou auxiliares; multiplicação das dores de barriga, dores de cabeça e crises de urticária.

Às vezes, a recusa em ir à escola (ou até a fobia escolar) pode mascarar feridas ainda mais profundas. A criança pode expressar uma dificuldade inconsciente antiga, de oposição e de reivindicação afetivas em relação aos pais. Recusando-se a ir à escola ou a fazer os deveres, ela desloca sua agressividade para a instância escolar, menos carregada de afetividade. É como se atacasse a escola para ferir o amor-próprio dos pais, evitando enfrentá-los diretamente a fim de não perder seu amor.

Mais excepcionalmente a recusa em ir à escola pode ser resultado de violências de toda ordem sofridas na escola. Há mais casos de violências sexuais entre crianças na escola do que os pais podem imaginar. Assim, eles devem saber que uma criança pode recusar-se a ir à escola por essas razões.

Mais uma vez as manifestações são indiretas: brusca mudança de comportamento, introspecção, queda das notas, perturbações da concentração em aula, distúrbios do apetite, do sono etc.

Diante de um problema ou de um conflito, a criança reage naturalmente, querendo evitá-lo. Mostra assim que não se sente bastante forte para superar a crise sozinha. Portanto, ela precisa de escuta, de estímulo ou de conselhos, mais do que de reprovação porque vai à escola de má vontade.

Alguns desses problemas estão ligados à sua própria personalidade e não podem ser resolvidos assim tão facilmente; outros, em contrapartida, são "conjunturais" e necessitam de um simples ajuste para serem resolvidos (rivalidades, perseguição dos colegas, punição da professora).

Uma coisa é certa: os pais devem se convencer de que sua intervenção é indispensável não só para resolver o problema no momento, mas também para o futuro. Sua ajuda dará frutos à distância, em situações similares, na faculdade, no trabalho. Acompanhando o filho, estarão educando e também prevenindo.

- ***O que você pode fazer***

Lembrete: o ensino fundamental é obrigatório. A criança não pode fugir a isso e deixar de freqüentá-lo em função de seu estado de espírito. Mas se tiver razões sérias para ausentar-se, ela deve comunicá-las aos pais.

Está na hora e ele não quer ir

O que você pode lhe dizer: "Não tem jeito, você tem que ir à escola. Quando eu voltar do trabalho, vamos falar disso. Prometo!" Ele aceita, mas à noite ele será sua prioridade número um. Logo, ação + compreensão.

Ele jura que não voltará amanhã

A conversa deve realizar-se com calma e total disponibilidade. Não seja interrompido(a) por telefonemas urgentes nem pela refeição a preparar enquanto você o escuta. Deixe que ele expresse todas suas queixas, mesmo que algumas dessas reflexões lhe pareçam pueris. Ele também pode lhe dizer o que *ele*, pessoalmente, está sentindo. Lembre-se do tempo em que você estava na escola. Nem todos os dias a vida era cor-de-rosa.

Pergunte-lhe depois como reagem as outras crianças em situação semelhante. O objetivo é levá-lo a relativizar as coisas e a tomar consciência de sua posição.

Terceira etapa: como ele imagina resolver o problema, continuando a ir à escola? É quase certo que ele responderá que não sabe. Mas, pelo menos, essa pergunta o levará a pensar que a fuga não é a única solução e que é possível resolver as dificuldades enfrentando-as. Diante do seu silêncio, tranqüilize-o: ele deve saber que você o apóia: "Não se preocupe; encontraremos uma solução." Algumas crianças podem duvidar disso e dizer que não há nada a fazer. Mas estão apenas testando sua determinação; elas só querem deixar-se convencer.

O que você pode fazer, concretamente?

Vamos tomar o caso mais freqüente, brigas ou exclusão durante o recreio.

Lembre-lhe que cedo ou tarde as crianças têm medo de ir à escola, que esse medo é natural e em geral passageiro.

Se ele se sentir impotente para enfrentar os agressores, ensine-o a pedir ajuda ao inspetor do recreito, pedindo-lhe que intervenha. Se ele tiver um amigo, vizinho ou primo maior na mesma escola, será que este aceitaria ajudá-lo, em caso de necessidade?

Se ele desejar, fale com a professora, ou até com o agressor na saída da escola, a fim de resolver o caso. Muitas vezes, a criança tem simplesmente necessidade de sentir-se compreendida e apoiada. Caso contrário, fica isolada com o seu problema, pode sentir-se covarde, ter vergonha e ser terrivelmente humilhada.

Evidentemente, não se trata de intervir pelo seu filho à menor discussão ou briga. Mas se ele não consegue safar-se sozinho apesar de seus conselhos, e parece estar sofrendo com a situação, ajude-o. Durante certo tempo, caso isso o tranqüilize, acompanhe-o à escola; na volta, pergunte-lhe como foi o dia.

Quando se trata, não de um pequeno problema concreto e pontual, mas de dificuldades devidas à sua personalidade (timidez, falta de autoconfiança, agressividade, papel de "saco-de-pancadas"), consulte os capítulos 10 ("Ele não tem confiança em si") e 6 ("Ele não tem amigos"). De qualquer forma, estimule-o a dizer tudo a você e não decretar que "a escola é um horror". É com sua ajuda que ele vai superar as apreensões.

- *Armadilhas a evitar*

Você pode estar de tal maneira absorvido(a) por suas preocupações de adulto ou seu trabalho que as de seu filho lhe pareçam irrisórias e sem importância. Mas compreenda que, *no nível dele*, isso é prioritário. A escola é o trabalho dele. Nela, ele passa a maior parte do tempo.

Se você não ouvi-lo agora, será obrigado a fazê-lo depois, e com mais intensidade, pois o problema até lá terá aumentado.

Se não puder assumir o problema no momento, confie essa missão a uma terceira pessoa: um adulto em quem ele tenha confiança ou até um psicólogo.

Não tente, a qualquer preço, fazê-lo reagir como a irmã ou a prima, que se saíram sozinhas de um problema análogo. Cada criança é diferente. Além disso, os meninos, que tendem mais para a manifestação física, reagem diferentemente das meninas.

Evite intervir imediatamente em lugar dele. É melhor fornecer-lhe as armas para que ele se defenda sozinho (ensine-o a responder, principalmente com ajuda do "jogo de interpretar papéis").

Se ele o(a) decepciona por ser tão pouco corajoso, talvez você esteja lhe pedindo demais. Ele tem o direito de ser ele mesmo e a sua reação amarga só pode entristecê-lo e culpabilizá-lo mais ainda. Ao contrário, sua confiança e sua ajuda o estimularão a superar os temores dele. E dê-lhe os parabéns, quando ele conseguir.

Zoom
Atenção, violência!

A violência escolar não é tão inofensiva quanto podem imaginar alguns pais. Em geral, traduz-se por um roubo com agressão ou por intimidação, uma pressão física ou moral, muitas vezes ambas. É um delito, previsto pela lei.

Ela pode ocorrer em qualquer tempo ou lugar, a propósito de qualquer coisa: roubo de merenda, de dinheiro ou de patins; às vezes a vítima é obrigada a prestar um serviço ao agressor, como carregar uma mochila ou fazer os deveres do outro, exigindo silêncio. Pode acontecer em qualquer lugar, e até nos bairros nobres, na aula, nos clubes esportivos, no trajeto para a escola ou na pracinha.

Às vezes, a violência escolar é uma agressão traumatizante. A criança precisa portanto da escuta benevolente dos pais, e principalmente não precisa de que lhe digam que deveria ter tido mais cuidado, defender-se ou não ter tentado fazer-se de esperta. Aliás, ela antecipa tão bem essa reação e fica com tanto medo que às vezes mal ousa dizer que "perdeu" um objeto de valor, ou confessar que é regularmente humilhada, o que aumenta ainda mais sua desorientação.

O que fazer diante da violência escolar?

- Mostrar que isso não é aceitável e reagir, tentando obter reparação para a vítima, se o autor é conhecido; é necessário queixar-se na diretoria ou mesmo na polícia, ainda que sabendo que nunca se recuperará o objeto perdido.

Agir assim é uma maneira de ouvir a dor do seu filho, oficializá-la e fazer-lhe justiça. Posteriormente, também é preciso ajudá-lo a compreender que uma agressão provoca sentimentos penosos, mas legítimos, de medo e apreensão. Seu filho deve aprender a identificar seus sentimentos, a nomeá-los. Fazendo isso, ele põe em nível consciente emoções inconscientes, o que lhe permite reagir melhor na hora e, mais tarde, em situações análogas.

- Fazer prevenção em dois níveis, minimizando os riscos e antecipando as reações de eventual agressão.

No primeiro caso, trata-se de evitar usar ostensivamente roupas de grife e levar para a escola objetos de valor (jogos eletrônicos, celular, walkie-talkie etc.); não hesitar em pedir a companhia de amigos ou de um adulto quando a hora e o lugar são perigosos.

Antecipar também é saber como se comportar. Se o adversário for agressivo e perigoso, nada de hesitação: a criança deve ceder e não pôr em jogo sua saúde ou sua honra por uma moeda ou uma jaqueta. Em contrapartida, diante de um agressor menor ou que demonstra medo, a criança pode recusar, argumentar, fugir, defender-se fisicamente, caso sinta-se capaz disso.

Brincar com esses papéis pode prepará-lo para um eventual ataque-surpresa. Nesse jogo, a criança fará sucessivamente o papel do agredido e o do agressor. Assim, compreenderá melhor as reações a serem adotadas para desestabilizar os mais fortes. Ela pode comportar-se de maneira astuciosa, sedutora, persuasiva, usar a intimidação ("meu pai é policial", "meu pai luta caratê", "meu irmão e a minha turma vão me vingar"); pode simular um mal-estar ou fazer como se tivesse reconhecido um adulto no passeio do outro lado; pode até fingir não saber falar a língua etc. Esse treinamento desmistifica freqüentemente a suposta força do agressor e faz emergir recursos insuspeitados na criança.

E não se esqueça da Delegacia de Proteção à Criança e ao Adolescente.

Como reagir às notas baixas?

• *O lado dos pais*

Joana apresentou a você um boletim muito medíocre, quando você pensava que ela estava indo bastante bem. Desapontamento. Mas como saber realmente o que acontece dentro da escola? Ela é assídua, interessada, participante, ou é do tipo que se esconde no fundo da sala?

As notas e o boletim são suas únicas referências tangíveis. Então, o que fazer, se eles são decepcionantes?

• *O lado da criança*

Mesmo que Joana finja indiferença, a nota baixa a desvaloriza e humilha. Ela pode pensar que os pais a amarão menos se ela não corresponder mais à imagem da boa aluna conscienciosa que era. Mas ela não é a única. Sua amiga Vanessa ficou tão chocada com a sua nota má em geografia que não tinha coragem de voltar para casa, "com medo de que o papai nunca lhe perdoasse".

No ensino fundamental, a escola ocupa, para certas crianças, um lugar central. Uma nota baixa é o fim do mundo.

• *Opinião do psicólogo*

Esta reflexão do geneticista e pedagogo Albert Jacquart merece atenção: "O pior inimigo dos bons estudos é a obsessão com a rapidez e com o rendimento."

Pode-se concordar ou não, mas mesmo assim **a nota não pode resumir sozinha todo o trabalho de um aluno na aula. Ela indica o seu nível no instante x, e ainda é preciso que a criança não tenha ficado nervosa na hora da avaliação, com medo de fracassar.**

Em contrapartida, o acúmulo de notas baixas é um sinal mais interessante, principalmente se, fora do ambiente escolar, isso se acrescenta a outros sinais, tais como uma agitação permanente, insônia, "escapamentos" de urina em pleno dia ou dificuldades de concentração na aula, que desembocam, finalmente, em resultados medíocres.

Vamos tomar o último caso, muito freqüente.

Acontece a mesma coisa com os adultos e com as crianças. Quando alguém está preocupado, pode perder completamente o fio de uma conversa, ficar incapaz de ler três linhas seguidas sem hesitar, trabalhar com dificuldade.

As crianças precisam ter, permanentemente, segurança afetiva e convicção de que são amadas e respeitadas. Se esse não for o caso, sua atenção foge e o trabalho fica prejudicado. Para onde vai essa atenção? Todo o problema está aí. Às vezes é o psicólogo que consegue detectar aquilo que "parasita" o pensamento da criança.

Outras vezes, basta que os pais se mostrem um pouco disponíveis para que os resultados melhorem. Isso pode fazer a concentração voltar, com o desaparecimento ou a atenuação das dificuldades que preocupavam a criança.

Estas são praticamente sempre as mesmas: desentendimentos conjugais, divórcio dos pais, rivalidade fraterna, problemas com o professor (que lhe dá medo ou a escolhe como bode expiatório etc.)

De toda forma, os pais têm um papel importante na maneira pela qual a criança passará pela escola. Se, de modo evidente, eles se desinteressam, a criança pode imitá-los. Ela se mostra, às vezes, relutante, e deliberadamente pode opor-se a qualquer aquisição escolar, recusando-se até a dar atenção às indicações do professor ou seguindo-as de má vontade. Ela também pode adotar um comportamento muito agitado, ou, pelo contrário, sonhador, apagado e não-participante.

Outros pais podem ter, muito cedo, ambições excessivas para o filho: sucesso escolar, em vista de uma carreira profissional exemplar, situação social garantida para o resto da vida etc. Já projetam no futuro estudante universitário planos de sucesso escolar que o menino talvez se sinta incapaz de assumir, pois não está na idade de ter semelhante motivação.

No colegial, a pressão aumenta. Os ansiosos, também obcecados com o sucesso escolar, desabam diante da primeira nota baixa, vivida como se fosse uma catástrofe.

• *O que você pode fazer*

De modo geral, estejam presentes, sem "pegarem no pé". Seu filho deve sentir que vocês se interessam pelo seu trabalho e acreditam em suas capacidades para também acreditar nelas.

Acalmem-no. Um zero não é uma catástrofe nacional. É preciso relativizar as coisas. Ele tem o direito de não compreender tudo imediatamente; a nota baixa permite detectar isso e voltar a trabalhar o ponto que não foi compreendido para que este seja mais bem assimilado.

No fundo, pouco importam um 2 ou um 3, se ele percebeu seus erros. Ninguém é perfeito, criança ou adulto; todos têm o direito de enganar-se.

Para restabelecer a confiança dele, mostre-lhe que, em outras matérias (mesmo ditas menores), ele tem bons resultados. Isso prova que ele é capaz.

Por que não estabelecer contratos, com objetivos definidos a serem atingidos num prazo estipulado?

Em contrapartida, caso os maus resultados escolares se repitam, não espere muito para falar com o professor a fim de compreender, junto com ele, o que não está funcionando bem. Ele acha que seu filho é preguiçoso? Trata-se simplesmente de falta de método? De dificuldades de concentração? De emotividade excessiva durante as provas? Dialogar com ele pode ser muito construtivo e pôr fim à espiral do fracasso.

Surpreendentemente, os melhores alunos são muitas vezes os mais angustiados. Então aproveite um boletim que você julgou medíocre para estimular seu filho e fazê-lo transformar o mal em bem. A derrota faz parte da vida. Ele não pode ter sucesso em tudo, sempre. É preciso saber aceitar as más notas (assim como perder no jogo ou na competição esportiva), sem se sentir a cada vez humilhado ou questionado. Não é *ele* que está sendo julgado como pessoa, mas seu trabalho, e nesse período preciso.

Se ele falsificar o boletim ou as notas, não é obrigatoriamente por duplicidade, mas porque tem medo da reação de vocês e teme decepcioná-los. Recorre a esse subterfúgio apenas porque não vê outra saída. Em troca de sua compreensão, exijam que ele confie em vocês. Vocês são perfeitamente capazes de considerar uma nota baixa um acidente ou o reflexo de preocupações momentâneas.

Em caso de dificuldades de concentração

Verifiquem juntos o que está acontecendo: talvez seu filho tenha uma idéia sobre aquilo que o preocupa. Mas não se iluda; muitas vezes o problema escapa à consciência da criança e é no psicólogo que se pode descobri-lo em algumas sessões. Pelo menos, pergunte-lhe como você poderia ajudar seu filho.

Ao voltar da escola, deixe que ele relaxe durante uma meia hora antes de fazer os deveres. É uma boa hora para fazer um lanche, tomar um banho, "tirar um cochilo" ou ler uma história em quadrinhos; em resumo, fazer o que lhe dá prazer. Em contrapartida, não autorize brincadeiras agressivas ou videogames, que podem acabar com o pouco de concentração que lhe resta.

A questão dos deveres pode transformar você numa pilha, se você é quem dirige seus estudos. Em caso de saturação, mobilize seu cônjuge, ou, ainda melhor, um estudante sério. Com este último, pelo menos, você pode estar certo(a) de que não há fator afetivo para complicar ainda mais a situação.

- *Armadilhas a evitar*

Às vezes, as punições são eficazes, mas bastante indesejáveis. A nota baixa já é uma punição em si mesma. Seu filho precisa, antes, de reconforto e estímulo para obter uma nota melhor. Não se engane; a falsa desenvoltura exibida diante desses resultados mascara, freqüentemente, a dor por não proporcionar a vocês a satisfação esperada.

As recompensas prometidas (para melhorar a situação) em dinheiro podem provocar abusos. É melhor oferecer aos mais desmotivados um presente ou atividades extra-escolares excepcionais. O importante é que ele receba, de vocês, um sinal de aprovação.

Zoom
A professora nos chamou

Se a professora os chamou, não se trata de castigo, mas de um convite ao diálogo. Ela conhece seu filho e pode detectar o que não vai bem. Ela precisa falar com vocês para o bem do seu filho. Os motivos mais comuns são:

- Um problema eventual de comportamento: agitação, agressividade, insolência, violência escolar;
- Um problema de escolaridade: notas que despencam, queda da concentração;
- Uma dificuldade psicológica passageira: gagueira, tiques, unhas roídas, cabelos arrancados, obsessões (rituais que atrasam a escuta e a disponibilidade da criança), ansiedade (recusa de ir ao recreio, medo de ir ao quadro-negro ou de responder, recusa de ir ao banheiro etc.), sinais de angústia.

De onde vem a resistência dos pais a comparecer às convocações?

Muitos deles estão "escaldados". Na escola maternal, a professora já lhes recomendava o psicólogo, porque havia problemas. Nem sempre ela sabia formular suas preocupações com tato. Ora, as palavras — e seus subentendidos — são extremamente importantes: a menor hesitação, a menor dúvida sobre as qualidades da criança, sobre sua normalidade ou sobre seu quociente intelectual, e os pais ficam desarvorados. De modo que eles saíam dessas entrevistas "com a cabeça quente", sempre sentindo-se culpados e, assim, prontos para rejeitar as sugestões da professora devido à sua inabilidade.

Então, vamos repetir: a convocação parte, em geral, de uma boa intenção. A professora pede dos pais atenção ou maior disponibilidade *para o filho de vocês*, o que só pode lhe fazer bem. Às vezes, propõe (talvez com razão) que vocês peçam uma opinião suplementar a um psicólogo. Ela também pode sugerir aulas particulares para reforçar a aprendizagem ou um curso de recuperação durante as férias menores.

Se a opinião dela lhes parece errônea ou injusta, aproveitem justamente esse encontro para apresentar seus argumentos e os de seu filho. Saibam que a reciprocidade existe. Vocês também podem "convocar" o professor e falar com ele quando o seu filho se queixar de dificuldades.

Tirou zero em ortografia!

• *O lado dos pais*

Márcio coleciona zeros em ditado ou entrega redações cheias de erros! Será falta de estudo, problema de atenção, ou dificuldade mais séria, necessitando a intervenção de um fonoaudiólogo?

• *O lado da criança*

A ortografia é o seu ponto fraco. Em vez de parabenizá-lo porque ele passou de trinta erros para dez em um trimestre, fazem sermão porque o resultado é o mesmo: apesar do progresso, ele terá zero. Mas, queiram ou não, ele fez progressos; então é o sistema escolar que é idiota, não ele. E depois, por que falar sempre de *erros* de ortografia como se fossem enormes besteiras? Todo o mundo fala de erro de cálculo sem problema. Mas os pais e os professores não querem nem saber...

• *Opinião do psicólogo*

Muitos pais acham que o nível escolar está baixando e que a ortografia faz parte dos valores que estão se perdendo. Pois bem, estão enganados: o nível de hoje não é pior que o de outrora. Os alunos cometem o mesmo número de erros.

Há três tipos de erros mais freqüentes: os erros fonéticos, decorrentes de dislexia (por exemplo, trocam o "b" e o "p"); erros de uso (a criança escreve foneticamente o que ouve); enfim, erros gramaticais (de concordância ou de conjugação).

Outra idéia falsa: "A criança é fraca em ortografia porque não lê." Para Béatrice Pothier, isso é um mito como o do canhoto, considerado inábil, ou da criança obrigatoriamente inteligente porque tem a testa alta. "Ler é absolutamente indispensável para adquirir um estilo agradável, vocabulário ou capacidade de imaginação, mas não ajuda a aprender ortografia", escreve Béatrice Pothier em seu livro *Comment les enfants apprennent l'orthographe* (Retz, 1996). É exatamente o contrário que acontece! A ortografia ajuda a leitura, é uma de suas razões de ser. Até uma criança "rato de biblioteca" pode ser uma negação em ditado, porque, quando lê, seu objetivo é compreender o que lhe é apresentado, e não analisar os diversos elementos que compõem os termos que aparecem a seus olhos.

E, para terminar com os preconceitos: as meninas são melhores que os meninos nessa *matéria*? Segundo Béatrice Pothier, talvez se trate de uma questão de predisposição dos hemisférios cerebrais, uma especialização natural, que faria com que elas fossem mais "literárias" e os meninos mais "científicos". Aliás, até o curso colegial, no plano cultural e comportamental, as meninas são mais atentas e menos rebeldes; respeitam mais as convenções sociais e as regras estabelecidas, o que pode, em parte, explicar sua boa atuação em ortografia.

Recorrer ao fonoaudiólogo?

Alguns alunos com grandes dificuldades podem beneficiar-se de uma ajuda personalizada, mas o recurso a esse "auxiliar" do professor se tornou excessivamente sistemático, como pensam muitos pedagogos. Em geral, basta um "clic" mínimo para anular o bloqueio. E não é uma atitude inofensiva pôr a criança numa situação de anormalidade e medicalizar seu problema escolar. Ela poderia muito bem fazer mais visitas ao avô, mais disposto a escutá-la, ou os pais poderiam tornar-se mais disponíveis para ela.

Na verdade, muitas são as crianças, bloqueadas em sua aprendizagem, que exprimem simplesmente uma dificuldade psicológica passageira, nascimento de um irmãozinho ou mudança acarretando a perda dos colegas. Também há crianças que se identificam com o pai ou a mãe "fracos em ortografia", ou pelo contrário, opõem-se a um pai (mãe) superdiplomado ou excessivamente ausente. Expressar a própria diferença permite, então, existir por si mesmo. Algumas crianças também erram no ditado como outras fazem "artes" simplesmente para chamar a atenção.

A verdadeira *cacografia* é um distúrbio da aquisição e do domínio da ortografia, na ausência de problema intelectual ou sensorial. Muitas vezes, trata-se de uma má percepção dos sons, que impede uma transcrição correta. Esse distúrbio, em geral associado à dislexia (dificuldade de decifrar um texto, por causa de muitas confusões ou inversões de sonoridades), é detectado por volta dos 7 anos, no primeiro ano, quando a primeira aprendizagem já teve tempo para se consolidar. Dislexia e cacografia atingem, em graus mais ou menos severos, 5 a 15% dos alunos.

Mas os pais podem ficar tranqüilos e não superestimar o problema. Existe uma enorme diferença entre um texto cheio de erros banais e um texto de uma criança realmente atingida de dislexia e de cacografia. Como prova, eis um texto hipotético de João, 9 anos:

Mihna tera tein paumeras
Ondi cantu çabiá
Azavi qaqi gorgeão
Não gorjeão comulá

O que faria o sabiá e Gonçalves Dias revirarem-se no túmulo...

Para aprender a ortografia (e ensiná-la), é preciso respeitar a psicologia global da criança, isto é, suas capacidades reais e os patamares de aquisição da língua escrita. Os pais que exigem demais podem obter resultado contrário ao esperado. **Os especialistas em educação julgam necessários doze anos para se ter um domínio *relativo* do sistema ortográfico, que tem numerosas exceções de todo tipo. Uma criança leva tempo para saber se uma palavra é escrita desta ou daquela forma. Esse fato desdramatiza um pouco a situação.**

Ora, muitas vezes os pais imaginam que, no fim do ensino fundamental, tudo o que se aprendeu está consolidado. Isso é ilusório e contradiz os programas oficiais, mais modestos em seus objetivos.

- *O que você pode fazer*

Para sensibilizar o seu filho em relação à ortografia, ensine-o a brincar com a língua e com as palavras. Frases absurdas, charadas, palavras cruzadas, palavras escondidas, anagramas, palavras de vários sentidos, tudo serve para ajudá-lo a progredir.

Outro truque que funciona: descobrir erros em cardápios de restaurantes ou em folhetos. O seu filho sente-se assim valorizado. É ele quem detecta os erros cometidos pelos adultos. Ele também pode ler e acompanhar a letra de suas músicas preferidas.

Estimule-o a escrever cartas; pouco a pouco ele perceberá que a escrita é indispensável para comunicar-se e fazer-se compreender. Dito isso, não reprove os erros que ele cometeu no último postal que mandou da colônia de férias e evite usá-lo como modelo de ditado; esse seria o melhor meio de fazer com que ele perdesse para sempre a motivação, pois se sentiria julgado a cada erro que escrevesse. Em contrapartida, pouco depois da recepção desse postal, pergunte-lhe, com ar "de quem não quer nada", como se soletra esta ou aquela palavra.

- *Armadilhas a evitar*

Os pedagogos são unânimes: o mais importante é *não* fazer ditados com seu filho; o ditado é tudo exceto um exercício de treinamento de ortografia; é apenas um exercício de avaliação de aquisições.

Teoricamente, o ditado vem na seqüência de uma lição. É, por definição, preparado, o que é tarefa do professor. Nunca deveria ser uma cilada ou se transformar em bicho-papão.

Se, mesmo assim, você quiser tentar esse método, respeite certas etapas, com a ajuda de manuais adaptados que familiarizam o seu filho com certas regras de gramática ou palavras de vocabulário, encontradas em seguida no ditado.

Uma vez efetuado esse trabalho preparatório, ele deve ler o ditado, compreender seu sentido e eventualmente copiá-lo.

É só então que pode começar o ditado "sem rede de segurança". Faça com que ele o releia. Depois, mostre os erros que ainda restam, sem nomeá-los. Se seu filho se corrigir espontaneamente, ficará plenamente gratificado e não terá a sensação de ter cometido um erro.

Zoom
Nota ou castigo injustos

O que fazer se a criança se acha prejudicada numa avaliação, ou castigada sem motivo?

Discutir a nota, recusar o castigo? Questão muito delicada... Você poderia decidir que, por princípio, os professores têm sempre razão e é preciso aceitar o castigo sem discutir. Sim, mas... e se eles não estiverem com a razão e a injustiça lhe parecer evidente?

Você pode sair dessa com diplomacia, sem questionar a autoridade do professor nem desprezar o sentimento de injustiça do seu filho. Ele tem um castigo (ou uma nota injusta); ele o cumprirá (ou a aceitará). Isso não o(a) impede de escrever um bilhete no caderno de correspondência. Exemplo: "Luís me disse que tem de copiar cem linhas para amanhã. Ele não discute o castigo, mas quer compreendê-lo. Diante da preocupação dele, poderia o sr. relatar-me o que ocorreu, de modo que ele aproveite a lição e não sinta a punição como injusta?"

Espere a resposta. Talvez ela não chegue; talvez não dê razão a seu filho, mas este constatará que você se interessa por ele, dá atenção à sua palavra e procura compreendê-lo. Isso é o mais importante. Depois, ele pode cumprir o castigo; vai sentir-se apoiado.

Devo ajudá-lo a fazer os deveres?

• *O lado dos pais*

Todos os pais, cedo ou tarde, são solicitados a ajudarem o filho a fazer os deveres. Há duas correntes: uma, resolutamente a favor do apoio escolar em casa; outra, absolutamente contra. Os adeptos da primeira têm argumentos irrefutáveis: se as crianças são ajudadas, sentem menos tentação de boicotarem o trabalho e conseguem notas melhores. Assim, adquirem trunfos suplementares para a vida e são eficientemente preparadas (por que não?) para as provas que as esperam.

Segunda corrente: argumentos opostos. As crianças só podem se tornar autônomas se aprenderem a "safar-se" sozinhas e tiverem um mínimo de perseverança. Não se deve considerá-las coisinhas frágeis, que devem ser superprotegidas. Afinal, é uma questão de confiança e de responsabilização. Enfim, muitas crianças estudam sozinhas, sem a pressão dos pais (e é o que acontece com os pais que aprovam essa tendência), então por que não seu filho?

Como vemos, nos dois campos os argumentos são sérios.

• *O lado da criança*

Os deveres? Um dia, não há deveres; então não adianta pensar nisso. No dia seguinte, deveres demais, também não adianta pensar... sem a ajuda de papai-mamãe. Uma outra vez, ela os faz rapidinho para ir brincar. "Os deveres, isso não é vida..., resume Lucas.

• *Opinião do psicólogo*

Entre a indiferença e a onipresença dos pais, há certamente um terceiro caminho. O objetivo é ajudar a criança a se tornar autônoma e a "se virar" sozinha.

Até os 8 anos, seu filho precisa de ajuda para se organizar, graças a um método de trabalho simples. Ele deve aprender a identificar todos os dados do problema, compreender as instruções e usar as regras ou teoremas que devem ser aplicados. No melhor dos casos, ele pode fazer sozinho os seus deveres, mas os pais devem, assim mesmo, verificar o trabalho realizado, escutar os poemas que ele deve recitar, ou ler para ele os ditados preparados para que ele os escreva.

Entre os 9 e os 11 anos, os métodos já foram, geralmente, assimilados. Entretanto, acontece de algumas crianças ainda terem necessidade de ser ajudadas a estruturar-se e a pensar com rigor. Nem todas adquirem, na mesma idade, o estágio de pensamento formal (abstração, raciocínio, dedução), tão indispensável na matemática ou na tecnologia, por exemplo.

Aos 12 anos, as crianças devem ter adquirido essas aptidões e ser capazes de prever e planejar os deveres da semana em função da urgência e da quantidade de trabalho pedida. Do mesmo modo, durante os exercícios marcados, elas devem ser capazes de antecipar um resultado e saber se este é lógico ou não.

O papel dos pais não é, portanto, substituir os professores (cada um com sua profissão), mas, antes, ajudar o filho a adquirir certos mecanismos de reflexão. Eles podem fazer isso de maneira muito simples e cotidiana.

Para ajudá-lo a antecipar e planejar, basta, por exemplo, preparar uma receita de cozinha, junto com ele. Fazendo um bolo, a criança aprenderá a prever todos os ingredientes e o material necessários, preaquecerá o forno, agirá com lógica.

Se ele inverter as etapas, cuidado com o resultado! Os pais também podem ensinar o sentido da argumentação ou o espírito de síntese. E também de maneira simples. A criança quer obter alguma coisa (uma saída, um novo par de sapatos, permissão para chamar um amigo)? Então que apresente suas razões e, se conseguir ser convincente, ganhará. Se não conseguir, aperfeiçoará seus argumentos para o próximo pedido.

O espírito de síntese é outra qualidade indispensável, que também deve ser trabalhada. Se ela contar o seu dia na escola ou comentar um livro que lhe agradou, não escute distraidamente o seu discurso; em lugar disso, de vez em quando, estimule-a a expressar-se de modo lógico e conciso. Esse exercício pode ser mais complicado, segundo a idade. O narrador pode resumir os mesmos fatos em alguns minutos, depois em apenas três frases, limitando-se a situar a ação e os personagens principais. Com o tempo, esse exercício se revela muito produtivo para o trabalho escolar.

Enfim, os pais podem estabelecer uma ligação entre a teoria ensinada na escola e a prática vivida pela criança. Talvez seja essa a maior dificuldade da criança: matemática, geografia, história, poesia, tudo isso fica abstrato para ela. Ora, até mesmo um livro de Monteiro Lobato pode lhe ensinar muito sobre o que ela vive no cotidiano e sobre as relações humanas.

- *O que você pode fazer*

Apóie seu filho à distância sem fazer o trabalho por ele. São deveres *dele*, não seus. Se estiver no escritório, pense no telefone para soluções rápidas.

Ensine-o a criar um contexto favorável à concentração: televisão e som desligados, mesa organizada.

Uma vez instalado, ele deve começar lendo o que pede o dever, duas vezes se necessário, e estar certo de compreendê-lo antes de começar.

Em caso de dificuldade, faça o "toma lá-dá cá". Ele deve provar que está se esforçando para que você concorde em ajudá-lo. Se ele se mostrar excessivamente desenvolto ou disperso, é inútil que você se interesse, uma vez que ele próprio não se empenha.

Motive-o: lembre-lhe que nem tudo é sempre interessante e atraente. A gramática se aprende de cor (o que não quer dizer "burramente"), do mesmo modo que a tabuada de multiplicação.

Ele tem horror de subtração? Reconheça que, para ele, é penoso, "chato", mas... necessário e obrigatório. Ele deve saber que todo o mundo passou por isso, e todo o mundo saiu dessa.

Quanto às recitações, ele as memorizará mais facilmente se as interpretar como um ator, e não "resmungá-las" sem convicção.

Um truque que deve ser experimentado: o humor. Ele pode muito bem aprender uns versos difíceis (ou a tabuada de multiplicação) com sotaque nordestino ou mineiro. Ele ficará "sabendo na ponta da língua".

Para explicar aquele problema de matemática tão tedioso, em vez de calcular litros ou quilômetros, dê exemplos que lhe falam pessoalmente, calcule em piruetas (se ela faz balé) ou em quilos de chocolate (se ele for guloso). Nada impede, quando possível, que se apliquem as lições (por exemplo, explicar os cúmulos-nimbos pelo boletim meteorológico da televisão).

Atenção para as sessões de deveres que se eternizam. No primário, os deveres não podem passar de meia hora. Depois disso, cerca de uma hora. Não procure antecipar o programa. As exigências dos professores são suficientes; não acrescente as suas.

Autorize-o a movimentar-se durante o trabalho. Até os 8 ou 10 anos, as crianças têm uma quantidade de tiques e gesticulações intempestivas que lhes permitem tranqüilizar-se. É preciso conceder recreios de alguns minutos se a agitação aumentar. Alterne os tempos de trabalho sozinho ("você vai preparar o ditado" ou "você memoriza o texto") com momentos de apoio ("bem, vou te explicar as instruções para fazer o exercício" ou "o resultado que você encontrou lhe parece lógico?").

Depois do esforço, o descanso. Assim que o dever estiver terminado (e verificado por você, se possível), autorize-o a dar uma volta ou relaxar.

Alguns casos particulares:

Todos viajam no fim de semana, mas ele tem aula sábado

Uma atitude excessivamente desenvolta da parte dos pais poderia dar a entender à criança que, no fundo, essas ausências às quais ela é submetida não são assim tão sérias. Ela não distinguiria entre aquelas que são convenientes para os pais e aquelas que não o são. Para continuar de acordo com os princípios que você tem, mostre-lhe que você considera a situação importante. Um bilhete de desculpas deve prevenir o professor e, ao mesmo tempo, protegerá o seu filho. Pergunte-lhe, eventualmente, quais serão os deveres a serem feitos no fim de semana ou nos dias seguintes. Naturalmente, as ausências devem continuar sendo exceções.

Já é domingo à noite, e ele ainda não fez os deveres

O que fazer? Mandá-lo estudar até as 21h ou mais? Ou deixá-lo resolver o caso? É melhor deixar que o menino durma e comece bem a semana. Em compensação — e se for verdade — você pode escrever um bilhete para o professor: "Por razões familiares, Marcelo não pôde fazer os deveres. Ele os terminará segunda-feira à noite."

Se ele não tem razão séria para não ter feito o dever, nada de bilhete explicativo para o professor. Ele deve "se virar" sozinho e assumir as conseqüências desse esquecimento muito seletivo.

Ele esqueceu mais uma vez o caderno ou os livros na escola

Não deixe mais passar. Ele pode reparar o erro telefonando a um colega que lhe ditará a lição ou pegando o livro emprestado de um colega vizinho. Mesmo assim, não o autorize a ver televisão, a pretexto de que ele não pode estudar; seria cômodo demais. Ele deve compreender que assim o atraso se acumula e ele *se* prejudica cada vez mais.

É raro, mas é possível: apaixonado pelo estudo

Alguns fanáticos, como Alexandre, falam das notas em todas as refeições, calculam as médias dez vezes por dia e parecem obcecados com os parabéns pelo boletim. Ensine-o a relativizar. Sem dúvida alguma, a escola é importante, mas não é tudo. Ele deve ter outros centros de interesse (esporte, pintura, música, xadrez, amigos etc.).

- *Armadilhas a evitar*

A atitude mais comum entre os pais é desistir durante os deveres porque o filho, mau aluno, sabota o trabalho ou não compreende nada do que lhe pedem. Não se irritem e permaneçam serenos. Evitem introduzir muita afetividade nessa ajuda. Ele estuda para si próprio e não para o professor ou para lhes dar prazer. Se ele fracassar, será ele o prejudicado.

Também não diga para quem quiser ouvir que você era uma negação em matemática ou que, na sua família, ninguém tem jeito para línguas. Ele poderia muito bem lhe dar razão, ao passo que os resultados escolares não são, de modo algum, hereditários!

Não se apeguem apenas às boas notas; o objetivo principal é adquirir conhecimentos e mecanismos de pensamento e raciocínio, que ele saberá aplicar a todas as situações equivalentes.

Enfim, não cedam à chantagem afetiva do tipo "se você gostasse mesmo de nós, você seria muito melhor no estudo." Reduzir assim a aprendizagem escolar a um comércio em que o seu filho poderia lucrar afeição, em troca de seu sucesso ou de um maior investimento escolar, significaria, ao mesmo tempo, que em caso de maus resultados, vocês não o amariam tanto, o que seria para ele insuportável e culpabilizante.

Zoom
Até que ponto interessar-se pela vida escolar deles?

Em nossos dias, é recomendável que os pais se interessem pela vida escolar do filho. Quanto mais eles forem ligados à escola, mais a criança compartilhará os mesmos valores e se sentirá apoiada.

Interessar-se não significa necessariamente tornar-se representante dos pais de alunos numa associação. Pode-se também ser um pai muito devotado sem chegar a esse ponto.

Algumas intervenções muito simples podem bastar: por exemplo, verificar diariamente a caderneta. Nela estão registradas todas as informações importantes quanto à vida da classe ou as observações do professor quanto ao aluno. Não hesite em utilizá-la para fazer perguntas.

As assinaturas dos pais também são importantes. Não são rabiscos inúteis, mas sinais que indicam que vocês tomaram conhecimento das notas de seu filho ou de informações importantes; na verdade, elas significam sua responsabilidade, principalmente em caso de saídas.

As reuniões escolares, no início do ano, são sempre dignas de interesse. Nelas, fica-se sabendo de muita coisa, tanto sobre o nível da classe e sobre o que se espera dos alunos em geral quanto sobre o comportamento particular de seu filho, seus pontos fortes e fracos.

Vocês podem solicitar um encontro quando seu filho parecer em dificuldade (notas em declínio, mudança brutal de comportamento, mau humor, indiferença e isolamento, recusa a ir à escola, queixas repetidas etc.). Como no primário, o professor fica com a criança cinco a seis horas por dia; forçosamente ele tem uma opinião.

Enfim, vocês podem interrogar seu filho ou sua filha sobre o que aconteceu de interessante no seu dia escolar, com interesse e leveza, mas não sob a forma de um interrogatório inquisitorial.

Evidentemente, estejam atentos às suas queixas: a criança pode queixar-se da atitude de um professor, de provas excessivamente difíceis ou excessivamente freqüentes etc.

Mais uma vez, com seu olhar de adulto, relativizem essas preocupações e ensinem a criança a tomar uma certa distância. Por exemplo, se ela detesta inglês porque não gosta da professora, aconselhe paciência: no próximo ano, ela terá outra. Enquanto isso, ela deve perseverar e resignar-se. Lembre as dificuldades análogas que ela conseguiu superar nos anos anteriores e que até já esqueceu.

Ele deveria "pular" um ano?

• *O lado dos pais*

É grande a tentação de acelerar a escolaridade de um filho "precoce", ótimo em redação e um gênio em matemática. Ele memoriza tudo o que lhe cai sob os olhos e sabe imediatamente fazer as perguntas certas. A idéia não é tanto fazer com que ele ganhe um ano, mas evitar que ele perca um ano.

• *O lado da criança*

Ela se sente lisonjeada com a admiração dos adultos diante de seus sucessos escolares, mas ao mesmo tempo está cheia de dúvidas e inquietações, como qualquer criança da sua idade: e se depois de "pular" o ano, ela for reprovada? Se não estiver à altura do que se espera dela? Se tiver que deixar os colegas e encontrar outros, maiores do que ela? Se ficar isolada no meio dos outros? Todas essas perguntas diminuem o entusiasmo que os pais gostariam de lhe transmitir, quando a própria criança não tem tanta certeza de que tudo isso vale a pena.

• *Opinião do psicólogo*

Análise da situação

Em teoria, durante seus estudos preliminares, uma criança pode perfeitamente "pular" um ano. Na prática, poucos fazem esse pedido, e uma proporção ainda menor dessas solicitações é aceita. Isso relativiza, portanto, o problema.

Além do mais, os pedidos vêm se tornando mais excepcionais do que no passado, talvez por causa da reticência dos psicólogos escolares e do nível global exigido, que é cada vez mais elevado.

Quais são os critérios para fazer esse pedido?

Resultados escolares bons e homogêneos em todas as matérias; pouca ou nenhuma queda brutal nas notas durante o ano; nível elevado de concentração;

execução fácil das indicações; vontade de saber e curiosidade intelectual diante das matérias literárias e científicas; em casa, intensa capacidade de trabalho (mas alguns obtêm excelentes resultados sem trabalho); gosto pelas atividades extracurriculares mais específicas (visitas a museus ou exposições temáticas sobre química, eletrônica, história etc.); tendência a transmitir e ensinar a sua paixão aos outros.

Qual é o interesse de "pular" um ano?

A passagem, com um ano de antecedência, para a classe superior antecipa o tempo da criança: isso lhe permite ganhar um ano em sua escolaridade e, principalmente, não refrear seu espírito ávido de conhecimentos; também evita o tédio e o desinteresse durante as aulas, devido a um excesso de facilidade.

Qual é o interesse de não "pular" um ano?

É arriscado confiar apenas no critério de inteligência. A maturidade psicológica da criança pode não estar adiantada. Nesse caso, o aluno ficaria defasado em relação aos colegas de classe e poderia ser isolado.

No plano afetivo, diferentes preocupações familiares podem ocupar a mente dele e impedi-lo de mobilizar-se tanto quanto seria necessário para enfrentar a classe superior. O ideal dos pais pode lhe parecer insuperável ("na nossa família, todos os meninos pularam ano"; "eu não fui bem na escola, mas você pelo menos vai melhorar o nível").

Enfim, no plano físico, ele pode se esgotar diante dos outros alunos. Afinal, pede-se que ele tenha as capacidades globais de uma criança um ano mais velha e, na sua idade, isso representa muito.

Sua estatura, sua autoconfiança, sua energia, sua necessidade de brincar e sua capacidade de relaxar são critérios inevitáveis que devem ser levados em conta tanto quanto as proezas escolares.

Diagnóstico

Para avaliar a possibilidade de passagem antecipada para a classe superior, o psicólogo se baseia em avaliações que podem "predizer" as conseqüências dessa decisão: seu grau de memorização, a qualidade de seu grafismo, o estado geral de seus conhecimentos, a riqueza de seu vocabulário, a fluidez do raciocínio, a adaptação a situações novas, seu nível de socialização, o aspecto psicomotor (orientação espacial e temporal) etc.

Caso o psicólogo desaconselhe essa decisão, não há motivo para decepção. A criança perde um ano de adiantamento, por assim dizer, mas ganha um ano de infância. Certamente terá, além disso, melhores condições para acompanhar o currículo regular.

• *O que você pode fazer*

Se você pensa seriamente em fazer o seu filho "pular" um ano, fale primeiro com o professor dele e leve em conta sua opinião. Depois, converse com o psicólogo escolar. Eventualmente, consulte o pediatra.

Antes dessa entrevista, pense um pouco: O que acha o principal interessado, seu filho? Sente-se pronto para o desafio? Disposto a perder os colegas de classe? Faz novos amigos com facilidade? Tem muita iniciativa ou é tímido?

Quanto a você, pergunte-se sinceramente o que motiva seu procedimento. Por que você deseja tanto essa passagem? Seria para afagar o seu ego ou realmente para não limitar as capacidades de seu filho? Você poderia ajudá-lo a manter seu esforço durante todo o ano, se necessário? Você pensou na possibilidade de que ele não esteja no nível adequado?

A resposta a essas perguntas o(a) ajudará, em parte, a tomar a decisão mais benéfica para a criança. Só lance esse projeto se você obteve, do professor e da direção, a possibilidade, no caso de fracasso, de voltar à classe original.

• *Armadilhas a evitar*

Se o seu filho se mostrar hesitante, não o force.

Não despreze a opinião do professor, que o conhece melhor do que você *no plano escolar*.

Seus desejos pessoais (e também os da família e de seu filho) devem inclinar-se diante dos interesses da criança.

Você foi sempre um aluno medíocre? Seu filho não é obrigado a resgatar a honra da família... por você. Não cabe a ele apagar seus infortúnios escolares.

Zoom
O lado bom de repetir o ano

É mais comum repetir do que "pular" um ano. Vamos dizer logo, pondo os pingos nos "i", que uma criança que repete não é forçosamente uma criança burra. Há uma grande diferença entre a inteligência e as capacidades escolares utilizadas. Pode acontecer de uma criança perder-se em pensamentos, preocupações, por um imaginário excessivamente carregado, que a impedem de usar a sua competência a serviço de sua escolaridade. Em casos extremos, crianças precoces podem repetir o ano. Também ocorre ser o aluno perfeitamente capaz de aprender, mas preguiçoso e mais inclinado a divertir-se do que a estudar. Nesse caso, trata-se de falta de maturidade.

Uma criança que vai para a classe superior quando não tem o nível ou a maturidade requeridos é inevitavelmente levada a acumular atrasos, fracassos, complexos e frustrações. Finalmente, conseguirá passar, mas não tão bem. Em muitos casos, repetir evita que esses problemas e esse mal-estar previsíveis se agravem.

Que sinais permitem detectar um atraso objetivo do aluno?
Seu boletim e a comparação de seus resultados com os dos outros alunos da classe são significativos. E também seu estado de espírito: discurso desvalorizante sobre a escola ou sobre os professores, recusa a ir à aula, mau humor generalizado.

A criança compreende mal as instruções; ignora o procedimento a seguir para resolver os problemas; apesar de sua aplicação, seu trabalho está sempre atrasado, acha que o professor dá dever demais; fica perdida sem a ajuda dos pais; seu sono é prejudicado (insônia, pesadelos), o apetite se modifica (devora ou pára de comer), torna-se taciturna e fechada.

Esses sinais, aliados à opinião desfavorável do professor e do psicólogo, devem estimular os pais a aceitarem a repetição.

Os psicólogos particulares oferecem uma segunda opinião interessante (ou até mais objetiva), já que trabalham fora do meio escolar.

Dito isso, qualquer que seja a decisão desses profissionais, os pais devem compreender que uma repetição é planejada para o bem da criança, não contra ela. Os pais não deveriam ficar tão afetados com isso, nem repreender a criança, desvalorizando-a ou perguntando "o que podemos fazer com ela". Essa atitude só pode minar a pouca confiança que seu filho tem em si mesmo, além de não o ajudar a fazer grande coisa no ano seguinte. Ao contrário, é preciso encorajá-lo para que ele se supere. Graças a esse ano de repetição, ele ficará mais aliviado, afirmará sua maturidade e obterá melhores notas, responsabilidades suplementares (representante de classe, por exemplo). Se a repetição foi adequadamente aconselhada, a criança não se aborrecerá; pelo contrário, preencherá suas lacunas num ritmo mais fácil para ela.

Todavia, qualquer que seja a classe da repetição, a personalidade da criança influi muito, e não podemos prever, absolutamente, sua reação.

capítulo 6

O Tempo dos Amigos

Por que os amigos se tornam tão importantes nessa idade? É porque, com eles, as relações são verdadeiramente diferentes daquelas com os adultos (pais ou professores). Não se trata mais de obrigações e deveres, mas de cumplicidades e afinidades. Muitas vezes, a criança é fascinada por aquele ou aquela que é radicalmente diferente dela. Essa diferença, que é também uma complementaridade, lhe permite sentir-se inteira e viver por procuração as experiências do seu *alter ego*.

Com os amigos, a criança encontra outra vantagem, muito interessante: não há mais relação de submissão como com os adultos, ou até com os irmãos, que era preciso respeitar porque são maiores ou menores; com os amigos, ela está em pé de igualdade.

Entretanto, os pais têm o direito de moderar o entusiasmo do filho e limitar as invasões dos amigos em casa. Há um tempo para tudo; para a família e para os amigos.

A outra dificuldade maior é intervir o menos possível nas amizades dos filhos. Aceitar o amigo escolhido equivale a admitir que seu filho pode "soltar-se", crescer e tornar-se mais autônomo.

Também é reconhecer o direito dele de decidir sobre seus gostos e paixões. É respeitá-lo. Dito isso, os pais são freqüentemente solicitados para consolar, pois nessa idade as amizades se fazem e se desfazem no mesmo ritmo que os amores das estrelas de cinema. Num único recreio, a criança pode perder todos os seus amigos e ser excluída da galera. Será necessário enxugar suas lágrimas, escutá-la, relativizar o acontecido, desdramatizar, e lembrar alguns valores verdadeiros sobre a amizade.

Ele não tem amigos

• *O lado dos pais*

Os pais sempre se fazem perguntas quando o filho está sozinho, isolado, ou, pior ainda, é rejeitado pelos outros. Evidentemente, não se preocupam demais quando se trata de inocentes briguinhas. Entretanto, quando a ruptura com os colegas é brutal ou a solidão dura há semanas ou meses, eles se perguntam se não existe um mal-estar mais sério.

• *O lado da criança*

Cecília gostaria muito de fazer parte da turma, mas só que Valéria não quer. Muito magoada, ela sofre por ser rejeitada e incompreendida. Talvez, levando balas para a escola ou dando aquele seu brochinho rosa para a pior inimiga do momento, pudesse resolver o caso? De qualquer forma, não devo dizer nada em casa, pensa Cecília. Seria humilhação demais.

Artur também fica sozinho no recreio, mas está tão habituado que isso não parece afetá-lo muito. Ele se diverte ou lê uma história. Mergulhado em seus devaneios, mantém-se alheio à efervescência ambiente e se acha muito bem sozinho.

• *Opinião do psicólogo*

É entre os 6 e os 12 anos que começa o tempo dos amigos. Pouco a pouco, a criança se desvia do casulo familiar para abrir-se para o exterior e fazer novos contatos. Os irmãos lhe interessam menos; prefere os amigos.

Essa ação se desenvolve em dois períodos.

Primeiro período

Dos 6 aos 9 anos, as amizades se fazem tão rapidamente quanto se desfazem. A "melhor amiga" (mesmo que isso dure três horas) se torna rapidamente a pior das rivais (isso também dura três horas). O lugar no grupo está sempre em jogo e é submetido a condições. Os excluídos se tornam os excluidores; é como se fosse a "dança das cadeiras". Os segredos sussurrados são imediatamente revelados, as suscetibilidades feridas ("Valéria disse que Cecília era..."; logo, "Valéria não é mais minha amiga"). Lógica implacável. Em um recreio, a criança pode perder todos os seus amigos, pois as amizades se fazem e desfazem num ritmo alucinante.

No caso das meninas, o laço se baseia antes em devaneios, histórias inventadas entre amigas, confidências e pequenos presentes. No caso dos meninos, predomina a ação, com desafios, juramentos e códigos a não transgredir.

Os pais ficam desolados, porém, ao ver o filho se mostrar fútil. O tecido da amizade que se liga a esses detalhes lhes parece muito frágil. Eles não têm razão. Essa primeira etapa é necessária. A aprendizagem — feita de decepções, falsas amizades, verdadeiros ciúmes e rupturas — acabará dando à criança uma verdadeira maturidade nesse domínio. Graças a esse "estágio", terminado antes dos 10 anos, e a essa verdadeira preparação psicológica, ela aprenderá a fazer amizades sólidas, mais serenas e estáveis no futuro.

Segundo período

Dos 9 aos 12 anos, a criança passa para outro registro, mais confidencial, mais íntimo, eventualmente compartilhando verdadeiros segredos. Progressivamente, o número de amigos se restringe, pois a qualidade prevalece sobre a quantidade. Ela usa facilmente o superlativo: tem o *melhor* amigo de infância, o *melhor* colega de caratê, piano ou escola. E quando o ciúme ou a sensação de exclusão emergem, evidentemente ela sofre muito ("não me convidaram para o aniversário", "se ela é tua amiga, você não gosta de mim", "eu sou o teu melhor amigo ou o teu segundo melhor amigo?"). A criança fica exclusivista e exigente. Não suporta ser "traída" ou "abandonada". Caso contrário, é o drama...

É nesse contexto que uma criança fica isolada de modo pontual, mas relativamente freqüente, sem que por isso se deva dramatizar o quadro. Decepções e traições lhe deixam, às vezes, uma certa amargura que a leva a ficar à margem durante algum tempo. A solidão tem seus inconvenientes, mas também oferece preciosos momentos de pausa. A criança consegue reencontrar-se, conhecer-se melhor, ou até fazer falta aos outros, o que não é tão mau assim.

Por vezes, ela atravessa também períodos de solidão duradoura e mais profunda. Nem todos são necessariamente alarmantes. Uma criança solitária ou sonhadora pode bastar-se a si mesma. Com a sua coleção de selos ou de figurinhas, seu computador, sua música e seus livros, ela parece equilibrada e os pais sentem isso, o que relativiza os temores destes. Talvez essa criança tenha simplesmente falta de autoconfiança? Um dia, quando for matricular-se num clube de esportes ou jogos, ela irá adquirir segurança e descobrirá o interesse de relações mais abertas.

Os pequenos complexos físicos, as diferenças visíveis em relação aos outros provocam às vezes dificuldades mais sérias. Assim, um problema de fala, um excesso de peso, ser o último da classe podem resultar numa sensível depreciação por parte dos colegas, que levam a criança a se isolar apesar de sua dor intensa. Esse gênero de situação desemboca numa considerável falta de autoconfiança, ou mesmo agrava uma depressão latente (Cf. cap.10: "Isso é normal?").

"A solidão excessivamente longa se torna sofrimento", lembra Françoise Dolto.

Certos pais acentuam ou provocam o problema, inconscientemente. Há aqueles, rígidos ou autoritários demais, que se atribuem um direito absoluto de vigilância sobre o filho (amigos, lazer, leituras etc.). Acabam induzindo nele uma tal falta de segurança que suas dificuldades relacionais acabam por fazer dele a vítima ideal para os colegas.

Infelizmente, a superproteção chega ao mesmo resultado. O "pobre queridinho" fica reduzido a um papel de incapaz. De tanto ouvir "Não faça isso, não faça aquilo", ou "cuidado, você vai...", ele se torna totalmente desarmado diante das situações mais simples para uma criança de sua idade. De tanto permanecer no casulo familiar, entre um pai "policial" e uma supermãe, a criança acaba marginalizando-se ou transformando-se em motivo de todas as chacotas. Um mínimo de autonomia e independência lhe são necessárias para integrar-se a um grupo, brincar e fazer-se apreciar pelos colegas.

• *O que você pode fazer*

"Você não é mais minha amiga"

Se a sua filha vem fazer-lhe confidências, escute-a sem fazer muitos julgamentos nem tomar partido. Deixe-a desabafar todo o rancor contra a traição da melhor amiga. Ela ficará aliviada por escoar seus pensamentos desagradáveis... até a próxima vez!

Tente compreender, com ela, por que os amigos se afastam tão facilmente. Será que ela está sempre "emburrada"? É autoritária, agressiva demais? Deixa os amigos se expressarem? Sua forte personalidade talvez não admita outras galáxias no seu campo de gravitação? É bom que ela conheça o seu grau de implicação nessas brigas e saiba que cada criança tem, como ela, sua própria personalidade, seu caráter, seus temas de interesse, suas motivações, forçosamente diferentes dos dela. Isso leva naturalmente a falar de tolerância, diferença, relatividade, lealdade, empenho, fidelidade, reciprocidade e outros valores essenciais.

Situação freqüente nesse período: ela exige uma amiga só para si; quer exclusividade. Se não a obtém, sente-se rejeitada. Responda-lhe: "Podemos amar várias pessoas ao mesmo tempo. Eu, por exemplo, amo todos os teus irmãos e isso não tira nada de você. Acontece a mesma coisa com a Jaqueline."

Insista: ela deve aprender a dividir as atenções e colocar-se, com mais freqüência, no lugar dos outros.

Por sua vez, a professora pode lhe dar preciosas informações sobre o comportamento dela na aula ou no recreio.

Uma colega também pode ajudar. Basta perguntar, na saída da escola ou durante um lanche em casa, por exemplo: "Diga, Jaqueline, como se comporta a Mônica no colégio?" Depois, com sua filha, retome a conversa, para compreender como você pode melhorar a situação.

Para fazer relações e amigos

Estimule-a(o) a convidar os amigos(as) para a casa. Nem todos agradarão a você, mas tente não interferir nas suas escolhas.

A integração dele(a) a um grupo pode depender de um detalhe: por exemplo, fazer bijuteria, contar histórias, conhecer os segredos do último videogame, ser um campeão na cama elástica, saber subir em árvores. Faça com que ele (ela) compreenda que tem um verdadeiro trunfo na manga.

Insista no fato de que é preciso saber escutar o outro, esperar a vez e compartilhar, tanto para fazer uma amizade quanto para evitar um conflito.

- *Armadilhas a evitar*

Não force as confidências, deixe que elas ocorram. Se a criança quiser contar suas mágoas, ela o fará.

Não lhe diga: "Se perdeu uma, vai achar dez" ou "isso não importa, você é melhor do que elas (eles)". Mesmo que isso evite o problema, não ajudará seu filho. E essa é uma ótima ocasião para lhe transmitir uma verdadeira mensagem: nas relações humanas, não se controla tudo, o amor dos outros se conquista, se perde, mas não se compra etc. A criança precisa ser tranqüilizada, que se leve em conta seu sofrimento, que lhe sugiram os meios e as palavras para reverter a situação e avaliar-se a si mesma pelo seu justo valor. Inversamente, não se identifique com seu filho (filha), parecendo acabrunhado(a); ele (ela) acabaria acreditando que tem razão de pensar que está sozinho(a) e não serve para nada. A criança precisa da força e da convicção dos pais para superar essa provação passageira. Você não pode substituir o amigo que falta. Não é seu papel. Evite a superproteção; a criança teria ainda mais dificuldade em voltar-se para os outros.

Posso convidar a minha colega?

- *O lado dos pais*

Tudo o que é demais enjoa! Mal ela largou o telefone, sua amiga Vanda bateu à porta e instalou-se para passar a tarde. Você estava planejando um passeio em família? Vai ter que convidar Vanda. Você não convida? A senhorita faz cara feia porque está entediada e gostaria muito mais de passar o fim de semana com a vovó ou com Vanda. Vocês querem que ela fique contente, mas também precisam de um pouco de privacidade, não é?

- *O lado da criança*

Por que os pais são tão egoístas? Ela não está pedindo o impossível, só alguns momentos com a melhor amiga, em vez de ficar andando pelo quarto. O que sugerem eles, em lugar disso? "... Adiantar os deveres... ler um pouco... estudar piano... arrumar a bagunça... desenhar..." Tudo isso é muito chato! Como se não houvesse outra coisa a fazer!

- *Opinião do psicólogo*

Vamos ver o lado bom das coisas. As relações de camaradagem são um sinal de sociabilidade e de integração bem-sucedida num grupo. Provavelmente os pais não vão "torçer o nariz" vendo que o filho é muito solicitado! Enquanto ele tiver amigos, estará certo de que há um "público" que o aprecia e para o qual é importante. Ser esperado no recreio por um amigo ou pela "galera" é uma delícia.

Nesse período de elaboração da personalidade, o contato com os outros é enriquecedor. O amigo íntimo serve para que a criança se conheça melhor, se aprecie, e até como comparação.

Dito isso, nas amizades como em tudo, um certo equilíbrio é necessário. A ausência de amigos faz sofrer, amigos demais ou amigos o tempo todo talvez sejam o sinal de que existe algo errado. Será que a criança sente tanta falta de afeição em seu núcleo familiar? Seu apego ou sua identificação excessiva com seu *alter ego* são sintomas de um mal-estar?

Quem são essas crianças que têm uma perpétua necessidade de companhia?

• As mais sociáveis, geralmente curiosas e em ebulição incessante, mostram uma grande vontade de viver. As amizades são um pano de fundo indispensável para sua vida social. Essas crianças são leais e respeitam as regras instauradas no grupo. Seu lema foi cantado por Roberto Carlos: "Você, meu amigo de fé, meu irmão camarada."

• Os filhos únicos cujos pais são pouco disponíveis ou separados têm motivações bem diferentes. Para eles, os amigos servem, principalmente, para preencher o tempo livre e às vezes de maneira excessiva: existe apenas um eleito, mas ele está sempre presente, ou então existem vários, o que finalmente dá no mesmo: uma incapacidade de ficar sozinho consigo mesmo. Essa reação denota um sofrimento diante da solidão ou sentimento de abandono. Geralmente, os pais dessas crianças não se queixam da presença de tantos amigos na casa. Às vezes, até favorecem essa situação.

• Em contrapartida, também existem crianças superprotegidas pelos pais, e mesmo excessivamente estimuladas por eles, que introduzem um amigo no seio da família para melhor proteger-se desse excesso de proteção. Assim, os filhos não ofendem os pais e, além disso, conquistam companheiros da sua idade.

• Quanto aos caçulas, isolados na fratria, vão procurar no exterior a cumplicidade de que precisam. Eles recompõem a própria tribo por identificação com os amigos. Os pais só podem aprovar o fato.

Essas situações têm um ponto comum: a onipresença dos "convidados", que tornam difícil a sensação de intimidade familiar. Ora, quaisquer que sejam as motivações da criança e dos pais, importa preservar um certo equilíbrio.

Existe um tempo para tudo: um tempo para a família, um tempo para os amigos, um tempo para si.

A coesão familiar passa, na maior parte do tempo, por pelo menos dois momentos-chave no dia: o tempo das refeições e a hora de dormir. Eles devem ser preservados e otimizados pela disponibilidade, abertura e escuta de cada um.

• *O que você pode fazer*

Vocês ficam mesmo perturbados com a presença intrusiva do(s) amigo(s)? Querem que a situação mude?

Em caso afirmativo, aqui estão algumas pistas.

Aproveitem uma mudança no curso da vida familiar (férias, notas muito baixas, conta de telefone muito alta) para analisar a participação de seu filho na vida da família. Ofereçam-lhe a oportunidade de expressar o que não vai bem.

Ele precisa de atenção em casa? Sente-se sozinho? Ou tem necessidade de mais intimidade para fugir da presença transbordante da família?

Digam-lhe que vocês refletiram e desejam que as coisas evoluam progressivamente: vocês tentarão estabelecer horas de refeição mais regulares, respeitarão mais a intimidade dele (porta fechada = não se entra no quarto). Expliquem-lhe a importância de estar sozinho consigo mesmo (ou em paz), de vez em quando. Ele precisa deixar que sua mente passeie, sonhe, se entedie, faça perguntas, sem pensar sempre em compensar o tédio ou as carências com a presença de amigos. Como fará ele mais tarde, diante dessas mesmas dificuldades, se nunca aprender a ficar sozinho?

Os invasores estão na casa

Os pais devem estabelecer limites, ou seja, fazer um *manual* de como lidar com os companheiros.

Definam precisamente os períodos em que a criança pode recebê-los, por exemplo nunca antes de terminar os deveres; também não em período de provas. Dito isso, antes dos 12 anos, não se justifica fazer os deveres entre amigos.

Seu filho tem o direito de convidar os amigos para almoçar ou para dormir durante o fim de semana, mas não durante a semana. Se ele tende a pôr os pais diante do fato consumado, impondo o colega, naturalmente vocês não são obrigados a aceitar.

Os pestinhas invadem o apartamento inteiro e até seu quarto? Sejam bem claros: a cada um seu território, senão haverá problema! Os pais, sem sentir culpa, têm o direito de pedir ao convidado que ajude seu filho a arrumar toda aquela bagunça antes de ir embora.

A questão do telefone

Também nesse setor, instaurem o toque de recolher: vocês não querem ser interrompidos durante as refeições, nem depois. Não se telefona depois de 20h30 ou 21h. Ligue a secretária eletrônica; durante o jantar, ela preserva o convívio. Mas, por coerência, essas regras também se aplicam a vocês, senão seu filho poderá um dia lembrar-lhes o ditado: "Façam o que eu digo, não o que eu faço."

Determinem um tempo limite: dez ou quinze minutos de conversação telefônica.

- *Armadilhas a evitar*

Vocês recebem amigos todos os fins de semana? Viajam sistematicamente com eles? Ficam pendurados no telefone à noite? Em caso afirmativo, seu filho apenas segue esse modelo: então não há do que reclamar.

Em lugar de deplorar a inconstância dele porque se entusiasma a cada dia com uma amizade nova, vocês podem ver nisso uma grande facilidade em fazer amigos. Tranqüilizem-se, mais tarde essas relações se tornarão, certamente, mais duradouras.

Zoom
A primeira festa

"Juro, mamãe, são só quinze! No fim, a gente arruma tudo e não vou pôr a música alto demais!"

Orgulhosos e confiantes, vocês estão encantados com essa primeira festa que mostra que, aos 12 anos, o seu meninão é quase um adolescente.

Mas, na última hora, diante dos "galalaus" que começam a chegar, vocês cobrem apressadamente as poltronas. De repente, a planta que vocês esqueceram de puxar para o canto parece tão frágil! E depois vocês somem, cruzando os dedos, como ele pediu. Das 18 às 22 horas, ele é o dono da casa.

Entretanto, dois ou três conselhos de veteranos não lhes serão inúteis para evitar uma catástrofe:

- Na véspera, previnam os vizinhos com um bilhete, agradecendo antecipadamente a compreensão pelo incômodo causado.

Para os preparativos, digam a seu filho que ele dispõe de um certo orçamento que não deve "estourar", e azar dele se, às 19h45, sobrar apenas uma garrafa de suco no fundo da geladeira. Ele também pode pedir aos amigos que tragam cada um uma bebida.

Eles parecem muito grandes, muito maduros e muito responsáveis, mas estejam certos de que é apenas aparência! Eles ainda adoram aquelas "bobagens" de criança. É inútil portanto pensar em oferecer uma refeição equilibrada; todo o mundo vai correr para a pizza e a Coca-Cola. Evidentemente, tudo servido em copos e pratos de plástico.

- Indiquem claramente a taxa de decibéis que não deve ser ultrapassada.
- Verifiquem se todos os convidados previram um meio de transporte para a volta. Não é raro que, na hora fatídica, ao apagar das luzes e quando a maioria dos pais já buscaram seus filhos, dois ou três "abandonados" confessem que são obrigados a dormir na casa de vocês.
- No dia seguinte, sejam tolerantes, forçosamente haverá manchas no tapete. Armados de boa vontade, seu filho e alguns amigos que ficaram especialmente para arrumar lhes prometeram deixar tudo limpinho, mas depois de quinze minutos encerraram o trabalho, declarando que "já estava bom". Em

lugar de levantar a voz para estimulá-los, ajudem a fazer a arrumação. Depois de tudo terminado, seu filho, feliz, os abraçará dizendo que foi o melhor dia da sua vida... Valeu fazer um certo sacrifício, não é?

Não suporto sua melhor amiga

- *O lado dos pais*

Como Emília pode ficar tão embevecida diante dessa menina de 12 anos? O que Alex viu no colega, sem graça e mal-educado ainda por cima?

Todos os pais ficam, cedo ou tarde, diante deste dilema: proibir a amizade com a peruinha e o grosseirão, ou demonstrar uma paciência infinita, até que o filho abra os olhos.

O velho provérbio "Diz-me com quem andas e dir-te-ei quem és" seria verdadeiro? Os pais se sentiriam ameaçados pelo intruso tão apreciado? Deveriam idealizar menos seu filho, afinal não tão perspicaz em suas amizades?

- *O lado da criança*

Emília insiste em conviver com Nina, porque ela é bem mais divertida do que sua velha companheira de creche, que estuda solfejo e ainda lê contos-de-fada. Nina escuta música tecno, conhece todos os grupos de rap, veste-se na última moda, usa maquiagem, faz rir a classe inteira. Em resumo, é fascinante!

Alex acha que os pais exageram. Seu colega preferido tem boas razões para nunca dizer "bom dia, obrigado": é tímido. Mas, ao lado disso, tem muitas qualidades. Exemplo: é fera nos patins e superdotado para os videogames. Ninguém como ele para salvar a princesa, evitando armadilhas e ciladas.

- *Opinião do psicólogo*

Os pais têm certa tendência a identificar o filho com o amigo e acham que, com a convivência, o primeiro poderia tornar-se igual ao segundo. Nada confirma isso. A criança pode *justamente* ficar fascinada por alguém radicalmente diferente e complementar, para sentir-se inteira. Além disso, graças ao seu *alter ego*, ela espera viver certas experiências por procuração. É o caso de Emília, que "solta a franga" através de Nina.

A criança também pode escolher um amigo com o qual tem pontos comuns ou afinidades: viver sozinho com a mãe, ter um pai muito severo, compartilhar a mesma paixão pelos videogames, pelos dinossauros ou pelo futebol. Essa cumplicidade as torna mais fortes e lhes permite afastar-se, juntas, do colo familiar.

Por princípio, os pais não deveriam intervir na escolha do amigo. Acolher o amigo equivale a aceitar que o filho se solte, cresça e se torne cada vez mais autônomo. Também é admitir que ele tenha seus próprios gostos e suas paixões. É, portanto, *respeitá-lo.*

Mas em caso de más companhias comprovadas, é preciso intervir. De maneira não autoritária, mas com argumentos.

O exemplo de Marina ilustra bem o interesse de uma intervenção prudente dos pais. Aos 11 anos, ela estava literalmente enfeitiçada por uma aluna de sua classe, que parecia bem mais madura e exercia uma influência má sobre ela. A jovem se vestia toda de preto, estilo "gótico", usava mecha vermelha no cabelo, escutava o Nirvana. Falava em suicidar-se, como o cantor do grupo, Kurt Cobain. Ela entregara a Marina, para que os escondesse, um tubo de comprimidos e seu diário.

A mãe de Marina, preocupada com razão, acabou tendo uma grande conversa com a filha durante quase toda a noite, explicando ponto por ponto sua inquietação e seus medos e fazendo perguntas: por que essa adolescente, aparentemente tão forte, precisava de comprimidos para se acalmar? A partir desse dia, o encanto se rompeu. Marina conseguiu tomar distância. Sua mãe obteve esse resultado com facilidade e lhe deixou a liberdade de fazer sua experiência, escolher, comparar, enganar-se...

- *O que você pode fazer*

A primeira coisa é estabelecer limites (cf. "Posso convidar a minha colega?"). Mas se você se opõe sistematicamente a seu filho, pode reforçar suas más tendências. Se ele não puder convidar de vez em quando o melhor amigo, ficará tentado a encontrá-lo sem que você saiba. Assim, é melhor ter o objeto do litígio sob controle de tempos em tempos, para poder reagir se o convidado ultrapassar os limites.

Você também pode sugerir que os cúmplices se encontrem... na escola. Uma vez só com o seu filho, não hesite em expor as razões de suas reticências (má educação, impertinência, má influência etc.). Em nome de quê você teria que suportar tudo?

Diante de más companhias comprovadas, mantenha a escuta e o diálogo a qualquer preço, estimule o espírito crítico do seu filho. Admita as observações dele e exponha seus próprios argumentos.

Em lugar do bando de companheiros que o leva para o mau caminho, proponha uma atividade regular que possa realmente afastá-lo deles, como o teatro, um curso de cinema, o boxe ou o caratê. Nessas atividades, os participantes se afirmam de maneira bem mais positiva, saudável e além disso perfeitamente orientada.

- *Armadilhas a evitar*

"Ela já é bem grandinha para saber o que faz", pensa você. Pois bem, esse não é um motivo para suportar suas más companhias! Entre os 6 e os 12 anos, uma criança ainda é uma criança, e supõe-se que os pais devam *educá-la*, sem se sentirem culpados por exercerem um mínimo de autoridade. Afinal, é para o bem dela.

Se você mesmo(a), na sua infância, conseguiu se safar desse mesmo problema, não se identifique demasiadamente com o seu filho. Talvez ele não saiba fugir dessas companhias. As épocas são diferentes. No colégio, as solicitações são mais precoces e mais perigosas do que antigamente (drogas, roubos, situações arriscadas, violência escolar etc.). Além disso, a vigilância coletiva atual não é mais a mesma de trinta anos atrás. Que adulto se sentiria disposto, hoje, a repreender uma criança que se comportasse mal na rua?

Em contrapartida, cuidado para não abusar de sua autoridade. Escute os argumentos do seu filho antes de decretar que suas companhias são realmente desaconselháveis. Pelo menos faça o esforço de convidar esses amigos para ter uma idéia. Na dúvida, peça a opinião de seu marido (ou de sua mulher). Talvez, ele(a) relativize sua preocupação.

capítulo 7

A Televisão, o Lazer

Um tempo para sonhar

Num momento ou outro do dia, a criança deve ter tempo para descansar, devanear, fazer o que gosta e não fazer nada. Sem obrigações. Muitas vezes, ela desperdiça esses pequenos momentos, ao acaso dos "vazios" em seus horários, entre o trabalho escolar e a atividade lúdica ou esportiva.

Um tempo para se distrair

As atividades extra-escolares (esporte, expressão corporal e artística, jogos e espetáculos) ocupam um lugar importante no desenvolvimento da criança, principalmente quando essas atividades são recreativas e não comportam obrigação de resultado nem de desempenho. Elas existem para dar prazer e permitir à criança expressar sua sensibilidade, como não poderia fazer em outras situações. Elas são um verdadeiro território livre, pois não são impostas pelos pais, mas escolhidas pela criança.

Um tempo para realizar o sonho dos pais

As atividades artísticas, como a dança e o piano, que exigem trabalho, ensaios, ocupam um lugar à parte no seio das atividades extra-escolares. É preciso considerá-las não como um simples relaxamento — mesmo que desenvolvam a personalidade da criança e sua sensibilidade artística —, mas como um esforço que ela deve fazer. Assim, os pais devem medir esse esforço e compreender que ele se acrescenta aos outros, já solicitados na escola ou em casa. Isso não significa que seja necessário suprimir essas atividades, longe disso, mas considerá-las como áreas de trabalho que vêm se superpor aos esforços escolares. Com isso, alguns pais diminuirão as exigências em certos momentos do dia, e aceitarão melhor que a criança ceda à tentação de descansar na cama ou ver televisão.

Ele quer um bichinho

• *O lado dos pais*

A cada seis meses, obstinadamente, seu filho volta ao assunto favorito: um bichinho em casa. Você acaba se comovendo com essa insistência: é a primeira vez que ele se apega tão intensamente a um projeto. Então: é preciso concordar apesar de sua hesitação ou dizer não apesar de toda essa sinceridade?

• *O lado da criança*

Aos 10 anos, ele ainda sonha com um animal para lhe fazer carinho, dar ordens, passear, divertir-se, ser amado e compreendido por esse companheiro, não importa o que ele faça. Na idade dele, ele quer algo real. Brinquedo de pelúcia e boneco, isso é coisa do passado.

• *Opinião do psicólogo*

A partir dos 6 anos, uma criança sabe por que quer um bicho de estimação e então se mostra muito persuasiva aos pais. Nesse período de seu desenvolvimento, ela já superou a fase de sadismo natural para com os animais. Tem menos necessidade de provar a si mesma que é forte e dominadora. Torna-se sensata e sabe o que pode acontecer se puxar o rabo da Felina ou montar nas costas do Jerônimo. Nessa idade, não tem mais tendência a identificar-se com o fiel companheiro, sabe respeitá-lo melhor, não tenta mais domá-lo a qualquer preço e usa toda sua persuasão ou sedução para que seu afeto seja retribuído.

A criança também começa a controlar melhor as emoções, adora dar mamadeira e fazer festinhas nos bebês; interessa-se naturalmente pelos animais, com os quais vai reproduzir esse comportamento: dar de comer, limpar, passear com eles, ensinar habilidades, fazer carinho, tudo isso a encanta.

O animal tem um papel muito positivo no desenvolvimento afetivo da criança e a ajuda a compreender noções às vezes delicadas: se a criança é levada a tomar algumas medidas punitivas contra o animal, conscientiza-se de que sanção não quer dizer rejeição e desamor, já que ela precisa punir o companheiro mesmo continuando a amá-lo.

Evidentemente, como a criança não pode esperar reais gratificações por parte de um peixinho vermelho ou de uma tartaruga, ela prefere, em geral, os gatos e os cães, que são mais expressivos. Os hâmsters e outros pequenos roedores são sucedâneos válidos para aqueles que não podem adotar um animal que exija muito espaço. Eles são perfeitos para as crianças de 10 anos e mais, que se interessam pelo aspecto "científico" das coisas, com a observação dos comportamentos predominando sobre as trocas afetivas.

Antes de concordar, os pais devem ponderar e levantar questões concretas. Sabe-se que, por ocasião das viagens de férias, muitos animais são abandonados.

O que fará a criança, se não puder levar o companheiro para o lugar das férias? Em caso de agressividade de seu animal, aceitará que a separem dele? Admitirá facilmente que se castrem os machos ou se esterilizem as fêmeas?

A propósito, está consciente das limitações que a presença do animal acarreta na casa? Um cão pede muita atenção: banho e tosa freqüentes, sair todos os dias chova ou faça sol, fazer exercício, preparar as refeições, ensiná-lo a andar com coleira na rua...

Além disso, a criança deverá aprender a dividir o tempo de modo equilibrado entre o trabalho escolar, o lazer, os amigos e o cão. Assim também, deverá aceitar regras de higiene precisas.

De seu lado, os pais avaliam perfeitamente certos problemas (saídas, limpeza da casinha, cheiros na casa, unhas do gato no sofá), mas estão bem informados sobre o adestramento e o custo financeiro do animal?

Eis algumas respostas.

Um cão leva cinco a seis meses para aprender a fazer suas necessidades fisiológicas no lugar certo. No início, são obrigatórias as saídas regulares, a cada três horas aproximadamente.

O adestramento também é delicado. O cão nunca deve dominar a criança, situação que poderia se tornar fonte de acidentes. Durante as primeiras sessões de brincadeiras, o animal testará o seu jovem companheiro. É então que os pais devem estar especialmente atentos e não tolerar o menor rosnado.

• *O que você pode fazer*

Se não quer aceitar

Explique suas razões à criança: espaço muito reduzido, pouca disponibilidade, investimento muito pesado, problema das férias etc. Em resumo, mostre que depois de pesar os prós e os contras, você não pode aceitar. E é direito seu! Lembre também os valores de respeito e fidelidade. Não se ganha um animal, adota-se. É um verdadeiro compromisso com ele, e se não se pode cumpri-lo, deve-se pensar nas conseqüências disso... antes.

Você está disposto(a) a ceder, mas com garantias

Peça a seu filho para escrever uma lista das tarefas que a família terá que fazer para a manutenção do animal, acompanhada das obrigações que caberão *a ele*. Também pode ser acrescentada uma carta expondo os motivos. Por que ele o deseja tanto? Esse texto pode constituir um contrato entre vocês, assinado por todos. Diga-lhe que você não hesitará em lembrar-lhe essas regras, caso haja problema.

Peça-lhe também uma participação financeira simbólica, tirada da mesada ou do cofrinho. Nessa idade, quando as crianças são "mão-fechada", esse gesto será uma condição indispensável para que ela se empenhe.

Se a criança não parece pronta para assumir sua parte, adie a decisão até que demonstre mais maturidade e motivação.

Às vezes, o pedido pode assumir forma comovente, como esta carta de Alice, 7 anos, que mobiliza todos os meios de que dispõe:

O QUE PRECISA FAZER

Precisa: trocar a água — dar cumida — pôr num lugar bom porque pode chover — tratar bem — limpar a casinha.

PURQUÊ?

Eu nunca tive bichinho de estimação na minha vida muita colega minha tem e eu fico com inveja no bom sentido. Eu queria ter um bicho mas o beto tem a lergia de pelo de animau. Assim, só poço ter animau sem pelo, que é um peixe ou dois. Pra mim vai ser uma compania pela primeira vez na minha vida eu vou ter um bicho PRA MIM!

Se você concordou

Logo que o animal chegar, adote bons hábitos, pois tudo se decide nos primeiros dias, quando Jerônimo e Felina marcam seu território. Depois, será mais difícil intervir...

Por razões de higiene, os veterinários recomendam que o recém-chegado não durma na cama — nem no quarto — da criança.

Ensine a seu filho entusiasta que não deve deixar que o animal lhe lamba o rosto. Depois de acariciá-lo, deve evitar levar as mãos aos olhos ou à boca e lavá-las regularmente.

Lembre que, quando o animal está dormindo, não se deve despertá-lo. Senão, cuidado com as unhadas ou dentadas intempestivas.

Seu filho espera verdadeiramente adotar um animal, mas você não. Entretanto, as razões dele são boas, sua motivação é sólida, mas você não sabe como recusar. Outra solução: a negociação.

Em vez de comprar um cão ou um gato, muito intrusivos, por que não tentar peixinhos vermelhos, uma tartaruga, pássaros ou um hâmster? Eles serão mais fáceis de "hospedar" na casa do vizinho, se necessário. E se tudo correr bem, talvez você hesite menos diante da idéia de adotar um animal maior.

- *Armadilhas a evitar*

Não ceda aos caprichos do menino de 6 ou 7 anos que exige este dálmata, e já! É a prova de que ele não avalia o que está pedindo! Adie... até que ele tenha mais maturidade.

Se você adotou o Jerônimo ou a Felina, **não exija demais de seu filho. Antes dos 12 anos, ele não será verdadeiramente capaz de desempenhar *com constância* as obrigações que um animal de estimação acarreta.** Feche os olhos se, de vez em quando, ele esquecer de limpar a cama do gato ou de escovar o cachorro.

Zoom
Que raça escolher?

Os cães de pequeno porte nem sempre são a melhor escolha. Um grande labrador pode ser muito mais afetuoso do que um pequeno fox-terrier nervoso. Uma criança um tanto agitada terá necessidade de um cachorro calmo, que responda com a fuga e não com a agressão. Uma criança tímida se sentirá melhor com uma raça vibrante, que vai estimulá-la um pouco.

Outras informações: entre as raças muito na moda, os dálmatas, tão encantadores quando filhotes, exigem muita atenção na idade adulta e podem até tornar-se agressivos. Os huskies de olhos azuis, durante algum tempo muito em voga por causa de *Caninos brancos*, precisam de várias horas de exercício por dia e sofrem com os climas quentes. Os terriers e os shar-peis têm um temperamento mais independente ou imprevisível. Pastores alemães, cocker-spaniels e boxers são bastante dóceis; os galgos são ternos. Evidentemente, ninguém ignora que os bull-terriers, staffordshires e outros pitt-bulls fazem parte da categoria dos cães absolutamente indesejáveis.

A televisão ou os livros?

• *O lado dos pais*

Mariana é fascinada por televisão e acaba apressadamente os deveres para assistir à sua novela favorita. Durante o fim de semana, os passeios a aborrecem, a visita ao museu vira um drama: ela não pode perder a programação do seu canal preferido. Os pais não sabem o que fazer para que ela leia um pouco ou simplesmente saia para dar uma volta.

• *O lado da criança*

Os pais, como sempre, "cortam o barato", e lhe parecem ultrapassados. Eles só falam de "livros", "museus", "concertos de música clássica", como se isso fosse o supra-sumo do Saber! Tudo isso é passado. Ela cresceu com a televisão e os computadores, o controle remoto e o *zapping*, os CD roms e o mundo virtual: é disso que ela gosta.

Os pais lhe impõem o gosto *deles*, sem se preocuparem com os dela. E se a gente invertesse os papéis? Será que algum dia ela já escolheu o divertimento deles? Será que já lhes impôs este ou aquele programa de televisão?

Ela quer apenas um pouco de respeito, ela não tem mais 4 anos e sabe perfeitamente o que é bom para ela! Depois que acabou os deveres (um pouco depressa demais, é verdade), eles não têm mais nada a exigir, pensa ela.

• *Opinião do psicólogo*

A televisão faz parte da paisagem lúdica e cultural da criança, que compartilha, com seus amigos, um interesse pelos mesmos programas.

Para a maioria, a televisão se tornou inevitável, fonte de prazer, de relaxamento e de conhecimento. Suas funções podem ser estendidas ao infinito; basta conectá-la a periféricos, como a Internet. Através de uma simples telinha, o jovem espectador tem a Terra ao alcance dos olhos. Partindo daí, não seria sensato proibi-la, seria fechar uma janela para o mundo. Entretanto, os temores dos pais diante de *uma televisão excessiva e devoradora* são legítimos. Quanto mais a criança se escraviza a ela, menos tem vontade de agir. *Em altas doses*, seus efeitos indesejáveis são bem conhecidos: atrasa a hora dos deveres, impede os encontros entre colegas, "apaga" a imaginação e o espírito crítico, a criança torna-se nervosa por excesso de passividade e às vezes hiperativa. Hipnotizada pelos programas massificantes, não faz mais esforços para pensar por si mesma.

E o pior, segundo os pais, é que a televisão impediria a leitura. Nesse ponto, vamos ser justos, esses temores não parecem muito fundados. Se é verdade que todas as pesquisas mostram um nítido recuo da leitura de vinte anos para cá, principalmente entre as jovens gerações, não é tão certo, em contrapartida, que a televisão seja a culpada. Christian Baudelot, em seu livro *Et pourtant, ils lisent* (Seuil, 1999), mostra que não existiria uma ligação direta entre o tempo dedicado à leitura e o tempo passado diante da televisão. (Pequeno comentário: o sucesso escolar também não estaria atrelado à leitura. Pode-se ler e não ter sucesso, e ter sucesso sem ler. "A razão essencial parece estar relacionada à diminuição do lugar da cultura literária na escola. A ênfase escolar, outrora literária, é hoje científica.")

Portanto, privar a criança de televisão para que ela leia é não apenas inábil mas também ineficaz. Isso apenas transforma a leitura em punição e a televisão em recompensa.

A verdade é que não se pode forçar uma criança a ler. Quanto mais se insistir, menos ela terá vontade. Como afirma o romancista e professor de francês Daniel Pennac no seu livro *Comme un roman* (Gallimard, 1992; col. "Folio", 1995): "O verbo ler não comporta imperativo", assim como também os verbos sonhar ou amar: "leia, sonhe, ame". Infelizmente, não se trata de apertar um botão para que as coisas funcionem. Elas são, ao mesmo tempo, bem mais complicadas e muito mais simples.

O amor aos livros começa cedo, na primeira infância. Ele deve ser construído e preservado. À noite, durante o ritual da hora de dormir, luz suave, voz baixa, o anjinho, maravilhado, escuta a história da Cinderela ou dos Três Porquinhos contada pelos pais. A cada vez, ele pede a mesma história, para melhor dominá-la, sentir de novo as emoções originais e entrar na pele do herói. O tempo passa, ele vai para a escola e aprende a ler... Talvez seja então que começa o afastamento desse objeto mágico. Enquanto ele balbucia os primeiros textos, os pais param de contar histórias. Pouco a pouco, o livro se torna para ele um mundo de saber e de obrigações. O encantamento e a gratuidade se perdem, predominam os deveres. A escola já modificou sua relação com a leitura. Agora, ele tem de compreender o sentido do texto, dar explicações, fazer fichas, analisar, resumir...

É nesse momento, por volta dos 7 ou 8 anos, que os pais deveriam continuar a ler para ele em voz alta. Ele se apaixona por todo tipo de textos, mas ainda não tem a técnica para dominá-los.

Outro erro dos pais vem, às vezes, do excesso de exigências. Querendo fazer o melhor possível para preparar a criança para o vestibular desde a escola primária, alguns impõem perseverança, ritmo de leitura e horários.

Pennac defende os *direitos imprescritíveis do leitor*: direito de não ler, de saltar páginas, de não acabar um livro, de reler, de ler qualquer coisa, de ler em qualquer lugar, de não seguir a seqüência do livro, de ler em voz alta etc.

Uma coisa é evidente: para gostar de ler, é preciso ter prazer nisso.

- *O que você pode fazer*

Dos 6 aos 8 anos, estabeleça o princípio de que não se liga a televisão sem pedir autorização. Estimule seu filho a escolher os programas antecipadamente, e não a ligar a televisão "para ver o que tem". Mas não escolha no lugar dele. Apenas sugira algum programa.

Quando ver televisão e até que hora?

Evite deixá-lo plantado na frente do aparelho de manhã cedo, pois para algumas crianças isso é especialmente desmotivante. Mas, se ele insistir, faça uma experiência. Se ele for capaz de desligar quando você lhe diz para ir para a escola, é que ele pode ver televisão de manhã. Se, ao contrário, ele teimar e "ficar enrolando", não pode. É muito simples.

Pode assistir à televisão todos os dias depois da aula? Depende do contexto. Se seu filho está isolado, sem irmãos, sem animal de estimação, sem pais disponíveis e se os deveres estão feitos, por que não? Mas imponha, pelo menos, que ele se limite a ficar diante da TV apenas enquanto durar seu programa favorito. Os pediatras calculam que uma hora por dia já é suficiente.

Quanto a ver televisão depois do jantar, parece mais razoável só autorizá-la nas vésperas dos dias em que não houver aula. Nesses dias, e até 22h30 no máximo, para essa faixa etária.

Mantenha também um certo equilíbrio. Seu filho não pode contentar-se com a televisão como única recreação. Ele também deve relaxar com qualquer atividade física, ler ou ficar na cama sem fazer nada, expressar suficientemente sua afetividade e sua sensibilidade através da pintura ou do desenho.

Estimule-o a convidar os amigos e a visitá-los. Nessa idade, a amizade ocupa um lugar privilegiado. Se ele fica apenas diante da televisão, sem nenhum contato com o exterior, talvez seja para preencher um vazio do seu pensamento que ele não quer ou não pode ocupar. (Cf. cap.6: "O tempo dos amigos".)

E o computador? Desde a mais tenra idade, algumas crianças se habituam a ficar diante de uma tela de televisão; elas vivem num universo de botões, *mouses*, controles remotos e sabem manejá-los intuitivamente.

Os "produtos" que lhes são propostos são especialmente adaptados à sua curiosidade e à sua maneira de pensar. Hoje, graças aos CD-roms e à Internet, elas podem aprender brincando, sem serem obrigadas — como nos livros — a seguir, ao longo da página, o desenrolar imposto do relato (o que requer uma atenção constante e o respeito ao curso lógico do pensamento).

Com os novos meios de comunicação, elas podem escolher o seu próprio trajeto, clicando aqui ou ali, sem preocupar-se com ordem ou cronologia. Elas "pulam" ao sabor da imaginação, ou antes, "navegam", o que lhes permite escapar à coerção e à regra. É por isso que o computador agrada tanto às crianças com dificuldades na escola. Além disso, as possibilidades são inesgotáveis. Graças aos CD-roms, a criança pode morar no Brasil e visitar o Louvre quando quiser. Pode escutar uma cantata de Bach e encontrar-se visualmente mergulhada no universo do compositor.

A Internet dá acesso a uma multiplicidade de propostas. Alguns provedores oferecem programas específicos para crianças, dos quais todas as páginas indesejáveis foram expurgadas (sexualidade, violência, política etc.), o que, obrigatoriamente, não dispensa os pais de "darem uma checada", de vez em quando.

É compreensível que essas possibilidades possam levar também a abusos. Algumas crianças são tão "conectadas" que os pais têm dificuldade em afastá-las do computador. Então, o que fazer? Um conselho simples: logo de início, estabelecer limites, ainda mais porque tudo isso custa dinheiro e ocupa uma linha telefônica durante o tempo da consulta.

Se seu filho é "viciado" em televisão ou computador, instaure novas regras. Por ocasião de um acontecimento preciso (notas más, volta às aulas, retorno das férias), tenha uma conversa franca com ele para lhe explicar que tal situação não pode mais continuar.

Não é tanto a tela que desagrada aos pais, mas a passividade da criança, horas a fio diante do aparelho. Ela deve aprender a voltar-se para outras ocupações, para o bem de seu equilíbrio. E, nesse aspecto, tudo é possível: passear com você num museu, mergulhar num livro apaixonante, ou simplesmente "viajar" em seus pensamentos de pré-adolescente. Essa é uma maneira, como outra qualquer, de ser um ator da própria infância, e não apenas um passivo consumidor de televisão.

• *Armadilhas a evitar*

Não diabolize a televisão, proibindo-a pura e simplesmente ou escolhendo muitas vezes os programas no lugar da criança. Ela cresceu, não esqueça... Evite dizer o tempo todo: "Em vez de ficar vendo essas besteiras, era melhor você pegar um livro." Esse é o caminho mais certo para que a leitura se torne castigo.

A respeito da leitura, justamente, evite certos erros comuns, como considerar as histórias em quadrinhos ou as revistas (de esporte, de jogos, de moda) como "de segunda categoria". A leitura não se resume aos romances.

Zoom
Atraí-lo para programas culturais!

Uma visita ao museu ou a um centro cultural, por exemplo, não se improvisa de um dia para outro. Para garantir o sucesso dessas "expedições", escolha temas que interessem a seu filho para que essas saídas não se tornem para ele sinônimo de tédio ou de aprendizagem escolar. Opções não faltam.

Alguns museus propõem aos jovens atividades e coleções planejadas para eles. Muitas vezes, as crianças voltam com um "diploma", textos ou pequenas lembranças para motivá-los a retornar. No local, estimule seu filho a desenhar o que vê, deixe que ele compre um postal para colar no diário ou para se lembrar desse momento. Principalmente, faça com que a visita não dure tempo demais (freqüentemente, uma hora é o máximo, nessa idade). É melhor voltar, se necessário, do que "ver tudo" metodicamente, sem perder nada. Às vezes, essas primeiras experiências podem se limitar a um primeiro contato, para que a criança se impregne do clima.

Se, apesar de suas tentativas, ela continuar a entrar de má vontade nesses "templos da cultura", não insista, você poderia bloqueá-la definitivamente. Tenha paciência, talvez a hora chegue graças a uma excursão do colégio que ela achar apaixonante, por exemplo. Enquanto isso, console-se admitindo que ela não é obrigada a gostar de *tudo* e que ela tem seus centros de interesse do momento (esporte, música, teatro etc.).

Videogames, filmes e brinquedos violentos

• *O lado dos pais*

Você já lamenta que seu menino "elétrico" fique imobilizado por um videogame, mas que ele tenha prazer em abater inimigos virtuais... com isso você *não concorda*. As imagens hiper-realistas chocam você a tal ponto que a diferença entre o efeito produzido em seu filho e em você é impressionante.

Será que, sem saber, você gerou um filho do Rambo? Mas, na verdade, de onde vem esse jogo? Como ele entrou na casa? De qualquer forma, nem pensar em ter em casa essa violência que se tornou a regra. Mas será que você pode dar marcha a ré?

• *O lado da criança*

Por que essa raiva por parte dos pais? Ele está quieto no seu canto e não atrapalha ninguém. É claro que há cadáveres nesses jogos, mas é justamente isso que é interessante. Não existe melhor diversão, pensa ele. E depois, que bicho os mordeu, estão espantados... Mas já faz muito tempo que esses videogames (ou os filmes violentos) enchem os armários dele. E até agora, eles não se incomodaram! E por que deveriam se incomodar, se é "de mentira"?

• *Opinião do psicólogo*

A violência é apenas uma das exteriorizações possíveis da pulsão agressiva que cada um traz em si desde a infância.

Desde os tempos da creche, um bebê sabe morder, empurrar, gritar, bater.

Na idade da razão, a criança já aprendeu muito bem a conter essa pulsão, expressando-a de maneira mais aceitável socialmente. Supõe-se que ela conheça os limites que não devem ser ultrapassados, embora estes devam ser sempre lembrados; sabe, teoricamente, quem são os representantes da lei (pais, professores, policiais etc.); assimilou as regras sociais e educativas elementares que permitem comportar-se em relação aos outros com respeito, polidez e reciprocidade, regras que limitam ou evitam a violência.

Dito isto, vale lembrar que algumas crianças não conseguem dominar sua agressividade por simples falta de maturidade. É o caso de Marcos (8 anos), que ainda confunde o real e o imaginário, deixando-se dominar por imagens excessivamente violentas a ponto de atacar o irmão menor; é o caso de Lucas (10 anos), que não admite que a máquina ganhe dele e quer vencê-la a qualquer preço, mesmo prolongando a partida indefinidamente, para ficar com a última palavra. É o caso de Ronaldo (12 anos), que nunca teve outra válvula de escape para exercitar a imaginação senão esses jogos.

Os pais têm aqui um verdadeiro papel educativo a cumprir; ainda podem limitar ou proibir ao filho de 10 ou 12 anos esses jogos que eles sabem ser verdadeiras bombas de efeito retardado.

Em contrapartida, se seu filho controla os instintos belicosos e libera a agressividade durante o tempo do jogo, sem se deixar dominar posteriormente, não há razão para muitas preocupações, pois esses jogos, que tanto lhe agradam, têm também um lado bom: proporcionam sensações, surpreendem e permitem descarregar o excesso de agressividade, como se fossem um "exercício cerebral". O importante é que o jogador faça bem a distinção entre ficção e realidade.

Os jogos não-violentos (corrida de automóveis, xadrez etc.) são uma alternativa igualmente estimulante que os pais podem propor e estimular. O objetivo é ganhar ou ser o primeiro (rivalidade, competitividade, estratégia etc.), e não bater e tirar sangue. A pulsão é desviada: o jogador não contabiliza os cadáveres, mas se concentra num resultado. O espírito esportivo prevalece sobre o espírito violento; já é bem melhor, não?

Aliás, desta vez no campo do cinema, experiências feitas com crianças para as quais se projetaram imagens violentas mostram que elas ficam tranqüilizadas e "voltam ao normal" quando podem expressar suas emoções depois do filme, como se faz às vezes depois de uma sessão de cinema. A discussão favorece a desmistificação dos comportamentos observados, dos acontecimentos ou da realidade reconstruída no roteiro. "A partir do momento em que se ensina a um indivíduo analisar o que vê, em que é estimulado a estar alerta e a fazer a si mesmo perguntas relativas à retórica da imagem e às técnicas empregadas, o telespectador tem todas as chances de controlar o processo", pensa o professor Marcel Frydman em seu estudo *Télévision et violence* (Éditions Médicales Internationales, 1993).

Em outras palavras, se seu filho tiver a possibilidade de se expressar depois de um filme excessivamente violento, poderá liberar emoções negativas armazenadas nele. Cabe aos pais interferir, caso vejam o filho adotar comportamentos agitados e descontrolados.

• *O que você pode fazer*

É preciso saber: existem normas de utilização para os videogames, como para qualquer brinquedo de criança. Um menino de 8 ou 10 anos não deve usar um jogo agressivo, reservado aos maiores. É como se lhe permitissem ver um filme "proibido para menores de 12 anos". Os vendedores podem, nesse ponto, dar conselhos úteis. Basta procurá-los, o que supõe, evidentemente, comprar o jogo em questão junto com seu filho.

Se este sempre fica nervoso depois das partidas, é porque estas duram tempo demais ou ele está usando jogos que não lhe convêm; a conclusão é evidente: você tem o direito de restringir seu uso até que ele evolua.

Quanto aos filmes violentos, é melhor respeitar a indicação "proibido para menores de 12 anos", mesmo que o seu filho aparente mais idade ou afirme que "está careca de ver essas coisas". Ele também pode levar para casa jogos que lhe parecem convenientes mas que horrorizam os pais. O que fazer então? Agir segundo seus princípios ou respeitar a escolha dele? Na dúvida, melhor proibir; isso evita derrapagens. Argumente: "Não quero essa violência aqui em casa, porque tenho medo por você. Essas imagens são anormais e você é novo demais para vê-las. Na casa deles, seus colegas farão o que quiserem, mas aqui é assim!"

Se os irmãos mais velhos vêem um filme em que os personagens se massacram com desenvoltura (*Nikita, Seven, os sete pecados capitais, O silêncio dos inocentes, Hannibal*), e ele também quiser ver, dê uma resposta simples: "Você ainda é muito novo, quando tiver a idade deles talvez você possa ver." (Para aprimorar seus argumentos, veja o cap.8: "Dar a mesma coisa a cada um?")

A irmã mais velha lhe garante que a caçula pode ver essa versão do *Drácula* sem ficar com medo. Se você tem dúvidas, recuse. A mais velha não tem capacidade para julgar o que é bom ou mau para a menor. Também não tem o mesmo grau de apreciação do perigo e dos excessos de violência, pois, por princípio e quase por natureza, um adolescente vai além dos limites. Entretanto, ele sabe relativizar o que vê, mas pensa que os irmãos mais novos também sabem. Ora, antes dos 10 anos, a criança ainda pode pensar: "Por que o herói teria o direito de defender-se matando os inimigos, e eu nem posso dar uns murrinhos no recreio?"

Você deve, pois, manter a rota e proteger o mais novo.

• *Armadilhas a evitar*

Seja firme. Se seu filho ganhou de aniversário um videogame que o excita demais ou lhe parece terrivelmente violento, não hesite em trocá-lo ou deixá-lo de lado até que o menino tenha adquirido mais maturidade.

Não admita que ele brinque *exclusivamente* com esse tipo de jogo, mesmo que ele lhe pareça capaz de dominar suas pulsões agressivas. Mostre-lhe outros temas, lúdicos e atraentes (competição esportiva, RPG, caça ao tesouro, jogos de habilidade e destreza etc.)

Zoom
Ela adora livros de terror

Não vá imaginar que sua filha se torna cada vez mais estranha porque adora ler histórias horríveis na cama. O bruxinho Harry Potter já vendeu milhões de exemplares no mundo inteiro. A coleção "Rua do Medo" (ed. Rocco) tem diversos títulos interessantes. Isso sem falar nos livros de Lovecraft, como *Chamado de Cthulhu* e *Sussurros nas trevas* (ed. Campanário).

Nesses contos temperados com suspense, extravagância e humor, o leitor se parece com o herói. Não há mais fadas, reis ou dragões, mas gente comum como ele ou, no máximo, feiticeiras de aparência humana.

A escrita apresenta uma característica importante: ela imita exatamente a das séries da televisão. É curta, simples, direta, ritmada em seqüências breves.

Arrebatado por essas aventuras, o leitor se torna o arguto detetive, ou pelo menos o seu assessor. Nesse período de seu desenvolvimento psicológico, ele não tem consciência dos temores naturais que o assaltam, nem da razão pela qual ele age desta ou daquela maneira. Nesses livros, feiticeiras, tipos malvados, práticas obscuras, fórmulas enigmáticas são tão tenebrosos quanto *suas* angústias profundas. Ali, ele encontra iluminada a parte de sombra que carrega em si, que com isso se torna menos inquietante, pois tem menos segredos para ele.

A fase de latência é sucedida pela adolescência. A criança abandona seus velhos heróis e volta-se para o *Arquivo X* com Mulder e Scully. Os velhos truques de outrora se desgastam, ela ousa falar de suas fraquezas e agora quer superar os limites do corpo e os limites da família. Precisa de espaço, e a dimensão sideral chega na hora certa. Esse mundo fantástico não a amedronta exageradamente, pois agora ela é capaz de racionalizar para tranqüilizar-se.

"Não gosto mais de balé" (ou de piano)

• *O lado dos pais*

Há apenas um mês, Marina pedia com insistência uma nova malha de balé e sapatilhas de ponta. Que você comprou, é claro. Passado o primeiro trimestre, ela lhe comunica, simplesmente, que não quer mais dançar. E no entanto, vocês já tinham entrado num acordo.

Agora, o que fazer? Ceder ou obrigá-la a perseverar para que mais tarde não lamente a decisão?

• *O lado da criança*

É verdade que ela gostava de balé. Mas agora, apesar de todos os seus esforços e sua boa vontade, não se sente bem. Sabe que o curso já foi pago, mas na verdade não pensa em passar todas as segundas e quartas fazendo piruetas e saltos.

É chamada de volúvel e preguiçosa, mas será que podia recusar esse (novo) ano de balé? Se aceitou, foi em parte para tentar mais um pouco e em parte para contentar os pais.

• *Opinião do psicólogo*

OS PAIS DEVEM SER FIRMES

Antes dos 8 ou 9 anos, a criança em geral não compreende o sentido do esforço; privilegia seu prazer e quer tudo, imediatamente, sem treinar nem ensaiar regularmente os mesmos gestos ou as mesmas escalas musicais. Assim, precisa ser estimulada permanentemente para ter vontade de trabalhar.

Entretanto, é preciso pôr-se no lugar da criança que está crescendo e evoluindo. Ela tem o direito de mudar de motivação durante o ano. Discutindo com os colegas, pode descobrir outros centros de interesse e perceber que estava tomando outro caminho só para dar prazer aos pais ou imitá-los, pois eles mesmos tinham feito a mesma coisa. Assim, ela se dá conta de que deve voar com as próprias asas, separar-se dos anos da infância e dessa atividade que a prendia a eles.

Geralmente, essa primeira recusa anuncia a guinada da pré-adolescência. Ela acompanha ao mesmo tempo um desenvolvimento físico e uma transformação da personalidade. Consciente do mal-estar provocado, a criança em geral vai propor uma mudança para atividades simultaneamente semelhantes e diferentes: ginástica rítmica, tênis, judô ou caratê podem substituir a dança, o violão substituir o piano...

O que está se expressando não é uma ruptura, mas uma evolução, antes de tornar-se um dia uma revolução adolescente.

Aliás, aos 6 ou 8 anos, isto é, no fim do complexo de Édipo, a criança deixa de querer agradar aos pais acima de tudo e aprende a procurar o prazer. **Assim, ela não consegue aderir de maneira duradoura a uma atividade escolhida por eles enquanto ela própria não sentir necessidade. Mas isso só é possível depois de um tempo de ruptura, de reflexão e, enfim, de superação.**

Se a criança acaba renunciando à sua atividade, os pais podem tranqüilizar-se pensando que todos esses anos, ou meses, de prática não foram totalmente perdidos. Eles tiveram um papel benéfico, desenvolvendo a sensibilidade para alguns, e permitindo a outros extravasar um excesso de energia. Despertaram a criança para uma certa cultura do corpo ou do espírito.

Se a criança deve continuar, absolutamente, porque está próxima do objetivo ou porque não tem boas razões para desistir, os pais deverão, nesse caso, ser convincentes e saber empenhar-se pessoalmente (acompanhando a criança nas competições ou representações, ajudando-a a praticar) a fim de apoiar o seu esforço.

Quando se trata de uma atividade totalmente nova e a criança ainda se dedicou pouco, o problema é bem diferente. Errar é humano, principalmente para a criança! Antes de encontrar o que lhe agrada, não é raro que ela tente duas, três ou quatro atividades. Não se trata de inconstância, mas de uma dificuldade natural em avaliar o que lhe faz bem. Um dia, ela pode estar intimamente convencida de que a natação ou a cerâmica foram feitas para ela, e perceber, no fim da segunda sessão, que não é nada disso. Nesse caso, resta negociar. Será que é possível trocar uma atividade por outra no clube que ela freqüenta ou conseguir o reembolso do restante do curso? Em caso contrário e salvo razão válida, os pais podem insistir para que o filho cumpra seu compromisso até o fim do trimestre ou do ano pago. Depois, terá toda liberdade para mudar de horizontes.

- *O que você pode fazer*

É melhor estar preparado, principalmente se seu filho tem dificuldades para se decidir. Em lugar de matriculá-lo na atividade em agosto, por que não começar já no mês de junho para que ele assista a uma ou duas aulas a fim de entrar no clima (obrigações, horários, ambiente, competição)?

A partir do momento em que a escolha foi feita, faça um contrato com o seu filho. Se você pagar o ano, ou o trimestre, ele se comprometerá a ir até o fim. E, salvo razão válida, você não cederá; diga isso a ele.

Entretanto, se ele se obstinar na recusa, peça-lhe que diga seus motivos. Talvez ele tenha razões sérias: o professor mudou, seus amigos não estão mais ali, o nível é muito alto ou muito baixo (o que é desmotivante), os objetivos são intimidantes (competição ou espetáculo obrigatórios), as exigências parecem exageradas a cada aula. Então você deve considerar uma outra solução para que ele continue, apesar de tudo: mudar de curso, de professor, adotar um ritmo mais suave. De qualquer forma, antes de tomar sua decisão, peça um encontro com o professor para discutir a situação.

Não ceda à primeira dificuldade. Por exemplo, se ele se recusar a ir ao judô (ou ao xadrez), a pretexto de que o professor o repreendeu ou que os colegas são mais adiantados do que ele, ajude-o a superar esses obstáculos. Caso contrário, como reagirá ele diante das outras "provas" da vida, muito mais complicadas? Fugindo? É justamente graças a seu apoio e à sua maneira de relativizar as coisas que ele compreenderá que, no fundo, não é tão sério assim ser chamado à ordem ou ter um resultado medíocre. Aliás, essa é a regra do jogo. Praticando, ele ficará mais forte. Esse discurso, que você fará nessa ocasião, pode representar uma verdadeira linha de conduta para toda a vida.

Não esqueça de falar sobre a perseverança e o sentido do esforço. Na dança, na música, nas artes marciais, é preciso tempo antes de sentir um verdadeiro prazer e obter resultados.

Os primeiros anos são laboriosos, como quase tudo na vida. Eles exigem superar frustrações e adotar uma disciplina; e evidentemente estão repletos de momentos de desânimo. Mas depois é muito bom! Seu apoio ativo nesses momentos de dúvida pode ajudar seu filho a superar a crise.

- *Armadilhas a evitar*

Relativize. Não é tão dramático parar no meio do ano, caso haja uma boa razão. Se você, como seu filho, sabe que ele não abandonou por capricho, mas por razões sérias, então a decisão foi certa.

Não ocupe imediatamente o tempo livre com uma nova atividade; deixe passar um momento e, desta vez, previna: ele experimentará uma sessão ou duas, se possível, antes de se comprometer. Tudo bem?

Zoom
Ele se entedia

O tédio é como o sono; a criança precisa dele para crescer.

Aparentemente, nada acontece, mas tudo se encaixa em seu lugar. Esse momento de calma e inatividade é um verdadeiro luxo intelectual para a criança, um trampolim para seus pensamentos vadios e seus devaneios. É graças à riqueza do imaginário "que se desenvolvem a criatividade e, por conseguinte, as faculdades de adaptação e de inovação", observa a psicanalista Etty Buzyn, no seu livro *Papa, maman, laissez-moi le temps de rêver* (Albin Michel, 1995).

Durante esse breve tempo de reflexão, semelhante a um ponto de transição, a criança pode progredir e assimilar as experiências vividas.

O tédio, entretanto, é o inverso da estimulação intensiva, da saturação de informações, da multiplicação das atividades fora da escola, da autonomia acelerada. Mas não é tempo perdido, nem tempo morto; é um tempo para sonhar ou inventar, para renovar as energias, construir-se e até desenvolver-se.

Infelizmente, a criança não vê as coisas dessa maneira. Não gosta de entediar-se nem nesses encontros solitários consigo mesma. Durante o período de latência, ela foge deles para não ter que enfrentar os numerosos "assuntos pendentes" que a preocupam: notas baixas, pai ausente, irmão ciumento, exclusão do grupo de amigos, medo de crescer e outras angústias mais sérias para alguns.

Ela não tem mesmo vontade de dedicar-se à introspecção. Então, fica vagando pela casa, senta-se diante da televisão, assalta a geladeira ou pede a presença de um amigo.

Duas soluções sensatas: ou você não interfere (e suporta as soluções insatisfatórias que seu filho encontrar para fugir de si mesmo), ou então você lhe propõe uma atividade que talvez exija sua ajuda e presença para motivá-lo. Nesse último caso, abstenha-se de intervir imediatamente, pois a frustração de não fazer nada leva a criança a entediar-se e logo a encontrar-se um pouco consigo mesma.

capítulo 8

A Vida em Família

A família é "um longo rio" que carrega sua cota de disputas, mesquinharias fraternas, reivindicações e crises de ciúme. O pai e a mãe não bastam para estabelecer uma estrutura rigorosa e acalmar os ânimos diante das questões entre irmãos. Sem regras impostas, não há esquema familiar possível. As regras têm a virtude de ensinar aos filhos a se respeitarem mutuamente, e logo a se respeitarem a si mesmos.

Os pais se enganarão muitas vezes, cometerão provavelmente muitas injustiças contra um ou outro dos filhos. O objetivo não é atingir a perfeição, mas estar, tanto quanto possível, disponível e pronto para escutar. Trata-se de acompanhá-los, educá-los e transmitir-lhes valores. É durante essa faixa etária (6-12 anos) que deve se realizar o essencial dessa transmissão, pois mais tarde, na adolescência, a tarefa será mais árdua.

Mas há um consolo: as brigas freqüentes e as rivalidades fraternas são geralmente sinal de uma boa vitalidade na família, pois quando tudo vai mal (doença, divórcio), os filhos se unem e não têm vontade de fazer a guerra.

As faces da família

Uma evidência: numa família unida, em que a complementaridade e a divisão dos papéis são bem respeitadas, tudo é mais fácil do que naquela em que o pai ou a mãe está regularmente ausente, os desentendimentos conjugais se multiplicam, o divórcio se anuncia. É inútil negar; nesse caso, a criança fica desestabilizada. Suas atitudes e referências habituais são abaladas; uma falha veio fragilizar os alicerces sólidos que os pais representavam.

Durante algum tempo, recusando essa realidade sombria, ela vai sonhar reunir o casal e ver os pais de novo juntos, felizes e vivendo sob o mesmo teto. Depois, compreenderá que esse sonho é impossível. Esse momento, difícil para todos, doloroso para a criança, é entretanto um grande passo à frente: é o começo do luto, isto é, da renúncia. Esse "trabalho" pode durar alguns meses e ser acompanhado de agressividade, dificuldades de relacionamento, dificuldades escolares, somatizações etc.

Mas é preciso relativizar essa intensa desorientação da criança, pois não podemos poupá-la das preocupações existenciais. A vida, às vezes, também é isso, o fim das certezas, a separação dos pais e a renovação. Depois de ter, num primeiro tempo, provocado uma catástrofe, o pai ou mãe que refaz sua vida dá ao filho uma chance de ter uma nova família. Muitas vezes, é melhor ter uma família recomposta — ou duas — do que pais que não se entendem, ou não ter família alguma.

Que bagunça é essa?

- *O lado dos pais*

Rita e Flávia não param de discutir para ver quem vai tirar a mesa, lavar a louça ou cuidar do lixo. Entretanto, deveriam compreender que a vida em família *também* é isso, e que, ao lado dos bons momentos, há tarefas menos simpáticas mas indispensáveis. Você sabe bem disso.

- *O lado das crianças*

Rita, a menor. Ela ainda acredita que basta apertar um botão (a tecla "papai-mamãe") para que o pão chegue cortado, torrado e com manteiga ao prato de seu café da manhã. Lavar a louça ou arrumar a casa lhe parecem trabalhos destinados a gente de outra idade, à qual ela espera chegar o mais tarde possível.

Flávia, a maior. Ela está convencida de que tem que agüentar sistematicamente as piores tarefas, enquanto a irmã menor nunca ajuda. Aliás, contabiliza: comprou o pão ontem, lavou a louça há três dias, fez uma grande arrumação no quarto na semana passada... Também não é preciso exagerar e pedir demais! "Em casa, sou eu que faço tudo", protesta ela.

- *Opinião do psicólogo*

A partir dos 6 anos, uma criança sabe, definitivamente, classificar, organizar, arrumar; aprendeu onde se situam os objetos familiares (cabides, cesta de papel, cesta de roupa suja, pia, máquina de lavar); compreende as ordens.

Conclusão...

Ela deve admitir que arrumar é uma forma de respeito para com os outros e que, ao não fazer nada, além de se comportar como egoísta, também provoca os outros e se arrisca a cair na própria armadilha. E se os irmãos começassem a imitá-la? E se os pais se cansassem de arrumar tudo para ela?

Aliás, é fácil constatar que **a criança é mais facilmente "relaxada" quando sabe que alguém fará por ela. Entretanto, não é porque ela é negligente que não gosta de organização! Muito pelo contrário, uma casa limpa a tranqüiliza**

e a ajuda a estruturar-se; cada coisa em seu lugar é como um limite indicado pelos pais, uma disciplina regular que lhe permite orientar-se melhor.

Então, por que certos "desordeiros" são mais rebeldes à arrumação do que outros?

Talvez seja uma questão de personalidade. A tendência a dispersar, a acumular, a "deixar por aí", a perder, é sinal de uma organização mental particular; esta se instala muito cedo: na creche, algumas crianças muito pequenas arrumam tudo em seu armário, enquanto os sonhadores e os pequenos vândalos espalham tudo por onde passam.

Todavia, antes dos 8 anos, a criança raramente é muito organizada; ainda não domina, como o adulto, um pensamento lógico e racional. Prefere acreditar que as panelas ou as roupas se guardam como que por magia, graças à mamãe no papel de Mary Poppins ou ao papai no de Mago Merlin. Além disso, nesse período, a criança adora juntar bugigangas e objetos de todo tipo para suas brincadeiras, coisas em que ninguém pode tocar sob nenhum pretexto.

Depois, entre os 10 e os 12 anos, há uma evolução: o quarto se transforma progressivamente em "toca". É decorado com pôsteres de gosto duvidoso e exibe objetos kitch ou inúteis. Entretanto, a criança quer que respeitem seu território e protesta contra o aspirador de pó. Aliando os gestos à palavra escreve na porta: "Não perturbe", "Contramão", "Entrada proibida", e até "Perigo de morte".

Independentemente de seu temperamento ou sua idade, a situação de desordem excessiva pode assinalar *fora* o que se passa *dentro*. A criança expressa, de maneira simbólica, um mal-estar mais profundo. **Quando ela não sabe organizar as idéias na cabeça, também não sabe pôr ordem no quarto.** Assim, espalha seus objetos para irritar os pais (maneira elegante de não dizer outra coisa). Dispersa as coisas, assim como faz "artes" ou acumula notas baixas. Em caso de separação conjugal, a criança pode identificar-se com o pai, e ser desorganizada como ele, ou com a mãe, e ser tão meticulosa quanto ela. Agindo dessa forma, introduz simbolicamente o pai ou mãe ausente no lar principal. Se é inserida numa família recomposta, com padrasto, madrasta, irmãos verdadeiros, meio-irmãos e "aderentes", terá dificuldade em encontrar seu lugar e mostrará isso com sua desorganização.

A todos esses bons motivos para a desordem acrescentam-se os inevitáveis questionamentos existenciais dessa idade e as exigências escolares. Pedem-lhe que organize as idéias, que identifique, classifique, administre seu tempo. Rapidamente, a criança pode sentir-se saturada e expressar, com sua bagunça ou sua confusão, uma trégua — tão necessária... Essa válvula de escape evita a explosão e a desordem se torna salutar.

- ***O que você pode fazer***

Pôr a mesa ou tirá-la, comprar o pão, tirar o lixo, lavar a louça são tarefas simples que podem ser confiadas aos maiores a fim de torná-los responsáveis.

Os menores (6 anos) terão missões fáceis e sem perigo: ajudar a pôr a mesa, arrumar os objetos pessoais etc.

Mesmo que haja uma pessoa para fazer o serviço doméstico, esta não pode estar sempre presente e isso não dispensa em nada um mínimo de respeito por seu trabalho e por certos princípios da vida em grupo.

Em seu quarto, entretanto, a criança está no seu território. Tolere um pouco de desordem e as prioridades que ela estabeleceu. Ela pode querer mudar as coisas de lugar ou decidir conservar as suas revistas velhas ou as pedrinhas que trouxe do passeio. Deixe que ela o faça.

Se ela divide o quarto com um irmão, divida as responsabilidades: "Cada um arruma sua cama e sua escrivaninha. O resto, vocês fazem juntos."

Nas partes comuns da casa, é legítimo exigir de todos um mínimo de ordem e de discrição.

Não ceda muito freqüentemente à tentação de guardar você mesma(o) a mochila ou a xícara que ficaram "rolando", pois isso não é educativo. Infelizmente, é melhor repetir cem vezes a mesma coisa; o preguiçoso acabará compreendendo que cabe a ele fazê-lo. Com ar de quem não quer nada, e também insistindo, indique valores que lhe serão úteis em todas as ocasiões: respeito ao outro e a si próprio evidentemente, mas também colaboração familiar, disponibilidade, generosidade, solidariedade; sentido do esforço, ou seja, a necessidade de ir além da facilidade. Aliás, essa exigência leva mais facilmente à auto-estima. Se, desde cedo, ela aprender a pôr a mão na massa, mais facilmente a criança encontrará ajuda em seu ambiente.

Não é indispensável instaurar um cronograma de trabalho; cada família encontrará uma solução própria. Em contrapartida, simplifique as coisas, dando a cada um responsabilidades bem individualizadas.

Nomeie um "responsável pelo pão", pela "louça", ou por tarefas mais complicadas (subir com as compras do supermercado, arrumar os jogos, classificar os vídeos e os CDs etc.).

Em vez de jogar sobre seu filho um trabalho monumental ("Vá arrumar o quarto!"), divida as tarefas e dê ordens curtas ("Guarde as roupas que estão no chão", "Separe a roupa suja e a roupa limpa").

Meninos e meninas: não deve haver diferença nas ordens dadas a uns e a outras. Por que "sexualizar" noções de ordem, arrumação ou limpeza? Elas dizem respeito a todos, e isso qualquer que tenha sido a educação que os pais receberam em sua época.

Três maneiras de ajudá-los a agir, sem ter que dar muitos berros:

• *O jogo dos erros*
Todo o mundo conhece o jogo que consiste em descobrir os erros em dois desenhos quase idênticos, em que o desenhista introduziu diferenças.

Você pode jogá-lo com o seu filho, conseguindo, calmamente, que ele arrume o quarto.

Há anos você lhe repete incansavelmente como fazer a arrumação ("a mochila debaixo da escrivaninha", "os tênis no armário", "a xícara na pia"). Então esteja certo(a) de que ele gravou perfeitamete a mensagem, mesmo que você duvide. Faça a prova: depois que ele devastou o quarto ou o banheiro como se fosse um tornado, vá atrás dele e diga: "Vamos jogar o jogo dos erros. O que você acha que está errado aqui? São X erros para descobrir. Agora você põe as coisas no lugar. Se conseguir, não te dou castigo!" A criança compreende rapidamente e, interessada no jogo, arruma tudo. Bem, pelo menos é o que se espera...

• *A grande limpeza da primavera*
Você tem uma manhã livre? Então, faça com seu filho, pela primeira vez, a verdadeira arrumação do quarto dele. Comece pela escrivaninha. Por que ele pôs os cadernos de matemática junto com o material de desenho? Na opinião dele, como se devem organizar as matérias? O que ele precisa primeiro? Onde acha que deve guardar o material de ginástica? Ele ainda precisa de toda essa quinquilharia, que data de dois ou três anos? Esse tempo, aparentemente perdido, ensinando-lhe a se organizar, pode ajudá-lo a melhor conceitualizar e ordenar, a estabelecer ligações lógicas. Aliás, esses são parâmetros indispensáveis para certas matérias, como matemática ou gramática.

Depois de duas horas de "desmatamento" e de conselhos sobre a melhor maneira de fazer isso (deixando que ele adote uma lógica própria), ele terá realmente progredido, mesmo que, uma semana depois, o quarto esteja novamente em desordem. Pelo menos, o "grosso" terá sido feito e melhores hábitos foram assimilados.

• *A carta*
Em lugar daquela bronca dominical porque o quarto está de cabeça para baixo, a estante abarrotada e os vídeos espalhados pela sala, escreva um bilhete para seus anjinhos antes de ir ao mercado ou ler tranqüilamente o jornal. Enumere precisamente o que você deseja: "Meus queridos, sejam gentis e arrumem isto, aquilo e mais aquilo. Cuidado, se tudo não estiver feito quando eu voltar, vocês vão ver... [Não dê detalhes sobre o castigo, eles imaginarão o pior e farão tudo direitinho.] Bom trabalho. Devo estar de volta lá pelo meio-dia." Os "trabalhadores" em questão terão tempo de pôr mãos à obra, referindo-se à lista, detalha-

da tintim por tintim, sem esquecer nada. Esse estratagema, como os dois precedentes, funciona, com a condição de ser utilizado com parcimônia.

- *Armadilhas a evitar*

Cabe a vocês, pais, determinar as tarefas de cada um, e não a seus filhos. Tomem cuidado para ser justos e não dar muitas responsabilidades prematuras (freqüentemente aos maiores) ou mínimas (freqüentemente ao caçula ou filho único).

Não pedir demais

Vocês podem, sem perceber, responsabilizar exageradamente seu filho. Não cabe à menina de 10 ou 12 anos cuidar do bebê tantas vezes, passar sempre o aspirador, fazer compras ou prestar todo tipo de pequenos serviços. Não se deve desperdiçar a infância, nem o tempo tão precioso para brincar, ler, sonhar, descansar e ver os amigos.

Cuidado para não serem também fanáticos por arrumação, como se vocês vivessem num "apartamento para demonstração"! Com exigências exageradas, vocês podem transformar sua prole em maníacos por organização ou, pelo contrário, em futuros desordeiros (sem os pais para "pegar no pé", a gente pode finalmente bagunçar tudo).

Sejam flexíveis, também: é difícil e até preocupante pedir a uma criança que viva num espaço impecável. Um pouco de desordem também é um pouco de vida e um pouco de si mesmo exposto ao olhar dos outros.

Pedir pouco demais

Querer poupar o filho do trabalho doméstico porque é muito pequeno, frágil, inábil ou lento só serve para instalá-lo no papel de paparicado; mais tarde isso pode prejudicá-lo e reforçar seu egoísmo ou a sua dependência. Essa desresponsabilização pode resultar na formação de uma negligência, que fará com que ele sempre precise de ajuda para remediar suas lacunas e suas carências.

O papai não faz nada em casa? Não é razão para que o "filhão" o imite. Ele faz parte de uma nova geração em que os meninos valem tanto quanto as meninas, não é?

Zoom
Devo pagá-lo pelas pequenas tarefas?

Se ele arruma o quarto, tira a mesa, lava a louça, está participando naturalmente das tarefas da vida em família. Nesse caso, não há razão para retribuir-lhe por esses serviços necessários. Em contrapartida, se lavar o carro, arrumar o jardim ou tomar conta dos irmãos menores no lugar de uma babá, ele estará indo além daquilo que se pode esperar de uma criança e isso merece uma pequena retribuição ou uma recompensa (cinema, livro, saída etc.).

Dar a mesma coisa a cada um?

- *O lado dos pais*

Mesada, roupas, saídas, tudo é pretexto para discussões e cálculos minuciosos. Cada um dos filhos defende seus respectivos argumentos para reivindicar a mesma coisa que o irmão ou a irmã, que é "sempre o favorecido". A tal ponto que você começa a duvidar da própria imparcialidade e sai dessas difíceis negociações com a consciência pesada. É a quadratura do círculo: como satisfazer a cada um respeitando a idade e evitando as desigualdades?

- *O lado das crianças*

O menor: Ele não suporta ter de pedir permissão para convidar os amigos, telefonar, sair ou comprar alguma coisa na loja da esquina, enquanto a irmã entra e sai à vontade, recebe o dobro do dinheiro etc. Há um favoritismo evidente. E depois aquele eterno ar de ironia, "Tchau, pirralho, fui!", isso ele não suporta mais!

A maior: Ela sofreu restrições, na época, e parece-lhe que agora é evidente e natural que goze de certas liberdades.

E o irmão não deveria se queixar tanto. É sempre ela quem deve fazer concessões, arrumar o banheiro ou a cozinha no lugar dele, não pode ver televisão porque "o senhor" está plantado na frente do Pokemon... Ela teria mil boas razões para ter raiva dele. Pela mesma "arte", ela é muito mais repreendida do que ele. Mas o cúmulo são os parabéns que chovem sobre o fedelho quando ele tira nota boa (os pais dizem que é preciso estimulá-lo), enquanto no caso dela isso é perfeitamente natural.

- *Opinião do psicólogo*

A vida não é um longo rio tranqüilo, principalmente nas tribos de vários filhos; cada um está certo de que o outro ocupa o melhor lugar e reivindica as vantagens do vizinho sem olhar para suas próprias.

Em nome de que princípio os pais deveriam dar a cada filho a mesma coisa e na mesma hora? Em lugar de pregar a igualdade a qualquer preço, eles não deveriam, ao contrário, promover a eqüidade, isto é, dar a cada um em função de suas necessidades do momento?

Durante o período de latência, os atritos entre irmãos e irmãs mudam de tom. As crianças brigam menos por aspectos materiais (a mesma caixa de lápis ou a mesma quantidade de comida) do que por questões de autonomia. Exigem o direito de se deitar mais tarde ou ter mesada maior, entre outras coisas.

A razão aconselha que se considerem as potencialidades de cada um. Os maiores são mais maduros e mais responsáveis; assim podem aspirar a uma maior liberdade. Entretanto, devem contar com os pais para preservar seu status de mais velhos, sem que tudo deva ser renegociado a cada vez, porque a classe inferior — os mais novos — não aceita essa regra. Respeitando-se esse princípio básico, haverá menos atritos no dia-a-dia. Isso não impede os mais velhos de serem, também eles, ouvidos, orientados, protegidos, às vezes até contra os menores. Quanto a estes, justamente, deverão ter paciência: terão os mesmo direitos que os mais velhos, quando chegarem à idade deles. Por enquanto, podem encontrar refúgio junto aos pais para protegê-los das invasões, injustiças, provocações ou chantagens dos maiores.

Em certas situações, torna-se indispensável dar *mais* a uma criança. Se ela está doente, vulnerável, angustiada; se acumula punições, volta a fazer xixi na cama ou tem dificuldade para dormir, é preciso apoiá-la ativamente e mostrar-lhe que tem direito a um tratamento específico. Cada irmão ou irmã, momentaneamente em segundo plano, vai compreender isso à medida que a roda girar.

• *O que você pode fazer*

Nas crianças, as vontades e frustrações são muito cíclicas. Ao ouvi-las, você deveria realizar a proeza de responder o mais exatamente possível ao pedido, em função do momento ou do contexto, o que significa nem sempre dar a mesma coisa.

Para enfrentar melhor algumas situações delicadas

• Os presentes. Em função das ocasiões, os pais podem muito bem favorecer uma criança em tal dia e o irmão em outro dia: é uma maneira de pensar em cada um de forma singular. Nesse mesmo espírito, quando se trata de um presente caro, eles podem dar, sem culpa, um computador a um e esperar o ano seguinte para oferecer ao outro o som ou os patins tão esperados.

• A mesada. Mesmo com um ano de diferença entre dois filhos, é bom marcar essa distância. O mais velho deve, naturalmente, ganhar mais do que o mais novo, que por sua vez ganhará um pouco mais do que o caçula.

• Saídas. Parece evidente que o perímetro de liberdade concedido ao mais velho, assim como os lugares freqüentados e os horários serão função de seu grau de responsabilidade e autonomia. Vanessa, aos 7 anos, não pode, é claro, ir a uma festa tardia, como Ricardo, que tem 12.

• Hora de dormir. Quanto mais se cresce, menor é a necessidade de sono. Você deve explicar isso ao caçula, que gostaria tanto de ficar acordado até mais tarde, como o irmão mais velho.

• As roupas. Os mais jovens herdam, muitas vezes, roupas já usadas. Compreende-se que, em certos momentos, reajam e se recusem a estar sempre "na pele dos outros". Assim, é preciso dar-lhes, de vez em quando, roupas novas, *só deles*. Aliás, é indispensável só comprar em função das necessidades. Se Jaime troca de número de sapato a cada seis meses, torna-se necessário comprar sapatos novos. Em nome de que princípio se deveria fazer a mesma coisa para Suzana e Clarice, que não estão crescendo tanto?

• A alimentação. Nesse ponto, mesmo princípio: para cada um segundo as suas necessidades. Por que dar um prato enorme de macarrão a Ricardo, que não está em período de forte crescimento, a pretexto de que o irmão come por dois? De qualquer forma, ele não comerá tudo; pede a mesma quantidade simplesmente para ter certeza de que é tão amado quanto o irmão maior. É melhor prometer-lhe que ele poderá repetir.

• A televisão. Duas crianças de idades diferentes não podem ter sempre os mesmos centros de interesse. Nem todos podem acompanhar o mesmo programa ao mesmo tempo. A solução consiste então em gravar o programa noturno, que a criança menor verá durante a tarde; em propor faixas horárias prioritárias para cada um; ou em fazer com que, sucessivamente, cada um escolha o filme que os irmãos verão juntos, se quiserem.

• A disponibilidade dos pais. Cada um tenta, por todos os meios, captar a atenção dos pais, obter um consolo, um carinho, um estímulo, parabéns. O que provoca necessariamente nos outros irmãos a idéia de que afinal ele ou ela também precisariam disso. Daí os conflitos, ciúmes e explosões intempestivas que vêm sabotar esses momentos de intimidade privilegiada. O pai (mãe) deve saber preservar o que já começou e adiar a nova solicitação. Ele (ela) pode dizer ao "requerente" que, se o irmão ou irmã tivesse feito o mesmo, aquilo não seria admitido.

Os pais devem render-se à evidência: quando dão a cada um a mesma coisa, causam geralmente insatisfação, pois, para uma criança, o objetivo do jogo é justamente ter *mais* ou a mesma coisa que o outro não tem. Assim, é preciso ter coragem de sair do sistema igualitarista e saber questionar-se, reconhecendo honestamente os erros passados. Pode-se explicar isso aos irmãos: "Até agora, nós pensávamos que dando a vocês a mesma coisa, vocês ficariam mais felizes. Mas talvez estivéssemos enganados. Vocês não têm a mesma maturidade nem as mesmas necessidades..."

Os pais também têm uma tendência excessiva a considerar "as crianças" como um bloco, um pouco por comodidade, um pouco por espírito de família. As saídas são portanto agrupadas (todo o mundo para a piscina ou para o restaurante), de modo que as crianças praticam as mesmas atividades extra-escolares. Ora, a criança precisa de momentos de cumplicidade exclusiva. Ela quer ser singularizada, o que aumenta sua confiança e diminui, ao mesmo tempo, seu ciúme. Então, por que não, de vez em quando, preparar o jantar com um, ir à piscina com o outro, matricular a menor no tão desejado curso de flauta e a maior no de violão?

- *Armadilhas a evitar*

Não fique com a consciência pesada se você recusou a um o que deu a outro. Se as crianças estiverem convencidas de que a vez delas chegará e que não se trata de uma preferência permanente, poderão entender seus argumentos de ordem financeira ou educativa do momento.

Zoom
Ele imita o irmão em tudo

Imitar significa *fazer como*. Imitar um irmão maior é querer tornar-se maior. A criança utiliza um modelo escolhido e admirado para encontrar o seu caminho mais facilmente e mais rápido. Quando está "de bem com a vida", quando tem personalidade própria e mantém com o ambiente relações espontâneas e autênticas, a imitação lhe permite estruturar-se com facilidade. Para os mais espertos, a imitação até se torna um jogo, uma maneira de seduzir, e mesmo uma forma de humor: o imitador toma distância de seu modelo, relativiza suas atitudes e seus comportamentos. Quando o mais velho começa a imitar o mais novo, consciente e ocasionalmente, não há motivo para preocupação. Essa falsa regressão lhe permite saborear mais uma vez algumas "fatias de infância", pausas que o ajudam a retomar sua evolução.

Em contrapartida, a imitação se torna problema quando impede a criança de ser ela mesma e tomar iniciativas em seu próprio nome.

Para os tímidos, que se sentem apagados e têm pouca confiança em si mesmos, esse subterfúgio serve de tábua de salvação. É um modo de adotar o outro, depreciando a própria identidade.

Diante disso os pais às vezes têm sua parcela de responsabilidade. Ostensivamente, eles mostram sua admiração pelo filho maior, que apresentam como modelo. Por resignação, aquele que nunca é valorizado só pode querer imitar o mais velho, já que não poderia ter as mesmas capacidades deste.

Como ajudar seu filho a voltar a ser ele mesmo?

Valorizando-o, por sua vez, quando ele tomar iniciativas pessoais. Se, no início, ele se enganar, o que é normal, bastará indicar-lhe como fazer melhor da próxima vez. Ele também deve redescobrir seu lugar e sua idade. É preciso admitir que ele é "grande" para certas coisas, mas "pequeno" para outras. Não se podem esperar dele as mesmas proezas do mais velho, nem lhe dizer: "Agora, você pode ficar sozinho; você é grande." Ou: "Mas sua irmã consegue!"

Nessa mesma linha, é conveniente das mostras de carinho; fazer com que os horários do mais jovem não sejam iguais aos do mais velho; continuar a lhe contar a história da noite; não deixar que ele participe excessivamente de certas discussões (dinheiro, sexualidade, violência etc.), que merecem um tratamento especial segundo a idade de cada um; não ceder à comodidade de *sempre* pôr todos os filhos "no mesmo saco", como se todos fossem o mesmo (em vez de dizer: "Vamos, meninas. Todo o mundo arrumando!", prefira dizer: "Clara, você tira a mesa, Cláudia, você lava a louça etc."); não utilize "rótulos": "Sua irmã, ela sempre...". Enfim, não dê ao maior responsabilidades excessivas, pois ele correria o risco de se tornar o "pai" do caçula e o único modelo com que este se poderia identificar.

Devo intervir nas brigas deles?

- *O lado dos pais*

Tudo ia bem; de repente, estoura a rebelião. O maior está brigando de novo com a menor por causa de uma bobagem. "Impossível ter paz nesta casa", resmunga você.

Insultos, palavrões, pontapés disfarçados, ameaças, recriminações, delações e lamentações... CHEGA! Mais uma vez, você tem de desempenhar prontamente o papel de policial ou de juiz, quando não o de médico.

Por que tanta violência e brutalidade subitamente? Por que essas mesquinharias e esses ciúmes? E como lhes ensinar modos mais civilizados?

- *O lado das crianças*

No meio dos gritos e vociferações, um acusa o outro. E todos estão convencidos de ter razão.

Se o primeiro deu um soco, foi porque o outro o obrigou a isso. Ele não agüenta mais esse "anão" que invade seu território, tira suas coisas do lugar sem pedir permissão, vive atrás dele, não sai de perto quando ele está com os amigos. "Sai daí, pirralho, deixa a gente em paz."

O pirralho em questão quer ser ouvido, que lhe dêem um lugar, que o respeitem e não o excluam. Isso é razão para lhe darem um tapa?

- *Opinião do psicólogo*

As terríveis rivalidades fraternas evocadas na Bíblia e nos contos-de-fadas povoam freqüentemente o imaginário dos pais. Caim e Abel, Cinderela e suas irmãs fazem pairar uma sombra ameaçadora sobre a paz familiar. Diante das oposições marcantes entre os filhos, os pais temem que se forme uma dívida que seria paga muito caro na idade adulta e pouco a pouco afastaria os irmãos.

Que eles se tranqüilizem, pois o não-dito e as raivas "engolidas" são bem mais perigosos do que os atritos e as brigas, por mais brutais que sejam. A agressividade, o ciúme, a inveja e a exclusão são atitudes naturais entre crianças, e podem até ser salutares; elas não determinam que as relações futuras serão iguais. A rivalidade pode até ser estimulante e positiva, com a condição de ser superada e sublimada.

Três motivos psicológicos estão na origem dos principais conflitos fraternos: a divergência de objetivos, o ciúme e... a ociosidade.

Primeiro caso: o mais velho e o caçula não atravessam as mesmas etapas psicológicas ao mesmo tempo. Se o maior se situa na fase de latência, está em plena elaboração da sua personalidade. Nesse estágio da infância, ele se prepara para ter mais autonomia e tenta, ao acaso, todos os recursos: insolência, palavrões, pequenos furtos, provocação, desafio, ultrapassagem de limites. Testa permanentemente, mas sua maior preocupação é que o irmão menor não fique muito nas suas proximidades, para que não o desmascare durante esse tempo tão íntimo de elaboração de sua personalidade. Ele precisa de discrição para acabar de amadurecer.

O caçula admira o irmão ou a irmã. Gostaria de ser seu amigo e seu cúmplice, o que o faria existir e crescer. Infelizmente, assim que ele se manifesta e tenta aproximar-se, o outro o afasta, para manter a distância vital. O mal-entendido logo nasce dessa divergência de posições. Então, é a guerra!

Segundo caso: o ciúme associado à impressão de que o outro é o preferido. Com ou sem razão, a criança pensa que o irmão ou irmã "rival" é mais amado(a) do que ela. Entre os 7 e os 12 anos, duvida especialmente de suas capacidades, tem falta de confiança em si, não se sente "à altura". Durante esse período de concentração em sua própria pessoa, toda manifestação de amor dirigida ao outro é compreendida como uma falta de interesse por ela. A criança inventa romances e histórias, "aumenta" facilmente a realidade. **É a idade do tudo ou nada: "Ou gostam de mim e só de mim; ou é do outro que gostam, e então não gostam mais de mim."** O infeliz vai até o fim com sua história de rejeição, provavelmente por sentimento de culpa. (Cf. *Mil dicas para entender seus filhos, de 0 a 7 anos*, cap. "Os irmãos e as irmãs".)

Aliás, os pais podem inconscientemente manifestar uma preferência. Eles próprios já foram crianças. E seu lugar de mais velho ou de caçula em suas próprias famílias pode interferir de modo inconsciente quando tomam partido nos conflitos dos seus filhos. O pai ou a mãe terá mais tendência a desculpar e proteger o caçula, se ele (ela) ocupou esse lugar em sua época. Identifica-se mais facilmente com o menor, com risco de cometer um erro.

Terceiro caso: a ociosidade. Os pais observam bem: as crianças brigam "por tudo e por nada". Para saber quem tem os olhos mais bonitos, para escolher o programa da televisão ou simplesmente decidir quem mandará no controle remoto. "Na verdade, se os filhos brigam é simplesmente porque gostam disso, e pouco importa o motivo da raiva", constata a psicóloga americana Nancy Samalin. Há vários anos, ela dirige seminários de pais, para ajudá-los a resolver situações familiares de conflito. "Não vamos perder de vista que se pode ter prazer na polêmica, acrescenta ela; pelo menos, durante esse tempo ninguém se entedia." As brigas "por nada", as criancices, são válvulas de escape necessárias que servem para expressar ressentimentos, evitando assim que a "panela de pressão" acabe explodindo.

- *O que você pode fazer*

Em caso de pequeno conflito
Deixe que eles encontrem um acordo amigável entre si, sem intervir; senão você será visto(a) como sendo sempre indispensável. Aprender a negociar sem ajuda de terceiros é uma boa lição de vida.

Em caso de briga potencialmente perigosa
Se o conflito se mostra física ou verbalmente inaceitável, cabe a você intervir sem hesitação e separar os beligerantes. Por que estão brigando? Porque se deixaram dominar por sua cólera e agressividade. A ação prevaleceu sobre a palavra. Você deve, portanto, dizer e repetir que existem outros meios de expressão: as palavras, por exemplo. O mais astucioso deve pôr fim à briga, caso contrário não há saída possível. E tanto melhor se o mais jovem der o exemplo.

Aprenda a nem sempre tomar partido. As aparências muitas vezes enganam, e a vítima nem sempre é quem se pensa. Aquele que bateu foi muitas vezes levado ao limite pela "vítima inocente", que soube como provocá-lo.

Limite-se a dar a palavra a um e depois a outro, sucessivamente. Evite os interrogatórios minuciosos, à la Sherlock Holmes: esse é o melhor meio de atiçar novamente a briga, pois, nesse estado de excitação, eles são incapazes de concordar em qualquer coisa. Em contrapartida, depois que falaram, proponha que encontrem eles mesmos uma solução amigável. Se não conseguirem, você terá que intervir, mas então eles não poderão se queixar.

Melhor prevenir do que remediar
Muitas vezes, os pais intervêm no pior momento: no meio da briga, no calor da ação e intempestivamente. Os ânimos estão exaltados e pouco propícios às concessões. Logo, é melhor intervir depois, estabelecer regras com calma, num momento em que cada um é capaz de ouvir o outro e falar com ele. Assim, durante a próxima crise, bastará referir-se ao que foi dito e aceito por todos para evitar as "diferenças" ou minimizá-las.

Entrar na pele do outro
Depois do conflito, quando o clima estiver mais sereno, você pode estimular as crianças a representar a cena da discussão a fim de que exponham seus argu-

mentos, mas desta vez aprendendo a respeitar-se. Depois, inverta os papéis e peça a cada criança que se ponha no lugar da outra. Artur vai imitar Joana, que compreenderá até que ponto são desagradáveis seus berros histéricos. E Joana vai gemer como Artur, que perceberá como é chato com suas lamentações. O incômodo produzido por um reforça a agressividade do outro... e vice-versa.

Dê um sentido à cena

O pequeno fica rondando a irmã mais velha. Como pretexto para ir ao quarto dela, diz que precisa de um livro ou de uma coisa qualquer. Gostaria de compartilhar sua cumplicidade e sua intimidade, mas não sabe como expressar isso. É inábil, sem-jeito e faz exatamente o que não deveria fazer. Sua irmã se sente invadida e agredida. A tensão aumenta, a briga estoura. Se você assistiu à cena, dê um sentido a ela a fim de que irmão e irmã compreendam o que aconteceu. Depois, indique as palavras e atitudes que deveriam ter sido usadas. Artur teria que dizer que desejava brincar um pouco com a irmã, e Joana teria que responder que no momento não estava disponível, mas tentaria encontrar um tempo mais tarde.

É preciso que aprendam a esclarecer seus desejos e a expressá-los diretamente: "Eu gostaria tanto de ficar com você, posso?"

- *Armadilhas a evitar*

Você pode exacerbar involuntariamente o rancor entre irmãos ao acusar sempre o mesmo. Ora, você bem sabe que não existe um anjo de um lado e um diabo do outro. Todos têm sua parcela de culpa, maior ou menor, no conflito.

De acordo com esse raciocínio, evite os julgamentos definitivos do tipo: "Você é sempre tão insuportável!" Uma atitude mais aberta e menos culpabilizante de sua parte leva a criança a modificar o comportamento e a aplicar os conselhos que você dá. Ela aprenderá a pedir um favor sem dar ordens; ou a ter paciência sem querer tudo imediatamente.

As comparações só servem para exacerbar as rivalidades. "Se você fosse tão boazinha [sensata, cuidadosa, atenciosa] como seu irmão... (*suspiro*)." Aquele que é assim mostrado como exemplo se torna um alvo preferencial para aquela que parece não lhe chegar aos pés. Resumindo, há duas vítimas.

Além disso, o ícone apresentado como modelo se sente na obrigação de se parecer sempre com a imagem dada pelos pais, o que sem dúvida é um estímulo, mas também um fardo. A criança repreendida se sente desestimulada, pois o lugar já está tomado. Ao invés de pôr os irmãos e irmãs em competição por meio de eternas comparações, seria melhor promover a solidariedade e as qualidades de cada um.

Os pais se exasperam porque os filhos brigam sem parar. Então, consolem-se com esta constatação muitas vezes observada: as crianças só se dão ao luxo de brigar quando tudo vai bem na família. Senão, elas se unem.

O pai nunca está presente

- *O lado dos pais*

Viver em casa, mas ficar com a cabeça no trabalho. Sair cedo e voltar tarde. Ter impedimentos freqüentes e fazer viagens profissionais. Cair de cansaço nos fins de semana. Este é, em resumo, o retrato do pai que "nunca está presente".

Às vezes você tem a sensação de ser a única a garantir o bom funcionamento da casa. O filho não se ilude. Sabe tirar vantagens da situação e não hesita em tocar no ponto sensível para culpar o pai ou levar você à loucura.

Isso, obedecendo ao princípio do "vai" (você cede) "ou racha" (você chama seu cônjuge... respondendo assim aos desejos do filho).

- *O lado da criança*

A ausência crônica do pai em casa apresenta inconvenientes: nada de papai na saída da escola, nem tempo para fazer os deveres juntos, nem carinhos com aquela barba arranhando, nem histórias ou confidências à noite. Também não há possibilidade de parlamentar com mamãe, "que é medrosa demais e sempre tem medo de que a gente se machuque".

Mas também é preciso reconhecer que a ausência do pai apresenta algumas vantagens, e não das menores: a criança pode "fazer o que quiser com a mamãe, que cede mais facilmente"; também pode "existir mais", já que o lugar está vago; além disso, o pai lhe traz muitos presentes para compensar sua indisponibilidade.

- *Opinião do psicólogo*

Para que serve um pai?

Sua presença efetiva é fundamental para o equilíbrio da criança. Duas metáforas representam bem esse pai: ele é um pouco como um "estaca" que ajuda uma árvore jovem a crescer e o espelho que remete a criança à imagem de si própria. Na verdade, graças a uma série de identificações, a personalidade do menino (e também da menina, que vê que cresce como moça, aos olhos do pai) evolui e se constrói. Para ser ela mesma, a criança deve poder identificar-se com alguém. O pai, veiculando uma imagem masculina forte, viril mas também sensível, representa um modelo essencial. Infelizmente, muitos deles se recusam (mais ou menos conscientemente) a servir de modelos ou "estacas". Alguns têm uma auto-estima tão precária que renunciam imediatamente a esse papel. Em geral, superestimam as expectativas do filho e preferem "demitir-se" antes de decepcioná-lo. O que eles não sabem é que uma presença masculina autêntica, mesmo irregular, com suas qualidades e defeitos, já é proveitosa. Além disso, tornar-se ausente aos olhos de uma criança é como "não existir". Isso provoca um forte sentimento de culpa entre alguns filhos, que se acusam então de terem causado a fuga do pai.

Segundo o psicanalista Bernard This, co-fundador, com Françoise Dolto, das "Maisons Vertes" e autor do livro *Neuf mois dans la vie d'un homme* (Inter-Editions, 1994), "para ser pai, é preciso ter sido filho". Efetivamente, os pais ausentes conservam, em geral em si mesmos, a imagem dos seus próprios "pais-fantasmas" durante a infância. Perpetuam assim, de geração em geração, a falha original. Bernard This acrescenta: "Não há pai sem mãe, nem mãe sem pai. A criança é o fruto dessa relação." A mãe deve, pois, consentir em ceder ao pai o lugar que lhe cabe de pleno direito. Algumas são tão possessivas que excluem o homem de sua função, questionando cada um de seus gestos e comportamentos, como se ele não fosse capaz de tratar da criança tão bem quanto elas. E muitos desses pais acabarão desistindo.

O pai também é aquele que indica os limites e a *lei*. Queira ou não, esse papel é dele, legitimamente. É ele que rompe a fusão entre a mãe e o bebê e reivindica assim o lugar que quer ocupar. É ele que apresenta o tabu do incesto. Daí a imagem habitual do pai castrador que estabelece interdições no caminho da criança, instaurando referências e limites. Para a menina, acrescenta-se uma dimensão suplementar: a sedução. Ela se identifica com a mãe, que seduz o pai. E quando este está ausente, ela se sente um pouco órfã. Ela se reconhece nessa mulher "sofredora", enquanto o menino se reconhece no pai ausente.

O que acontece, quando o pai é muito pouco disponível ou está geralmente ausente?

O equilíbrio da família fica profundamente alterado.

A curto prazo, a criança, diante dessa ausência, se sentirá fragilizada. Na hora de dormir, como para todas as crianças, chega a hora do "balanço do dia". O pai, que representa a força, a virilidade e a proteção, está faltando. Com isso, os temores mais tenazes ressurgem ao adormecer ou durante os sonhos.

A qualquer momento a criança também pode provocar a mãe, para irritá-la e obrigá-la a fazer com que a autoridade paterna ausente intervenha. Os comportamentos agitados na escola, os comportamentos de risco (na rua, de patins, de bicicleta etc.), os furtos, as mentiras e o desrespeito aos horários devem ser, muitas vezes, interpretados como apelos.

A longo prazo, os filhos podem referir-se mais tarde a esse esquema para construir suas próprias famílias. Os homens podem esquecer, por sua vez, de cumprir essa função que conheceram tão mal. As mulheres podem ficar procurando, durante toda a vida, esse pai ausente. Escolherão um parceiro que se parecerá com ele (moral ou fisicamente), ou preferirão homens bem mais velhos, como que para aproximar-se da maturidade de um pai que elas pouco conheceram. Esse tipo de relações sentimentais pode ser um fracasso que se repete, pois inscreve-se numa busca perpétua do pai ideal que esses homens nunca serão.

Mas é preciso relativizar, pois **há ausências e ausências. Alguns pais não podem estar presentes por impedimentos; outros não querem estar presentes por vontade.**

Quando um pai, que esteve presente e ocupou seu lugar na família, se torna indisponível por razões profissionais ou de saúde, a criança já recebeu essa imagem necessária ao seu desenvolvimento psicológico e afetivo. Conhece os limites a respeitar e a direção indicada. A autoridade paterna paira suficientemente sobre a família, e sua simples evocação permite corrigir da melhor maneira a situação até a volta do pai.

Em caso de falecimento, fotos, histórias, lembranças mantêm viva sua imagem. Sua representação valorizante — mas não idealizada — ajuda a criança de modo positivo. Pelo contrário, o silêncio e o esquecimento, a pretexto de lhe evitar um sofrimento, acentuam tanto a angústia como a própria ausência. O pai deve permanecer no imaginário da criança sem que se apaguem os momentos felizes vividos juntos, que servirão de referência para ela quando necessário.

Em caso de separação, o pai pode e deve continuar a assumir seu papel de educador, desde que sua ex-mulher consinta.

A situação só se degrada verdadeiramente quando o pai está ausente dos pensamentos e das preocupações de toda a família.

• *O que você pode fazer*

O pai

Se você mora na casa, mas está geralmente indisponível, compreenda simplesmente que o seu papel é essencial para o desenvolvimento de seu filho, no plano social e afetivo. Os carinhos de um pai e os de uma mãe são diferentes, assim como os limites estabelecidos por um ou outro. Assim, a presença dos dois não é intercambiável. Ao contrário do que muitos homens acreditam, seu papel não se limita a garantir o conforto material da família. Você também tem de assumir sua parte na constituição da família, o que significa compartilhar todos esses pequenos nadas que tecem a existência.

Se você sai às 7 da manhã e na melhor das hipóteses volta às 8 da noite, fique a par da última competição de caratê, da nota boa em matemática ou dos problemas com a amiga favorita. Se a menina já estiver dormindo quando você chegar, esconda um bilhete afetuoso debaixo do travesseiro ou na mochila. Se ainda estiver acordada, ofereça-lhe alguns momentos de verdadeira atenção, sem falar ao telefone, enquanto você conta a história da noite ou ela lhe faz confidências. A qualidade vale mais que a quantidade, desde que o contato seja sempre mantido.

O telefone é o melhor aliado para acompanhar sua família à distância. Chame do escritório ou durante as viagens; esses "sinais de vida" esperados substituirão o carinho da noite ou o conselho cúmplice.

Durante o fim de semana, recupere o tempo perdido. Não se controle: concurso de cócegas, partida de futebol, pintar as janelas juntos, enduro de bicicleta, "fugidas" a dois, enquanto a mamãe trata do irmãozinho ou da irmã. Pense também nos deveres e trabalhos escolares, não para corrigir seu filho, mas para valorizá-lo, interessando-se por ele. A escola é uma parte importante da vida dele. Dando-lhe atenção, você o ajudará a resgatar a autoconfiança.

Se você sabe que estará ainda mais ocupado do que de costume, mas durante um tempo limitado, previna-o: "Durante o tempo X, eu vou ficar 'invisível' por causa de um trabalho que tenho de entregar, mas não se preocupe. Depois, tudo voltará a ser como antes!"

A mãe

Se você está superocupada devido à ausência excessivamente longa de seu marido, ou se o período está particularmente tumultuado, por que não contratar uma ajudante (ficar com as crianças, fazer pequenas compras etc.)? O sacrifício financeiro será compensado por uma melhor qualidade da relação e uma maior serenidade da família.

Diante de uma criança muito exigente, que se aproveita da situação, seja firme e não ceda. Muitas vezes, as mães se sentem culpadas e responsáveis — sem motivo — pela ausência do pai. Assim, cedem ao menor capricho, como que para "compensar", ao passo que seriam necessários mais rigor, limites e orientação, para evitar qualquer deslize. O direito de proibir e de educar pertence a todas as mães, as que educam sozinhas os filhos e as que vivem com os maridos.

Não deixe de pensar em você; uma relação excessivamente "fusional" com seu filho pode se tornar prejudicial. Tenha seus próprios centros de interesse e seus amigos(as) fora de casa, a fim de que nem tudo gire em torno do casal.

Se você não agüenta mais, sente que vai chorar, não se contenha; isso vai aliviá-la. Assim, seu filho verá os limites que não devem ser ultrapassados. Ficará sabendo que você não está disposta a suportar tudo (as provocações, as insolências e as "artes"), compreenderá que você não é sobre-humana nem invulnerável. Finalmente, o fato de você "desabar" pode evitar que ele recaia.

Entretanto, não torne seu filho responsável por essa situação e não lhe diga que ele é um fardo para você ("eu me sacrifico sempre por você"). Foi ele (ou ela) que a levou até o limite, mas é o pai que está faltando, tanto para você quanto para o seu filho.

• *Armadilhas a evitar*

O pai

Não minimize seu papel. Queira ou não, você é essencial para seu filho. Ele não lhe pede que você seja perfeito, nem o julga (pelo menos por enquanto). Também não o acusa por suas fraquezas. É sua presença que lhe faz uma enorme falta.

Não tenha medo de mostrar-se terno algumas vezes, firme outras vezes. Entre os patriarcas inflexíveis e os "papais-amigos" que se esquecem de servir de guias, resta uma terceira via: a do pai que acompanha e inicia, que educa sem reprimir e apóia sem submeter.

A mãe

Deixe um lugar para o pai sem persegui-lo com acusações permanentes: "Como sempre, eu tive que me virar sozinha", "Deixe que eu faço, você não sabe nada!" Sempre repreendido, o pai acaba se excluindo ou espaçando as visitas. Quanto ao filho, este terá uma má imagem daquele que encarna a autoridade e a lei, e através do qual ele encontra a própria identidade. Entretanto, um dia você escolheu esse homem para marido. Então, onde está o erro?

Nos momentos de maior solidão, certas mães ficam tentadas a ceder o lugar do marido ao filho, fazendo com que este acredite que é o protetor, o companheiro, o cúmplice, o "homem da casa". Isso pode dar-lhe responsabilidades que não lhe cabem e assim fazer com que ele cresça cedo demais.

Na idade adulta, o menino será tentado a procurar uma companheira à imagem da mãe, com a qual poderá ter relações ambíguas: ora ele a escolherá frágil como a mãe e desempenhará, de novo, o papel de enfermeiro para socorrê-la; ora preferirá uma mulher afetuosa, mas firme e autoritária, na qual ele poderá descansar, como que revivendo a infância.

Zoom
Sou uma "família" monoparental

Muitas mulheres solteiras, viúvas ou divorciadas educam seus filhos sozinhas, mas isso às vezes é temporário, pois muitas fundam uma nova família depois de algum tempo.

Com certa freqüência, o homem perde qualquer contato com os filhos no período subseqüente à separação. A pensão alimentícia demora ou simplesmente não vem.

Esses são os dados. E as ações? Como fazem essas mães "em carreira solo" para superar todos os problemas e a dificuldade principal de orçamentos muito apertados?

Nas respostas, os pontos comuns são: horários sobrecarregados, fadiga e responsabilidades extenuantes. Muitas se sentem obrigadas a assumir tudo, mesmo doentes. Essa sensação de fragilidade que as acompanha incessantemente se repete como um bordão: "Tenho que agüentar, custe o que custar."

Mas, de tanto batalhar, elas desenvolvem recursos que muitas mulheres poderiam invejar. "A necessidade faz o sapo pular" e no meio profissional elas se defendem e agem com uma energia considerável. Na vida, aprenderam como obter ajuda. E também aprenderam a ficar impassíveis diante das eternas observações a respeito do "perigo da relação fusional exclusiva demais entre o filho e a mãe"e da ameaça de "distúrbios psicológicos" para a criança. Felizmente, os psicólogos são seus aliados para tranqüilizá-las. Muitos deles reconhecem que o que importa para a criança — e principalmente para o menino — é encontrar essa referência masculina indispensável em seu ambiente próximo (amigo, cunhado, tio, padrinho, professor etc.), com a condição de que essa presença seja regular e sua autoridade efetiva. Pode-se relativizar o impacto do pai ausente olhando para o passado: as viúvas da Segunda Guerra Mundial não criaram apenas delinqüentes e, no entanto, tinham todos os problemas, inclusive solidão e precariedade!

As mulheres sem cônjuge são geralmente conscientes do risco de superproteção para o filho e de isolamento para si mesmas; é por isso que muitas procuram sair e receber amigos. Evidentemente, conhecem a tentação da culpa ou da compensação ("elas acham que nunca fazem suficientemente pelos filhos"), mas, ao longo do tempo, o equilíbrio acaba se instalando.

Algumas mães até apregoam certas vantagens da educação sem pai: as inevitáveis tensões do casal quanto à educação da criança não existem. Certamente a vida cotidiana não é fácil, mas *cada* dificuldade superada é uma verdadeira vitória, que se deve exclusivamente a elas mesmas. Quanto às relações filiais, são duplamente mais intensas, pois a mãe é ao mesmo tempo mamãe... e papai!

Papai e mamãe brigam

• *O lado dos pais*

As brigas são tão difíceis de evitar... É inútil pensar que Luciana está no quarto ao lado, a tensão aumenta e os nervos ficam à flor da pele: é preciso que as coisas sejam ditas. Talvez uma brisa suave sopre depois da tempestade...

• *O lado da criança*

Luciana se preocupa quando o pai e a mãe brigam feio e gritam "Não agüento mais", batendo a porta. Pergunta-se se eles não vão acabar se divorciando.

Aliás, as estatísticas lhe dão razão. Desfilam em sua cabeça todos os colegas de classe cujos pais são separados. E ela não quer entrar para esse clube.

Enquanto isso, teme acima de tudo ser tomada como testemunha das cenas entre o casal.

• *Opinião do psicólogo*

Como dizia Françoise Dolto, "**numa casa, as crianças e os gatos estão sempre a par de tudo.**"

Uma crise, explosiva ou silenciosa, nunca escapa à criança. Por isso, é inútil negar um desentendimento (mesmo ocasional). Quando uma criança sente uma ruptura no equilíbrio familiar e nada lhe é dito, ela inventa histórias ou reage, por certos sintomas, se os conflitos se repetem. Então, sente-se desanimada, e até inibida ou deprimida. Aparecem as notas baixas, as dificuldades de concentração, a falta de vitalidade, a ausência de espírito de iniciativa, os distúrbios do sono. Às vezes, a criança se expressa por regressões: Fernando volta a chupar o dedo, Elisa faz xixi na cama, Alberto se empanturra de balas. Essa etapa, já atravessada anteriormente, lhes permite entrincheirar-se numa fase conhecida, familiar e tranqüilizadora. A criança desestabilizada pode ainda sofrer todo tipo de acidentes ou pequenas doenças, ligados à queda da imunidade ou da vigilância: otites, amigdalites, ou até braços ou pernas quebrados.

Ela pode ainda afirmar sua raiva de modo ostensivo. Torna-se então reivindicativa e agressiva na escola e em casa; recusa tudo, teima, falta às provas escolares, atrapalha as festas, cria disputas incessantes com os irmãos. Em resumo, desvia para si a atenção através de manifestações excessivas, como se quisesse que os pais se reunissem em torno de seu caso. Muitas vezes esse estratagema funciona a tal ponto que ela se torna a psicoterapeuta da família. Quando a criança não desempenha diretamente esse papel, é a professora (ou o diretor da escola) que vai revelar aos pais o sofrimento da criança. Com sua atitude, ela introduz assim, inconscientemente, um mediador no conflito conjugal.

Não só a criança espera salvar a situação, como também procura o perdão, pois muitas vezes se sente responsável pelo desentendimento dos pais — o que não é verdade.

Entre os 6 e os 8 anos, vestígios do complexo de Édipo ainda podem culpabilizar o filho por ter desejado tanto a separação dos pais. E se estes brigam dessa maneira, é forçosamente por sua causa, pensa ele.

Dos 6 aos 12 anos, o sentimento de culpa assume muitos outros aspectos. Ele se acusa de ter "cansado os pais", de ter-se mostrado nervoso ou exigente, ciumento, manhoso, tão diferente daquilo que se esperava dele: "Se eu tivesse notas melhores, papai não ficaria com raiva e mamãe não teria de me defender", imagina Edgar, 10 anos. Ele não se sente "à altura", e assim transfere o erro para si mesmo. Para livrá-lo de sua culpa, os pais devem, depois da briga, dedicar um tempo para explicar-lhe tudo, o que produzirá um efeito libertador sobre ele.

• *O que você pode fazer*

• Primeira situação: quando as dificuldades conjugais ocorrem num casal em que o respeito e o amor são o cimento essencial e cotidiano, conversas simples bastarão.

Se você sentir que a discussão é iminente, feche a porta e tranqüilize seu filho com uma pequena frase: "Não se preocupe se a gente brigar alto, precisamos discutir umas coisas!" Isso o alivia e dá liberdade a você para a discussão. *Explicar o que está ocorrendo não quer dizer tomá-lo como testemunha.* Se ele fizer perguntas depois da batalha, diga-lhe que todos os casais que se amam precisam dizer francamente o que pensam. É mais ou menos a mesma coisa quando ele briga com o irmão ou o melhor amigo. Não é coisa séria. Nem por isso entre nos detalhes de sua vida privada; diga simplesmente que são assuntos de adultos e que vocês não vão se separar... De qualquer forma, ele não é a causa dessa briguinha.

• Segunda situação: as discussões são freqüentes e demonstram uma crise conjugal séria. É preciso então ter uma conversa com a criança para informá-la sobre o futuro do casal. Pode-se dizer simplesmente, de modo autêntico, nomeando as verdadeiras dificuldades: "O papai e eu não estamos nos entendendo bem, como você deve ter notado. Não vamos esconder que estamos preocupados e não sabemos como tudo isso vai acabar. Mas, fique tranqüilo, você não tem culpa disso, e seja o que for que aconteça, nós continuamos a gostar de você."

• Terceira situação: o casamento acabou, a separação é iminente. Não se trata mais de "tranqüilizar" a criança sobre a situação do casal; é preciso "garantir" o futuro. A vida continuará, mas de modo diferente. Cada um deve expressar seu ponto de vista para que nada seja omitido ou reste algum segredo pesado demais para carregar. "Você já deve ter adivinhado que o papai e eu não nos entendemos mais e vamos nos separar. Vai ser muito melhor assim. No começo, todos nós vamos sofrer, mas pensamos que é preferível uma separação a uma família sempre infeliz."

Não hesite em recorrer aos exemplos positivos de famílias recompostas que vocês conhecem: "Na família da Virgínia, por exemplo, foi muito difícil no começo, mas agora todos estão felizes novamente."

• *Armadilhas a evitar*

Dizer demais

Depois de uma briga de casal, muitas mães, por cansaço, solidão ou desespero, tendem a confiar seus sentimentos ao filho; inconscientemente, pedem-lhe que escolha e tome partido. Ora, elas deveriam poupar-lhe esse ódio e essa vontade de ferir o cônjuge.

É igualmente tentador — e destrutivo — contar as "aprontações" do pai (ou da mãe), suas fraquezas ou deserções. A imagem do outro é prejudicada, enquanto a criança se identifica obrigatoriamente com o pai ou a mãe, vítima ou tirano. Não se engane de alvo e evite fragilizá-la.

Dizer pouco demais

A vida do casal não é como uma "vitrine" sem choques nem conflitos. Não se pode fazer com que o filho acredite que a vida conjugal é um mar de rosas. As brigas podem ter um lado bom, muitas vezes permitindo recomeçar sobre novas bases, quando necessário.

Certos pais negam a evidência, mesmo na beira do abismo, e escondem seu desentendimento dos filhos, que entretanto são os principais interessados. É melhor expor os problemas do que manter uma ilusão. Isso não quer dizer associar os filhos às disputas, mas explicar-lhes os problemas quando chegar a hora. Se não se sabe como fazê-lo ou se há dificuldade para encontrar as palavras certas, por que não consultar, quanto a esse ponto, um psicólogo?

Zoom
Estamos nos separando

Uma separação nunca é fácil. Todavia, para remediar o mais urgente, alguns conselhos podem ajudar a superar esse momento.

- Não hesitar em recorrer, sempre que necessário, aos avós e aos padrinhos, desde que estes não "botem lenha na fogueira", tomando o partido de um ou outro dos pais. Numa separação nem sempre há culpados, mas sempre há vítimas.
- Explicar ao filho que períodos de depressão e crises de lágrimas são naturais para todo o mundo. Um ideal foi destruído, o luto é necessário.
- Papai não mora mais na casa, mas isso não impede a criança de vê-lo e telefonar-lhe sempre que quiser.
- Para todos os assuntos importantes que dizem respeito ao filho, os pais se manterão mutuamente a par e continuarão a dizer "NÓS" quando se tratar dele.
- Um esquema para os fins de semana e as férias será rapidamente estabelecido por todos; isso evitará que, a cada vez, se pergunte à criança com quem quer ficar, o que magoaria um ou outro dos pais e, principalmente, transferiria para ela a responsabilidade da escolha — o que cabe *a eles*.
- A mesma babá trabalhará nas duas casas (que serão próximas, na medida do possível).
- O filho continuará na mesma escola e com as mesmas atividades extra-escolares.
- No que se refere às festas familiares, no momento parece difícil reunir todos, mas com o tempo, quem sabe?

Vou passar o fim de semana com papai

• *O lado dos pais*

Que atitude adotar com o "convidado" do fim de semana quando você é a madrasta: "amiguinha", segunda mãe ou, ao contrário, é preciso marcar distância e passar por indiferente? Situação delicada, pois sua própria prole observa discretamente o que está acontecendo, pronta para pular sobre você à menor prova de favoritismo ou tratamento especial.

• *O lado da criança*

Todo fim de semana, todo período de férias, começa o mesmo jogo de observação, entre sorrisos e caretas. No início, a madrasta tinha uma paciência infinita, sendo gentil e tolerante para conquistá-lo. Tudo ia bem, mesmo que ele não se empenhasse muito para isso. Mas agora essa bela construção de paciência e atenção começa a se abalar; ele descobre os defeitos da madrasta e acha que ela é exigente demais; é difícil aceitar isso quando ela é uma "estranha", não é?

• *Opinião do psicólogo*

Vamos tomar o perfil mais comum, o da criança que vai para a casa do pai e de sua nova companheira durante os fins de semana ou em férias. A madrasta aceita melhor essa invasão ritual se as regras familiares são respeitadas por esse convidado especial. Ora, muitas vezes é aí que está o problema. Terminada a primeira fase de polidez, os conflitos podem explodir a qualquer pretexto: ciúme entre as crianças das duas famílias, ou, pelo contrário, cumplicidade porém má influência do "convidado", limites constantemente desrespeitados etc.

A situação vivida por Paula mostra algumas dessas ciladas que existem muitas vezes numa família recomposta.

Ela insiste, pela enésima vez, para que o enteado Júlio não deixe os seus objetos "rolando" pela casa toda. Coisa corriqueira numa família tradicional. Mas aqui o conflito explode, tudo assume proporções muito maiores. E cada um defende o seu ponto de vista.

• Júlio: é bagunceiro notório na casa da mãe e não entende por que aqui se exige dele uma atitude diferente. Afinal, ele vai à casa do pai para se divertir e não para que seus menores gestos e ações sejam vigiados. Conscientemente ou não, ele insiste em manter esse "espírito da casa", por três boas razões pelo menos. Primeiro, porque é seu temperamento e ele não pode fazer nada quanto a isso; depois porque quer "encher o saco dessa gente" e bagunçar tudo, o que é um certo modo de ser fiel à sua mãe. Enfim, porque, resistindo assim, ele se diferencia dos filhos de Paula e mostra que ela não é sua mãe. Ao mesmo tempo, sua agressividade natural encontra uma saída, e a madrasta é o alvo natural para "pagar o pato". Ele se sente duplamente autorizado a agir dessa maneira, primeiro pela mãe — verdadeira — que o apóia quando ele lhe conta suas "aventuras" do fim de semana, e por seu pai, que nem sempre reage às suas provocações.

• Paula: o papel de madrasta é reconhecido como especialmente ingrato. Ela precisa, portanto, sentir-se apoiada por Miguel (pai de Júlio). Ela tem vários objetivos em mente: o novo casal deve superar ventos e tempestades; ela também está saindo de uma fase difícil, depois de uma primeira separação. Assim, deseja poupar o companheiro, mesmo que tenha que engolir alguns "sapos" oferecidos pelo enteado. Mas não quer renegar seus princípios nem deixar que ele destrua sua autoridade; ela deve preservar *seus* filhos e evitar que estes sejam desestabilizados pelo convidado dos domingos. Quando ele não estiver presente, é preciso que sua família retorne à coesão e à harmonia. Ela gostaria de se entender bem com Júlio, mas com a condição de que ele se esforce e respeite as regras vigentes naquela casa.

• Miguel: sente-se encurralado e desejaria agradar a todo o mundo. As exigências de Paula lhe parecem legítimas, mas difíceis de suportar pelo seu filho, por causa de sua educação. Um pouco por covardia, um pouco por permissividade, ele não ousa enfrentar, enfim, a grande reforma da educação do menino. Além disso, esse pai ainda conserva um velho fundo de culpa. Sente-se responsável por essa situação, já que está impondo a Júlio sua nova mulher, com seus filhos. Tudo isso merece alguma indulgência, e até agora as conversas com o filho não resultaram muito convincentes.

• *O que você pode fazer*

A (verdadeira) mãe

Você tem um papel capital a desempenhar para evitar certos sofrimentos inúteis para seu filho. Favoreça esses encontros com o pai, pois se as visitas se espaçarem demais, este poderia desistir delas. As estatísticas mostram que isso acontece muitas vezes. Inversamente, por mais estranho que possa parecer, admita que um pai — que anteriormente não se preocupava com os filhos — possa descobrir a paternidade depois do divórcio. Talvez ele tivesse dificuldade em exercer esse papel devido à presença constante de sua mulher, sempre julgando cada um dos seus gestos; com a liberdade recuperada, ele age como entende, sem ter de prestar contas. As visitas se tornam então verdadeiros momentos de cumplicidade esperados e compartilhados.

Do mesmo modo, se você enviar seu filho para a casa do pai e de sua nova mulher sem nenhum preconceito, ele se sentirá menos culpado por sentir-se bem ali e até de tirar proveito da situação: às vezes, ter duas casas significa ter duas vezes mais chances de sentir-se em segurança. É também uma maneira de seu filho sentir-se mais rapidamente autônomo.

O pai

Certos ajustes são necessários. Mostre a seu filho a importância que essa nova união tem para você. Na verdade, quando seu filho ou filha compreende que você está apaixonado e constata sua felicidade na nova vida, fica mais fácil adotar sua companheira. Ele pode até encontrar, na nova irmandade, cúmplices e confidentes, e mais ainda se ele próprio for filho único, vivendo só com a mãe.

Ao contrário, se seu filho detecta a menor falha no novo casal, pode aproveitar-se disso e fazer tudo para obrigar você a escolher entre ele e a intrusa, principalmente se a criança for uma menina de 6 a 8 anos, que ainda não superou totalmente o complexo de Édipo.

Cabe a você insistir no papel e no lugar de cada um: "Sua madrasta não é sua mãe. Ela não tem a intenção de usurpar esse lugar; não tomará nenhuma decisão importante a respeito de você sem o meu consentimento. Mas, quanto a todas as questões de regras de vida dentro desta casa, naturalmente ela pode dizer o que pensa. Se você não estiver de acordo, fale comigo."

Outro esclarecimento importante: "Sua madrasta (e os filhos dela) não vão roubar *seu* lugar. Não importa o que aconteça, eu gosto de você."

Quando as coisas essenciais foram ditas, a criança se orienta e sabe o que esperar. Se, ao contrário, tudo é vago, o mal-estar e as incompreensões se acumulam ao longo do tempo; é por isso que os deveres e direitos de cada um devem ser regularmente especificados.

Enquanto os hábitos da criança não perturbarem as regras da casa, podem ser aceitos. Júlio tem direito de deitar com a luz acesa, de ler um pouco antes de dormir. Pode detestar sopa ou preferir tomar banho de manhã e não à noite. Em contrapartida, se Júlio deseja deitar-se à meia-noite, ver televisão até tarde, ir para a cama do casal ou recusar-se a ajudar no serviço de casa, é outra história. Você deve apoiar sua companheira que protesta e reconhecer a injustiça que isso representa para os filhos dela, que não teriam o direito de agir do mesmo modo.

Seja diplomático com sua ex-mulher, poupe sua sensibilidade e não lhe sugira a idéia de que ela não é uma boa mãe. Se, por exemplo, Júlio passar alguns dias em sua casa e depois voltar para a mãe com um casaco novo, pois segundo você o velho estava muito gasto ou fora de moda, ela poderia reagir mal às suas insinuações. Seria bem melhor telefonar e perguntar-lhe se ela concorda em que Júlio receba esse presente. Assim, as coisas acontecem com menos atritos.

Tenha também o cuidado de preservar sua intimidade em suas novas relações conjugais. Você não é apenas um pai; é também um companheiro. Paula pode sentir vontade de passar um fim de semana ou férias só com você, sem que isso seja mal interpretado por Júlio.

A madrasta

Compreender uma criança e fazer com que ela a aceite, quando não é seu filho, requer tato, bom senso e paciência. O afeto, muitas vezes, só é recompensado anos depois. Seja então tão natural quanto possível, caso contrário você pode fracassar, pois a estrada é longa.

Respeite a mãe de seu enteado ou enteada; não fale mal dela na sua presença. Respeite também a criança, sem querer "corrigir" sua educação. Se você tentasse lhe ensinar novos princípios (o que, diga-se de passagem, ela contaria à mãe), seria como se você lançasse uma bomba de efeito retardado. Se ela tem que agir assim ou assado em sua casa, relativize: "Aqui, é assim; na casa de sua mãe, faça como quiser."

Essa criança simboliza o laço com o passado e sua presença lembra a mãe, que é também a ex-mulher de seu companheiro. Às vezes, é tentador usar o pretexto de sua "má educação" como argumento em seus conflitos de casal. Não se engane de alvo!

Faça honestamente a si mesma estas perguntas: que lugar você dá a essa criança quando ela vem para o fim de semana? Ela tem o quarto *dela*? Dorme no sofá? Pode ter um pequeno território particular? Pode ter momentos de cumplicidade, sozinha com o pai? Em resumo, sente-se acolhida e esperada, ou simplesmente tolerada?

• *Armadilhas a evitar*

A atitude da criança em sua família do fim de semana se revela às vezes incompreensível à primeira vista. Teimosa, desobediente, até insuportável, ela pode recusar qualquer obrigação ou regra, o que é uma rude prova para os nervos de todos. Talvez ela esteja simplesmente testando o amor do pai por ela e queira conhecer seu lugar real na família. Paradoxalmente, para saber, ela vai fazer tudo para ser rejeitada. Seu objetivo é sabotar e observar o que acontece.

Para os psicólogos, "a criança está testando o novo quadro familiar". Ao invés de interpretar literalmente essa situação, você deve armar-se de paciência e mostrar à criança que, não importa o que ela faça, nunca será afastada. Enfim, tranqüilize-a quanto ao lugar que lhe é reservado. Pouco a pouco, ela mudará de comportamento.

Aliás, é preciso dar tempo ao tempo. Alguns especialistas, como o pediatra Aldo Naouri, acham que a criança precisa de anos para fazer o luto, aceitar a separação dos pais e a nova vida. Não se pode exigir dela que se adapte imediatamente e aceite uma situação que ela não escolheu.

Outra cilada: saber arbitrar os conflitos entre irmãos que não têm laços de sangue, os "quase-irmãos". Instintivamente, favorecemos os nossos próprios filhos, mas, na tentativa de evitar isso, também podemos decidir favorecer, artificialmente, os do cônjuge, a fim de não sermos acusados de parcialidade. Em ambos os casos, ferimos as crianças e criamos vítimas. É preciso portanto adotar a atitude mais natural possível. Refira-se ao item "Devo intervir nas brigas deles?", exatamente como se eles fossem irmãos.

Última armadilha: pensar que educar o filho de outro é forçosamente um problema. Muitas vezes, a afeição se instala porque cada um se empenha; a situação é então vivida como uma riqueza e não como uma dificuldade.

Zoom
Mamãe vai casar de novo

Regularmente, Júlio visita o pai e sua nova mulher. Mas a situação pode se complicar no dia em que a mãe de Júlio se casar novamente e tiver um bebê.

Então, provavelmente, ele terá momentos de dúvida e de depressão.

Quer os pais confessem ou não, a nova família é sempre a melhor; os filhos do novo casal são portadores de esperança, enquanto aqueles do precedente, apesar de todo o amor que se tenha por eles, pertencem a um tempo encerrado.

Na casa do pai, assim como na da mãe, Júlio se sentirá profundamente abalado ou menos amado quando o bebê nascer. Será preciso tranqüilizá-lo; dizer a si mesmos (e a ele) que ele talvez teria o mesmo ciúme se se tratasse de irmão (ou irmã) "100% verdadeiro". Em todas as famílias, um novo filho altera o equilíbrio e confunde as referências. Assim, é preciso tempo e muita ternura para superar essa nova crise com suavidade. Será necessário oferecer a Júlio momentos íntimos de confidências e cumplicidade.

capítulo 9

As Questões Difíceis

Entre os 7 e os 12 anos, a criança passa progressivamente de um pensamento intuitivo — em que predomina o imaginário — para um pensamento mais lógico e concreto. Interessa-se menos pelo por quê do que pelo como. Procura compreender os mecanismos de sua existência: suas origens, a passagem para a vida adulta, sua própria morte... A verdade não lhe causará medo se ela se sentir guiada em suas explorações e acompanhada pelos pais.

Nessa idade, é importante começar a despertá-la para a reflexão filosófica, especialmente as noções morais e religiosas. Ela ainda não é adolescente, isto é, não se opõe aos valores transmitidos pelos pais, o que torna o período de latência propício para esse despertar.

Posso dizer tudo a eles?

- *O lado dos pais*

Às vezes, a vida é pontuada de notícias dolorosas: doença, desemprego ou desentendimento conjugal. O que dizer exatamente a seu filho sobre esse sofrimento que você está vivendo? Tão jovem, ele já pode compartilhar um fardo tão pesado e compreender o alcance da notícia? Não seria melhor poupar-lhe ainda por um certo tempo as preocupações do mundo adulto?

- *O lado da criança*

Nessa idade, ele é particularmente curioso e quer saber tudo o que se trama em segredo no planeta "Pais". As preocupações destes o atraem como um ímã e ele não quer ser excluído, mesmo que tenha que escutar atrás da porta. As perguntas desfilam em sua cabeça: "Por que o telefone não pára de tocar?", "Quando eu chego perto, eles abaixam a voz, será que eu fiz alguma coisa errada?", "Eles esperam que eu vá dormir para discutir e chorar. Será que eles vão se divorciar?", "Por que o papai fica noites sem dormir?"

Ele é bastante intuitivo para pressentir o mal-estar e "ouve" perfeitamente o que não é dito.

- *Opinião do psicólogo*

Confessar a preocupação alivia todo o mundo. Expressar com palavras uma situação difícil permite nomear a origem da angústia e dar-lhe um sentido. Isso evita que a criança se culpe sem razão ou acredite ser a causa desse problema familiar. Falar elimina suas especulações e fantasias em torno de uma realidade imaginada. Não dizer nada, ao contrário, é deixar que ele suponha *tudo*. Como observava Françoise Dolto, "é preferível, mesmo para uma criança, ver as coisas tal como são do que vê-las tal como ela desejaria que fossem."

No período de latência, a criança não é mais um bebê, é capaz de ser informada sobre mais coisas e suportá-las melhor.

Aliás, os pais emitem, sem saber, sinais inquietantes ou estranhos que a criança percebe, evidentemente, no plano consciente ou inconsciente. É ilusorio pensar que ela será poupada se eles se calarem. **O mais delicado não é saber se é preciso dar uma má notícia ou revelar um pesado segredo de família, mas saber quando fazê-lo e de que maneira.**

Quais são as verdadeiras preocupações de uma criança dessa idade? Ela está atravessando um período de amadurecimento psicológico fundamental que a arrebata num movimento dinâmico para crescer e atingir a adolescência; espera também que as referências e hábitos serenos ao seu redor não vão deslocar-se excessivamente, pois tem medo de com isso ser perturbada.

Nesse contexto, a perspectiva de alguma alteração — mudança, modificação na carreira profissional do pai ou mãe, separação conjugal, desemprego, doença grave, abandono do animal de estimação, nova escola, providências para adotar um irmão ou irmã — criará dificuldades sérias e desestabilizadoras.

Quanto antes a criança for informada, mais cedo poderá recuperar seu equilíbrio. Na ausência de palavras tranqüilizantes por parte dos pais, a criança, que "percebe tudo", pode sentir-se abandonada, sem confiança e depreciada. Pode "esquecer" as aquisições recentes e manifestar-se por regressões: xixi na cama, unhas roídas, bulimia, medo do escuro, bloqueio na aprendizagem escolar, podendo ir até à fobia da escola etc. Ela pode, ainda, reagir aos limites (desrespeito aos horários, insolência para com os adultos etc.) para provocar uma explicação libertadora.

O exemplo da jovem Mônica, nossa cliente, comprova os estragos causados pelo que não se diz. Seus pais não se entendiam mais, porém aparentemente tudo parecia calmo e sem asperezas. A onda de choque, invisível mas assim mesmo pesada, a atingia e também aos irmãos. Ela expressava seu mal-estar por uma forte agressividade na escola. Às vezes, Mônica se mostrava de humor colérico, outras vezes manifestava vontade de morrer ou depressão. O que esperava ela? Que os pais se reconciliassem? Até que não, mas que, ao menos, admitissem a situação de modo claro e, assim, lhe indicassem limites previsíveis e tranqüilizadores, e não essa imprecisão angustiante: "Talvez a gente se separe; será melhor para todo o mundo."

- *O que você pode fazer*

Anuncie a notícia, com tato, a seu filho. Separe um tempo para isolar-se tranqüilamente com ele, e diga que você tem coisas sérias a lhe informar. Use frases simples, curtas e tranqüilizadoras. Não revele sua própria angústia com palavras sem controle.

Alguns exemplos

- *O desemprego*: "Estou com problemas sérios no trabalho. [Pausa, com um silêncio ou uma frase inofensiva como "não sei se você percebeu".] É provável que, daqui a pouco, eu perca meu emprego. Mas não se preocupe, vou procurar novamente um e acredito que encontrarei. Claro, estou preocupado(a), mas talvez eu tenha sorte." Essa cena mostra uma progressão no anúncio realista, com tempos de pausa que permitem a seu interlocutor assimilar a notícia e adivinhar sozinho a conclusão. Esta termina com uma nota positiva e uma esperança. A criança não foi iludida, foi respeitada como uma pessoa que se estima, e evitou-se dramatizar excessivamente a situação.

- *A morte*: "Você sabe que o vovô está gravemente doente, não é? Estamos muito preocupados; ele é idoso e isso está na natureza das coisas. Se amanhã tivermos a notícia de que ele faleceu, vamos ter que aceitar. Pelo menos, ele não sofrerá mais!"
- *A morte súbita de um bebê ou de uma criança pequena no núcleo familiar*: os pais nem sempre pensam em participar ao filho os dramas que podem ter ocorrido antes de seu nascimento. Entretanto, certas manifestações ocasionadas por esse falecimento podem se manifestar, de modo latente, nos pais: superproteção do caçula, preocupações mórbidas, depressão no dia do aniversário etc. Em certos casos, a criança percebe essas emoções ou esses "não-ditos", imaginando que poderia ter morrido no lugar do outro; os pais podem deixar desenvolver-se a idéia de que ela é a reencarnação da criança morta logo antes de seu próprio nascimento (se ela tem o mesmo nome da criança desaparecida). É preciso, portanto, libertá-la desse fardo. "Acho que agora você já é bem grande (a partir de 8 anos) para saber de coisas que foram duras para o seu pai e para mim, para seus irmãos mais velhos, mas que você não viveu. Antes de você nascer..." Concluir com uma frase como "Toda essa história também pertence a você agora, pois fazemos parte da mesma família, mas você não é responsável por nada do que ocorreu. Você pode vir falar disso com a gente quando quiser. Agora que nós te dissemos, achamos que você se sentirá melhor."
- *Um aborto*: Também seria necessário falar disso? Sim, pois as crianças sabem preencher os silêncios com fantasias irracionais e inquietantes. Podem imaginar, como o pequeno Pedro, que o bebê de quem mamãe falou uma vez, mas que ele nunca viu, está continuando a crescer no ventre materno. Resultado: Pedro, que ignorava o aborto de sua mãe, perpetuou a vida dessa criança no interior de seu próprio ventre, desenvolvendo uma disfunção intestinal crônica. Essa doença, acompanhada de uma severa constipação, manifestava-se por um abdome enorme, como se ele estivesse "guardando" a criança imaginária. Pedro, que não compreendia o que acontecera a esse bebê, adotava então uma atitude de reparação, ao invés de uma atitude de compreensão. Esse sofrimento até o impediu de progredir em seu desenvolvimento, ao passo que, paradoxalmente, os pais queriam "poupá-lo" e evitar-lhe considerações de adultos. Se você está diante dessa situação, não hesite em dar a seu filho respostas precisas

e simples. "A natureza sabe o que faz. Acontece que um feto (ou uma "semente"; de qualquer forma, não diga "bebê") não consegue se desenvolver porque não é normal. Em geral, ele não continua ali. Ainda é muito pequenininho e passa por onde saem os bebês. Depois, os médicos verificam por que aconteceu isso e garantem que está tudo bem com a mamãe." O exemplo de Pedro e de muitos outros mostra que esse luxo de detalhes não teria sido inútil.

Tudo ou quase tudo pode ser revelado a uma criança, com a condição de que ela seja consolada e que a dor dos pais seja contida. Assim sendo, devemos saber que, nessa idade, mesmo que a criança compreenda o vocabulário, ainda pode fazer erros de interpretação, exagerar, erradamente, certas situações ou ser incapaz de tirar as conclusões sozinha.

Assim, é indispensável estar certo(a) de que ela compreendeu realmente o alcance da conversa, verificando: "Você poderia dizer em duas ou três frases o que você compreendeu?" Fazendo isso, ela exprimirá seus temores com suas próprias palavras. Nos dias seguintes, seus pesadelos, seus comportamentos ou seus desenhos refletirão a maneira pela qual ela percebeu a gravidade da situação.

É normal e saudável que, depois dessas revelações graves, a criança manifeste sintomas. O inconsciente mostra que ela "passou recibo". Resta apoiar a criança para que ela admita a situação e consiga superá-la do melhor modo possível.

- *Armadilhas a evitar*

A preocupação com uma franqueza extremada pode fazer tanto mal quanto a dissimulação visando protegê-la. É melhor dosar suas explicações, sem dizer de mais nem de menos!

Revelações feitas em momento inadequado também não são indicadas. Se a criança estiver atravessando uma fase ruim, acumulando castigos e problemas com os amigos, é melhor adiar a explicação, mas alertando: "Já que você está com problemas no momento, não vou te atrapalhar com minhas próprias preocupações. Voltaremos a falar disso depois; mas se você sentir que estamos inquietos e menos disponíveis, não se preocupe, é normal." Se a criança quiser saber mais, ela se manifestará.

Zoom
A vida é bela?

Num mundo em que os meios de comunicação de massa são onipresentes, a violência e a miséria saltam aos olhos das crianças. Os pais devem explicar-lhes o que ocorre, os acontecimentos mais felizes e os mais horríveis: guerras, fome, indigência, campos de concentração (com o lançamento de documentários ou filmes como *A lista de Schindler* ou *A vida é bela*). Os pais também devem explicações aos filhos sobre certas revistas que mostram mulheres nuas ou falam de crimes hediondos. Todas essas "imagens" ou informações suscitam muitas perguntas sobre o próprio futuro: poderão eles também tornar-se mendigos, ir para a guerra, ficar aleijados pela explosão de uma mina, ser vítimas de um vulcão, de um terremoto ou de... um pedófilo?

As palavras dos pais estão ali para dar um sentido: elas permitem a compreensão desses acontecimentos dramáticos e põem um pouco de ordem no caos.

O seu filho quer ver *A vida é bela* ou a última reportagem da televisão sobre os massacres no Kosovo, e ele tem apenas 11 ou 12 anos? Julgamos que, nessa idade, ele pode suportar essas revelações. Ele já começou uma reflexão sobre o respeito à vida e o valor de um ser humano. Talvez tenha participado de movimentos de solidariedade aos menos favorecidos, talvez tenha visto os pais realizarem alguma ação humanitária. Tudo isso lhe indica o caminho da generosidade e da ajuda mútua. Na idade dele, felizmente, ninguém é, ainda, indiferente ou desiludido. Pelo contrário, a miséria e a injustiça são chocantes.

O filme *A vida é bela* aborda um tema sempre atual. Veja-o com seu filho, mas antes descreva-lhe o contexto histórico. Nesse longa-metragem de Benigni, a realidade é apresentada "adocicada", sob a forma de uma fábula comovedora, mas que não deve ser interpretada literalmente. Responda depois às perguntas dele, mesmo que elas o(a) embaracem. Se ele perguntar: "Será que pode acontecer de novo?", responda: "Sim, infelizmente. A prova é Ruanda, a Bósnia, Kosovo... mas devemos fazer tudo para evitar isso e trabalhar pela paz. Muitos homens e mulheres fazem isso atualmente. Depende um pouco de cada um."

A irmãzinha de 7 ou 8 anos também quer ver o filme. O que fazer? Nessa idade, ainda é muito cedo, e é melhor dizer isso a ela. Ela não está sendo excluída, mas simplesmente protegida de uma história que não poderia compreender facilmente; em contrapartida, quando tiver a idade do irmão, também poderá ver o filme, se quiser.

De onde viemos?
Para onde vamos?

• *O lado dos pais*

Muitas perguntas passam pela cabeça de Eliana, mas as explicações ingênuas de outrora já não bastam. Como, na idade dela, alguém pode ser tão atormentado pelas questões da morte ou do nascimento? Ela quer saber tudo, sobre as estrelas, sobre o infinito, o começo e o fim das coisas. A família fica tonta!

• *O lado da criança*

É durante seus devaneios e na hora de dormir que as dúvidas a assaltam: "Com que idade mamãe vai morrer?" "O que acontece no *Arquivo X* pode existir de verdade?", "A gente pode ver o inferno?", "É possível ressuscitar?", "O que havia no começo do mundo?", "Se Deus é tão bom, por que ele deixa os homens fazerem a guerra?", "Será que eu também sou obrigada a ter filhos?"

Essas perguntas às vezes a atormentam ao ponto de impedi-la de dormir ou de se concentrar na aula. Agora, ela sabe que as fadas não existem. O que existe então no lugar delas?

• *Opinião do psicólogo*

Entre os 7 e os 12 anos, a criança passa progressivamente de um pensamento intuitivo, em que predominava o imaginário, para um pensamento lógico e concreto. Entretanto, ela vagueia durante certo tempo entre dois mundos, o pensamento mágico e o pensamento racional. Quando a realidade lhe parece muito dura ou inexplicável, ela volta atrás e utiliza as crenças da primeira infância.

No período de latência, o primeiro núcleo da identidade está amplamente constituído; **a criança fabrica então um segundo envoltório protetor, o que os psicanalistas chamam de "romance familiar". A criança reinventa sua história, dramatiza-a e encena-a.** Como o Pequeno Polegar, imagina-se abandonada pelos pais, ou fugindo depois de um castigo. Lembrando-se dos contos da infância, transpõe seu enredo para a vida cotidiana: o amor e o ódio (meus pais me amam ou me detestam), a miséria (não me deram sobremesa ontem), a coragem e a covardia (me castigaram, vou fugir); tudo isso constitui uma imagem fantasiosa de sua existência, que cria ao mesmo tempo a aventura e o drama. A realidade é menos morna, e quando ela imagina que está fugindo, torna-se o herói da história. O romance familiar é como uma ponte que a ajuda a passar da primeira infância para a pré-adolescência.

Esse período é acompanhado de questionamentos e inquietações existenciais, dos quais o primeiro é o tema de sua adoção por *seus próprios* pais. Ela imagina que foi encontrada na porta de uma igreja, numa lata de lixo, trocada na maternidade...

Por que ela inventa essas fantasias?

A partir dos 6 ou 8 anos, como todas as crianças de sua idade, ela começa a convidar os amigos e a ser convidada por eles. Muitas vezes, os outros pais lhe parecem mais originais, acolhedores, compreensivos do que os seus. Para ela, são mais simpáticos do que os seus. Todo o mundo sabe, "a galinha do vizinho é sempre mais gorda..." Naturalmente, começa a se imaginar no seio dessa nova família. Tece histórias sobre esse tema e acaba sonhando que seus pais não são seus pais e que teria sido adotada. Tudo isso, evidentemente, temperado de aventuras rocambolescas.

O tema da morte também é importante para ela, como para todas as crianças da sua idade. Ela se pergunta se morrer dói e o que acontece logo depois. Quer saber se sua alma ou espírito podem desaparecer também. Já aos 5 anos, as crianças sabem que a morte é irreversível. Até os 8 ou 9 anos, ainda a sentem de maneira romanesca: a cortina cai sobre o herói, como nos contos de fadas ou nos sonhos. A televisão e os videogames as familiarizaram com os cadáveres em série. Depois dos 9 anos, aceitam o lado inevitável (e até dramático) da morte, sabendo agora que ela faz parte da condição humana.

Entretanto, antes da adolescência, as crianças ficam relativamente afastadas das angústias metafísicas dos adultos: ainda não carregam o fardo da cultura e das representações sociais da morte, nem de seus tabus; além disso, nem sempre experimentaram, elas mesmas, o sofrimento causado pela perda de entes queridos.

• *O que você pode fazer*

Seu filho lhe faz perguntas embaraçosas sobre a ordem do mundo? Enquanto ele não tiver resposta, interrogará novamente até ficar satisfeito, ou então inventará as próprias respostas. Você não tem escolha; é preciso falar francamente. Nessa idade, ele sabe que toda coisa "animada" tem uma causalidade, com um início, um desenvolvimento e um fim.

A questão das origens

• Uma coisa o intriga muito: saber por que ele está aqui na Terra e nessa determinada família. Você pode responder que, se ele veio ao mundo, foi porque *você* o desejou, mas também foi porque *ele* também quis (Françoise Dolto afirma isso). Com essa pergunta e sua resposta, ele forma para si um passado e raízes, tornando-se assim capaz de projetar-se no futuro. Toma lugar entre as gerações e se responsabiliza ao mesmo tempo.

• Ele ainda se pergunta se seus pais são seus verdadeiros pais. Alguns sinais indicam essa preocupação: ele lhe pergunta com ar desinteressado, porém com mais freqüência do que usualmente: "Você gosta mais do meu irmão do que de mim? (entenda-se: 'eu sou mesmo teu filho?')"; "Você acha que eu me pareço com o papai?"; "Vovó, me diz, como a mamãe era quando tinha a minha idade?"

Primeiramente evoque as semelhanças físicas comuns (em certas famílias, há "marcas registradas", manchas localizadas em locais precisos etc.). Ou divirtam-se com o jogo das semelhanças e diferenças físicas ou de caráter entre vocês. Assim, ele criará histórias em torno de sua origem.

Se ele parece ter ciúme do irmão, explique que cada criança na família recebe atenções particulares, já que cada um é diferente... embora tenha os mesmos pais.

Se a idéia lhe agradar, ajude-o a fazer seu próprio álbum de fotos, começando na maternidade, nos braços do papai, da mamãe e de toda a família reunida. Com o tempo, ele completará o álbum e escreverá os próprios comentários nas margens.

Dê-lhe um grande cartaz com uma árvore genealógica, que ele preencherá com suas explicações e colará na parede do quarto.

A questão da morte

• Às perguntas de ordem geral e metafísica, você pode responder legitimamente que os homens compreendem a morte de várias maneiras. Para alguns, todos nós caminhamos para um além, com um paraíso ou um inferno. Segundo outros, os homens são dotados de várias vidas, podendo renascer depois da morte e reencarnar-se num novo bebê ou num animal. Para outros ainda, nada mais acontece e o homem se apaga como uma vela depois de viver a sua vida. Evidentemente, você pode dar o seu ponto de vista (às vezes oposto ao de seu cônjuge), deixando que a criança tenha tempo para formar sua opinião; esta deverá evoluir em função de seu desenvolvimento psicológico e de suas crenças do momento. Mas cuidado para não embelezar demais o fim, enfatiza Marie-France Vigor, em seu livro *Profession Parents* (Ramsay, 1991), "isto é, pintar uma imagem tão atraente da morte que impeça de apreciar a vida que a precede: é quando se está morto que se é mais feliz, o paraíso é a mais bela das recompensas, Deus chama para si aqueles que ama. (A criança que recebe essa educação religiosa só tem uma alternativa: 1) Estou vivo, logo Deus não me ama; 2) Se ele me ama, eu também posso morrer logo)."

• Outras perguntas mais precisas também podem atormentá-lo: "Mamãe, você pode morrer na mesma idade que a vovó?", "Quando você morrer, poderei ficar com seu colar de pérolas (ou esta casa)?" Essas interrogações são normais, muito comuns, de modo algum inconvenientes ou mórbidas. Sua resposta deve ser simples: "Em geral, morremos quando estamos muito idosos ou gravemente doentes. Você vê, não há nada a temer. Hoje a gente pode viver até uma idade muito avançada." Assim, ele se tranqüiliza quanto ao essencial.

• Deve-se falar da morte de uma pessoa próxima? Sim. Mas escolha o momento e fale com simplicidade, sem detalhes macabros (suicídio, acidente). O fato de falar ajudará seu filho a fazer o indispensável trabalho de luto. Se ninguém lhe dissesse nada, ele poderia pensar que a pessoa não vem mais vê-lo porque não gosta mais ou se desinteressou dele. Talvez ele até se culpasse e pensaria que foi por causa de sua última travessura ou pensamento mau ("só gosto da minha madrinha por causa dos presentes"). Fale da pessoa desaparecida, sem afetação nem idealização, exatamente como quando ela era viva. Evoque seu nome quando olharem fotos, ou ao acaso das conversas. É assim que a criança continuará a fazê-la viver em seu coração. Se você mesmo(a) ainda está sofrendo muito com esse desaparecimento, não se proíba sistematicamente de chorar diante de seu filho; ele compreenderá que é normal sofrer e também se sentira autorizado a manifestar sua dor.

• Ele pode assistir a um enterro ou ver o caixão? A resposta é sim, desde que o deseje.

• *Armadilhas a evitar*

Como diz o provérbio, "uma pergunta nunca é embaraçosa; a resposta é que pode ser".

Se você parece muito evasivo(a) ou incomodado(a), se você mandar seu filho calar-se, outras perguntas virão atormentar seu espírito: "Será que eu disse uma bobagem?", "Será que isso é um segredo vergonhoso?", "Será que é proibido falar disso?". Pelo contrário, estimule essa curiosidade e prometa a seu filho achar um tempo para responder-lhe mais tarde, se você estiver ocupado(a) demais no momento.

Ele é intolerante

- *O lado dos pais*

Às vezes, vocês ficam constrangidos e chocados com as reações de seu próprio filho. Como pode ele ironizar ou tirar vantagem de sua superioridade sobre uma criança doente ou menos favorecida? Por que ele exclui de seu grupo os "gordos demais", os "pequenos demais", os "diferentes demais"? Como ele pôde dizer piadas para Constantino, o pequeno vizinho africano, a respeito da cor de sua pele, enquanto, em casa, vocês pregam valores de igualdade, respeito e direito à diferença! Às vezes, vocês se perguntam se ele é mesmo seu filho e se, na escola, ele não foi "contaminado" por colegas maldosos ou racistas.

- *O lado da criança*

As lições de moral dos pais ou professores fazem com que ele perceba que foi longe demais. Mas onde está o mal, pensa ele, se está apenas imitando os colegas? Ele acha que não pode ser tão maldoso como supõem.

- *Opinião do psicólogo*

A *diferença* é uma evidência biológica, natural e incontestável. Existem grandes, pequenos, gordos, magros, vesgos, manetas, pretos, brancos, ruivos... Exceto os gêmeos univitelinos, nenhum ser humano é igual a outro. A diferença é uma boa oportunidade para a natureza; ela permite a evolução.

Não se trata pois de negá-la, mas de reconhecê-la. Um pai (supostamente) imbuído das melhores intenções poderia dizer à sua lourinha: "Não, a Patrícia é exatamente como você!". Isso seria fazer dela o que ela não é. Ela vê muito bem que a outra tem pele escura. Ela não se reconhece, absolutamente, nessa tentativa de identificação; pior ainda, essa atitude do pai faz com que ela continue rejeitando a colega, pois seu inconsciente lhe diz: "Não, a Patrícia é diferente." O pai (mãe) deve, ao contrário, enfatizar a relatividade dos seres e das coisas: "Na casa de Patrícia você seria olhada de modo diferente, porque ali você é que seria diferente, de fato."

O que significa esse medo da diferença? E por que a intolerância começa tão freqüentemente nessa idade?

Não é totalmente por acaso. A criança está saindo do complexo de Édipo, está em plena consolidação de sua personalidade. Tenta controlar as pulsões (agressivas, sexuais, de morte, de autoconservação etc.) que a agitam e que lhe são *estranhas*. Paralelamente, sua atenção não está mais focalizada unicamente nos pais, mas em todos os outros. As relações sociais se fortalecem e os colegas assumem uma importância primordial. Ela deseja harmonizar-se com o grupo, e tenta tudo para não se fazer notar.

Vamos decodificar o que acontece exatamente na cabeça dela. As diferenças percebidas no outro, tais como a cor da pele, um problema físico ou mental, um detalhe estranho, um sotaque, um costume local, interferem com suas convicções e referências internas. Esse movimento, como uma onda de choque, produz perturbações. Assim, para evitar esse incômodo, a criança rejeita esses pensamentos desestabilizantes e, o que é pior, ataca quem os provoca. A melhor defesa não é o ataque? Em lugar de dizer: "Veja só, graças ao Bolão, vejo que consigo controlar o que eu como e assim estou mais magro do que ele", seu inconsciente lhe sugere: "Você tem medo de ficar como ele um dia e perder essa bela despreocupação..."

Sartre dizia: "O inferno são os outros." Os psicólogos diriam: "O inferno somos principalmente nós mesmos." Ou seja, o que é estranho, incontrolável e desconhecido em si. Para a criança que atravessa um período de grande instabilidade psíquica, o Outro que é diferente é apenas, então, a representação daquilo de que ela tem medo e no qual não se reconhece.

Esse Outro é apenas a projeção externa de uma manifestação ou temor interno inaceitável. Por volta dos 8 ou 9 anos, nas consultas, fica mais difícil para um psicanalista ter acesso ao inconsciente dos jovens pacientes. A partir de então, eles têm mecanismos psicológicos de proteção bem instalados, como o *recalcamento*.

As crianças utilizam a intolerância e a rejeição ao outro em graus mais ou menos rígidos. Existem outros sistemas de defesa: fuga, negação, inibição, mentira, exagero, rigidez de espírito, esquecimentos seletivos etc.

• *O que você pode fazer*

É natural que, nessa idade, o seu filho possa ter, para com um colega diferente, reações de rejeição. Isso não é forçosamente sinal de um erro na educação, mas antes de seus medos inconfessados ou projetados externamente. Compreendê-lo, porém, não basta. É preciso que seu filho receba uma pequena aula de educação cívica, e até moral, sobre o respeito ao outro e a tolerância.

Sirva-se de obras destinadas aos pais e às crianças: *Bonequinha negra*, de Alaíde Oliveira ou *Racismo explicado à minha filha*, de Tahar Ben Jelloun. Diga-lhe que as diferenças étnicas são naturais, infinitas, e que não há razão alguma para considerá-las *a priori* como negativas. Sensibilize-o para o fato de que todo o mundo, até ele, pode um dia tornar-se "diferente" em conseqüência de um acidente, de uma doença grave ou de um choque psicológico! Isso é uma verdadeira lição sobre a relatividade dos seres e dos sentimentos.

Se o ambiente na escola é desastroso porque todos contam piadas racistas, zombam do vizinho e inventam apelidos ridículos ou humilhantes para ele, sugira ao professor responsável pela classe de seu filho (ou aos pais de alunos, que reforçarão o movimento) esta experiência, tentada em um colégio por um professor indignado. Os alunos sentavam-se em círculo e cada um por sua vez dizia o que não ia bem, o que não suportava no outro, o que o fazia sofrer. Todas as humilhações, todas as vergonhas, todos os medos e dificuldades foram expressados e *ouvidos*. Cada aluno se deu conta de que sofria, mas também podia fazer sofrer. Todos saíram com o propósito de tentar modificar o comportamento e "entrar na pele do outro" mais freqüentemente.

- *Armadilhas a evitar*

Sejam coerentes: se ele conta piadas ostensivamente racistas em casa e vê que acham graça, todos os belos discursos de vocês sobre a tolerância serão bastante relativizados. Realmente, a piada pode ser engraçada, mas mostrem que pode ser sentida como ofensiva para os implicados. Pelos menos, ensinem-no a evitar algumas, segundo as circunstâncias.

Cigarro, droga, aids: quando tocar no assunto?

• *O lado dos pais*

A pré-adolescência é uma fase complicada *também* para os pais, que devem preparar o filho para o novo mundo que o espera, com suas promessas, perigos e tentações. A dificuldade é alertá-lo sem lhe dar idéias falsas ou despertar uma curiosidade doentia, que não existia nele anteriormente.

• *O lado da criança*

Cigarro, droga, aids, todo o mundo fala disso. Na aula, os professores os alertaram, como também para a violência na escola e fora dela. Ele se sente interessado, pois pela primeira vez alguém se preocupa verdadeiramente com sua opinião e suas reações. Além disso, vê essas coisas de perto, pois em seu ambiente alguns já fumam e outros foram convidados a tomar droga...

• *Opinião do psicólogo*

Os adultos podem se deixar iludir pela aparente maturidade do pré-adolescente e pensar que qualquer informação ou conselho é inútil. Mas, aos 10 ou 12 anos, este só dispõe ainda de pouca informação, desordenada, confusa e superficial. É como se ele tivesse algumas peças de um grande quebra-cabeça, cujo tamanho geral e real gravidade ele não consegue perceber.

Assim, os pais têm a obrigação de informar o filho e não renunciar ao seu papel de educadores, a pretexto de que, na escola, o assunto será abordado em algum momento do ano. Eles devem antecipar a informação e não esperar serem confrontados com o problema para resolvê-lo. Não é quando o pré-adolescente aparecer com o primeiro cigarro que será necessário reagir. É importante que, desde muito cedo, ele tenha ouvido falar com serenidade desses assuntos, antes de sentir-se cobrado.

Por um lado, o cigarro e a droga são produtos portadores de uma imagem de transgressão em relação aos princípios parentais, e, por outro lado, são um princípio de integração mais fácil a um grupo, para os jovens; assim, atraem naturalmente o pré-adolescente. Aliás, este pensa que o cigarro o fará parecer mais facilmente adulto. A tentação se apresenta, muitas vezes, para os jovens mantidos em "estado de infância" pelos pais; o cigarro é então sentido como uma libertação, uma superação dos limites ou uma oposição que faz crescer. Um pouco como os palavrões, proibidos em casa quando ele era menor: na rua, ele aproveitava para "compensar".

A isso acrescentam-se outras motivações que têm sua importância: busca evidente de prazer e, para as moças, tentação de usar o cigarro como anorexígeno: "É melhor fumar do que engordar", pensam elas.

Também não se deve subestimar a dimensão de apelo dos primeiros cigarros (e dos primeiros baseados), do mesmo modo como as crianças que fazem "artes" para chamar a atenção. O cigarro ou a droga são um meio de dizer: "Preciso que você cuide de mim." Os pais devem responder a esse apelo marcando os limites e as interdições. Em certos casos mais raros, fumo ou droga fazem parte de um comportamento mais geral de "condutas de risco". O jovem age num quadro de provocação permanente, o que revela um mal-estar mais profundo. Enfim, para alguns, a droga representa uma função de transição entre a infância e a idade adulta.

• *O que você pode fazer*

ANTECIPE-SE. A partir dos 8 ou 10 anos, comece a conversar com seu filho sobre drogas e cigarro. Aproveite a ocasião de um filme, uma notícia ou uma história que vocês leram juntos. Adapte simplesmente o grau de explicação em função da idade, mas o princípio fundamental é sempre o mesmo: "Esses produtos são perigosos... é melhor não começar nunca... sempre se pode dizer não... se cedermos uma vez à tentação, não é grave, mas é preciso ter a coragem de falar disso com os pais... não haverá castigo, mas uma conversa." O diálogo e a confiança nunca devem ser interrompidos.

Deve-se proibir o cigarro?

Os pais que não quiserem ser autoritários e preferirem usar da argumentação devem ficar sabendo: na área do fumo, as interdições precisas e os limites de segurança são nitidamente mais eficazes do que razões de bom senso.

É possível proibir o fumo, quando o próprio pai (mãe) é fumante? É uma razão a mais, pensam os especialistas! Quando os pais fumam, sabem muito bem daquilo que estão falando e podem argumentar que eles próprios caíram na armadilha. É fácil dizer ao filho que, acima de tudo, não se deve começar.

Por curiosidade, vontade de imitar os colegas ou simplesmente por medo de recusar ou ser diferente, ele se arrisca, como muitos outros, a aceitar. (Muitas vezes, é a mesma coisa com o primeiro baseado ou o primeiro copo de bebida alcoólica.) Advirta-o contra essa tentação.

Às vezes seu filho poderá lhe pedir uma tragada, só para ver como é. Por que não? É melhor que seja na sua presença do que escondido com o grupo dele, o que o estimula ainda mais para a recaída. Mas, cuidado! Depois, proibição absoluta de recomeçar.

O problema da droga

Desde os 11 ou 12 anos de idade, uma criança pode ser convidada a experimentar a droga na saída do colégio, num campo de futebol ou na pracinha. Informe-se sobre isso e conscientize o seu filho.

Explique-lhe que a primeira proposta sempre será gratuita. Podem oferecer-lhe uma dose, dizendo: "Experimente, você vai adorar, é muito legal." Ora, começar a consumir droga sempre representa um risco, mesmo que se trate de um "simples" baseado. Isso poderia lhe dar prazer. É verdade que, no início, a droga dá um sentimento de euforia ou de leveza, mas acaba por prejudicar o usuário. E, de qualquer forma, é punida pela lei. Uma vez exposto esse preâmbulo, o diálogo pode começar: "Você acha que poderia ser tentado(a) ou influenciado(a)?" Lembre-lhe as experiências passadas, quando, apesar de suas recomendações, ele se empanturrou de balas antes do jantar, não chegou na hora marcada e deixou-se levar a fazer uma "besteira" com a turma de companheiros. O objetivo é fazer com que ele (ela) compreenda que não está a salvo da tentação, como imagina. Moral: ele deve simplesmente aprender a dizer NÃO, sem fazer perguntas. Para isso, basta responder: "Obrigado, não me interessa."

Ao longo da infância e da pré-adolescência, o diálogo deve ser mantido, pois, quando seu filho for confrontado com o dilema entre prazer e proibição, ele deverá contar com você. E só poderá fazê-lo se for preparado para isso desde muito cedo.

O problema da aids

Pode parecer inadequado falar de aids a uma criança que ainda não despertou para a sexualidade ou para as drogas. Mas isso faz parte da educação e da prevenção dos riscos. A primeira forma de proteção é, antes de tudo, a informação. Dito isso, é inútil se estender demasiadamente sobre o tema. Efetivamente, aos 10 ou 12 anos, uma criança pode contentar-se em saber que a aids é uma doença que se contrai por contato sexual ou por troca de seringas, e até por ocasião de uma transfusão sangüínea (caso raríssimo).

Nesse momento, ela deve aprender que as pessoas soropositivas ou doentes de aids não são "intocáveis". Elas não transmitem o vírus por simples contato. Devem ser aceitas como as outras, sem nenhuma forma de exclusão. Sessões de conscientização na escola, programas de televisão ou revistas completarão essa primeira informação.

- *Armadilhas a evitar*

No colégio, em contato com os colegas, ele aprenderá rapidamente as "vantagens" do cigarro e da droga. Assim, é melhor que seu filho seja prevenido por você.

A respeito do fumo, evite "despejar" sobre ele informações excessivamente racionais ou previsões apocalípticas. Basta compreender que o cigarro faz mal à saúde. O risco de câncer é muito longínquo para impressioná-lo verdadeiramente. Ao contrário, os pequenos problemas de saúde a curto prazo podem impressioná-lo mais, principalmente se ele pratica esportes ou se preocupa com a aparência: o cigarro causa mau hálito, torna os dentes amarelos, suja os cabelos, dá rugas e diminui o fôlego.

Esqueça a moral. Fumar (usar droga) não é bom ou mau; é prejudicial para a saúde.

capítulo 10

Isso é Normal?

A idade da razão, que se manifesta em torno dos 7 anos, é uma etapa crucial para a criança. Pela primeira vez, ela deixa de tomar seus desejos por realidades. Em alguns meses, desliza, de um pensamento mágico, em que tudo é possível, para um pensamento mais realista, em que tudo se torna racional e lógico. Ela sabe o que a espera: um mundo de deveres na escola, obrigações em casa e regras na sociedade, onde os outros são tão importantes quanto ela.

Compreende-se que nem sempre ela viva com alegria essa passagem delicada. Ela se apega ao seu melhor papel, o de "a criança é rainha". Essa renúncia à criança que ela foi vai reavivar suas pulsões agressivas: pulsões de vida, pulsões de morte. E é então, precisamente entre 7 e 12 anos, que ela passará por angústias, crises existenciais, medos múltiplos, agitação motora incontrolável. Adota comportamentos exagerados e encenações teatrais; ritualiza esses gestos para melhor conter seus medos. Suas pulsões manifestam exteriormente o fogo que queima de maneira invisível na profundidade.

Esses conflitos são normais e até necessários. Apesar de seus aparentes inconvenientes, mostram uma organização progressiva do pensamento da criança. Aos 13 anos, todos os marcos definitivos desse pensamento estarão situados.

Ele não tem confiança em si

• *O lado dos pais*

Na creche, já "roubavam" todos os brinquedos de Gabriel, sem que ele ousasse protestar. Hoje, nada mudou. Com os amigos, ele se apaga e se deixa levar facilmente. Esse menino é "bem-educado demais", pensa você. Na escola, embora saiba as lições, fica intimidado e confunde tudo, no quadro-negro ou na prova.

Você gostaria muito de ajudá-lo a estar mais preparado para a vida, sabendo defender-se e, pelo menos, afirmar suas necessidades.

• *O lado da criança*

"Para viver feliz, viva escondido", essa é a sua divisa. Seus pais querem que ele mostre um pouco mais de personalidade com os colegas, mas — eles acham o quê? — ninguém é corajoso de improviso e menos ainda "líder de grupo". Aliás, isso não lhe interessa; prefere ficar sozinho no seu canto ou acompanhar os "chefes". Nesse caso, fica certo de "não ter problemas e, de qualquer forma, está se divertindo". Quanto a participar mais na escola, nem pensem nisso: ele tem medo de errar e parecer ridículo.

• *Opinião do psicólogo*

Tímido, passivo, temeroso, com pouca iniciativa, fechado em si mesmo, taciturno, apagado, "bem-educado demais", palavras não faltam para qualificar a criança solitária ou "agarrada na saia da mãe". Quaisquer que sejam as facetas de sua personalidade, os pais ficam geralmente preocupados ao vê-la tão desamparada em situações à primeira vista nem tão difíceis. Esse traço de caráter dele não é novo, mas os pais esperavam que passaria com a idade. Quando pequeno, seu filho já tinha medo das primeiras separações. Mais tarde, teve dificuldades em adaptar-se à creche e à escola. A partir daí, cada volta às aulas se tornou sinônimo de preocupação exagerada.

A essa fragilidade natural acrescentam-se as angústias do período de latência. A criança é jogada no mundo dos adultos e todas suas referências se modificam. Conhece agora as angústias morais, tão particulares aos que têm 7-12 anos e que vêm tornar mais pesada sua mochila. Como todos os colegas da mesma idade, tem medo da autoridade (encarnada pelo pai, professores e policiais); teme o juízo que se faz dele, e principalmente não ser estimado pelos outros. Daí essa falta cruel de confiança em si mesmo. Nesse exato período, alguns traços de personalidade (cuidado e meticulosidade, perfeccionismo ou respeito extremo pela ordem) podem se instalar, para que não se tenha má opinião dele e não seja, conseqüentemente, rejeitado.

Uma característica é típica dessa criança: ela tem a impressão de que não é amada *para sempre e seja o que for que ela faça*; daí sua insatisfação permanente.

• Quando os pais são carinhosos, sabem mostrar-se disponíveis, mas seu humor é muito variável e suas preocupações pessoais numerosas, isso pode criar para a criança, apesar de tudo, um clima de insegurança. Em certos momentos imprevisíveis, o pai ou a mãe exclamaram: "Você não foi legal, não gosto mais de você" ou "Você me decepcionou, não posso mais confiar em você." E a criança tomou essas palavras ao pé da letra. Embora os pais a estimulem a abrir-se para o exterior e encontrar amigos, ela teme perder o amor e os decepcionar. Assim, a novidade lhe dá medo e seu espírito de iniciativa diminui progressivamente: torna-se inibida.

Às vezes um trauma na família (divórcio, perda de um ente querido, abandono de um animal etc.) pode desestabilizá-la ainda mais, tornando-a ainda mais dependente. Para preservar o amor dos pais, para saber o que ela "vale", para saber o que é "bom" ou "mau", ela se torna excessivamente educada, extremamente comportada, muito prestativa e fica imune ao veredito dos pais.

• Quando os próprios pais são muito ativos, os bloqueios do filho parecem ainda menos compreensíveis. Sua atitude temerosa destoa da família. A explicação remonta, certamente, à primeira infância, por volta do oitavo mês (cf. *Mil dicas para entender seus filhos — 0 a 7 anos*, cap. "O bebê tem medo de estranhos"), quando as primeiras angústias de separação não foram eficazmente suavizadas e superadas. A criança não teria se tranqüilizado quanto ao amor e à confiança dos pais; daí talvez essa inibição.

• Quando os pais são superprotetores e também muito exigentes, o filho também não se sente tranqüilo, pois o amor que eles lhe dedicam é sujeito a condições: só se sente apreciado quando "é bonzinho", ou "quando tem boas notas". Esses pais não se queixam necessariamente da atitude tímida do filho. Segundo os psicólogos, encontram nela um benefício secundário. O menino não faz o que lhe dizem para fazer e não fica agarrado à saia da mãe? Salvo alguma irritação por ter um filho ou filha "grudento", eles se acomodam a essa situação, encontrando nela inconvenientes bem menores do que suas vantagens.

- *O que você pode fazer*

Diante das situações novas que intimidam ou aterrorizam seu filho, diga frases positivas e tranqüilizantes. Exemplo: "Vamos, Carlos, se não der certo, tudo bem. Coragem! Experimente! O importante é participar, não ganhar." Ele deve perceber que, seja o que for que faça, você sempre o amará.

Nas situações mais delicadas, tome-o simbolicamente pela mão, para servir-lhe de propulsor e trampolim, sem entretanto fazer as coisas por ele. Se ele não conseguir saltar para a piscina ou subir ao palco para a representação escolar de fim de ano, encoraje-o e acompanhe-o com os olhos até que ele se lance...

Ensine-o a resolver sozinho os pequenos conflitos com os colegas, mas em caso de dificuldade insuperável *para ele*, dê seu apoio. Para desdramatizar as situações e torná-las menos intimidantes, nada melhor do que o jogo de interpretar papéis. Ele não ousa falar com a professora? Faça o papel da professora e interprete a cena com ele. Depois, invertam os papéis. Ele tomará o lugar da professora e compreenderá que não há nenhuma exigência afetiva na aula: pedem-lhe simplesmente que responda... E se ele não conseguir, marque um encontro com a "bruxa" em questão para falar-lhe sobre o problema de seu filho. Uma criança que sabe que a professora é sensível às suas dificuldades pode desbloquear-se. Garanta a evolução da situação, estimulando-o: "No dia em que você conseguir falar com ela, querido, vamos comemorar bastante..."

Alguns esportes lhe permitirão sair de sua reserva habitual: com a condição de serem escolhidos por ele e não de responderem ao desejo dos pais. Ele aprenderá a avaliar melhor os obstáculos. Se a criança lutar, será no âmbito do jogo, e a opinião do parceiro não virá questionar o seu ego. No judô, no caratê, na capoeira, seu filho aprenderá como cair, amortecer os choques, saudar o adversário, extravasar todas as animosidades; no vestiário, todas as "afrontas" serão reparadas, todo o mundo estará exausto mas feliz. Na natação, será levado a controlar seus medos, o que pouco a pouco aumentará a sua autoconfiança.

Quanto às artes plásticas (desenho, pintura, cerâmica etc.), estas permitem que os mais tímidos se expressem sem recorrer necessariamente à palavra. Ao contrário do trabalho escolar ou das atividades esportivas, esses meios de expressão não exaltam o espírito de competição, mas encorajam a sensibilidade artística. A atitude atenta do professor poderá ajudar a criança a ter confiança em si e desenvolver-se plenamente.

É na vida de todos os dias, pelo exemplo e pelo respeito à sua pessoa, que a criança fabrica para si uma armadura. Para ajudá-la, eis alguns conselhos básicos:

- Ela precisa de uma declaração de amor incondicional, não sujeita a negociações ou chantagens afetivas do tipo "Gosto de você quando você é bonzinho". Por que você não gostaria dele o tempo todo?

• Nada vale a virtude do exemplo. Você o condicionará melhor a se defender se também proceder assim: "*Ele me falou nesse tom, mas você me conhece, eu não admito isso.*"

• A virtude do respeito também é fundamental. O respeito que se deve ao filho passa por atitudes muito simples: a maneira de falar com ele, de levar seus desejos em consideração sem dizer "não" sistematicamente, antes mesmo de tê-lo ouvido. Se seu filho é respeitado no lar, será mais respeitado fora dele. "A flexibilidade dos pais leva à flexibilidade infantil", afirma o psiquiatra americano Stanley Greenspan em seu livro *The Challenging Child*. "Rigidez causa rigidez — quer se trate de um comportamento rebelde e negativo, quer se trate de um comportamento passivo e temeroso. A flexibilidade em relação à criança só pode favorecer, a longo prazo, sua segurança e sua independência." Greenspan afirma que cada "criança difícil" encontra em suas fraquezas os ingredientes de seu futuro sucesso, com a condição de que seja ajudada a tomar consciência disso.

• *Armadilhas a evitar*

Em lugar de dizer: "Você foi mau (ou você foi burro) quando fez isso", prefira: "O que você fez foi uma coisa burra", "Teu comportamento não foi correto", "Quando você age dessa maneira, eu não fico contente". Assim, você pune ou condena seu ato, mas não sua pessoa por inteiro. Não ironize sua timidez, e menos ainda diante dos outros.

Não o obrigue a tocar flauta ou violino para seus convidados. Limite-se a estimulá-lo. Talvez ele tenha coragem agora, talvez não.

Você teme que sua timidez doentia esteja mascarando uma depressão? Para não se enganar de diagnóstico, avalie a qualidade de seu sono, seu apetite e seus resultados escolares. Se não estão alterados, pode ficar tranqüilo(a).

Zoom
É um fanfarrão!

"Comi doze tortas e um pão." "Meu pai tem um Jaguar, um Rolls-Royce e um helicóptero." "Meu peixinho vermelho tem uma nadadeira de tubarão e dois dentes na frente." "Li duzentas e cinqüenta páginas de meu livro antes de dormir."

Por mais curioso que possa parecer à primeira vista, ter *excesso* de autoconfiança em si é uma faceta particular da falta de autoconfiança. O sapato aperta no mesmo lugar. Superestimar as próprias capacidades, gabar-se, "contar vantagem", parecer auto-suficiente, exagerar, exibir-se, começar todas as frases com a palavra "eu", tudo isso é uma questão de auto-estima.

Os psicólogos estão certos de que os gabolas são, na verdade, crianças que se protegem. Eles mostram de si mesmos uma imagem lisonjeira e escondem o mundo interior que conhecem tão mal, exploram raramente e temem bastante. Os fanfarrões investem na APARÊNCIA, ao passo que os inibidos e temerosos só podem ser eles mesmos, sem maquiagem nem máscara.

O que fazer quando seu filho é um desses "exibidos"? Reduzi-lo sistematicamente a uma modéstia necessária? E correr assim o risco de abalar a sua personalidade ou até levá-lo a não ter confiança em si? Ou então não intervir, e deixar que esse traço de caráter se instale e até se intensifique?

Sejamos positivos. Esse menino certamente se gaba demais, porém é sedutor, vivo, brilhante, expressivo, agradável como companhia. Talvez baste ensiná-lo a respeitar os outros, a ouvi-los, a não sufocá-los, a dividir (um pouquinho) o palco e a moderar suas extravagâncias. Se as esferas afetiva, escolar e a socialização vão bem, não há motivo para preocupação, a criança está suficientemente bem para progredir. Algumas observações no momento certo vão temperar seus excessos, sem grande risco de apagar sua personalidade: "Você não acha que está exagerando?", "Você está dizendo que você é um gênio?"

Entretanto, as bravatas também podem indicar um sofrimento mais profundo e até uma depressão disfarçada.

A criança compensa certas carências afetivas "contando vantagens". Pode levar esse desafio até ao terreno do adulto; torna-se então insolente, arrogante, impertinente; tem prazer em incomodar os outros e ignora o sentimento de culpa e de vergonha. Tudo isso preocupa, com razão, os psicólogos. A ausência de barreiras que essa criança sente a leva a ir cada vez mais longe e a desafiar as pessoas de seu ambiente. Não é raro que, na ausência de limites estabelecidos pelos pais, o conselho de disciplina da escola, ou até mesmo a autoridade policial desempenhem esse papel estruturante, que tem por efeito reestabilizar instantaneamente a criança.

Ele não pára quieto

- *O lado dos pais*

Reina na casa um incessante "ruído de fundo". Maurício está em ebulição crônica e domina todas as atenções. À mesa, não fica no lugar; na aula, não consegue concentrar-se. Toda essa agitação acaba cansando *você*. Só quando você "desmaia", na hora de dormir, é que se dá conta de como está estressada(o) com essa contínua animação.

- *O lado da criança*

Qual é o problema? Ele é dinâmico, claro, mas muito menos do que o Stalone ou o Indiana Jones, seus heróis favoritos. Se bem que...

Ele promete ficar calmo, já que é preciso; mas, até sem perceber, entra de novo em ebulição. Seus pais deviam lhe reconhecer pelo menos uma qualidade: quando vai se deitar, ele dorme como um bebê, enquanto a irmã, "um verdadeiro anjinho", dá espetáculo todas as noites.

- *Opinião do psicólogo*

Duas evidências que devem ser levadas em consideração: primeiro, os meninos são mais atingidos por essa atividade exagerada; segundo, se essas crianças são tão turbulentas, é porque, no fundo, **transbordam energia vital.**

Só que, em lugar de distribuí-la pelas áreas física, intelectual, social ou do imaginário, a criança a concentra em uma única saída: a ação. Com isso, os outros setores ficam empobrecidos.

As pessoas a seu redor têm uma sensação de falta de harmonia em sua personalidade, pois o que transparece é uma confusão de movimentos, um turbilhão de ações. Impossível escapar a isso, todos estão envolvidos: pais, família, professores, babá. Todos estão ligados nesses "500.000 volts".

Todos se interessam pelo menino excitado, para acalmá-lo, aconselhá-lo ou adverti-lo. Aliás, talvez seja isso que ele queira, já que fica lisonjeado, feliz, seguro. Daí a perenização desse comportamento, que se torna pouco a pouco uma atitude relacional, já que proporciona evidentes benefícios.

Entretanto, a criança age assim porque não sabe agir de outro modo. Suas ações ainda carecem de controle. Se ela incomoda, atropela, quebra, fere, fere-*se*, é porque ainda não tem a experiência do adulto hiperativo. Este sabe, apesar de tudo, mostrar-se eficiente, multiplicando seus papéis e competências: trabalha no emprego e em casa, cozinha, inventa, produz; é como se tivesse um "transformador" que reciclasse a energia dissipada a serviço da arte, do trabalho e da antidepressão.

Às vezes a criança age por mimetismo (o pai ou a mãe são muito ativos), às vezes por compensação (pais muito passivos).

No fundo, qual é o objetivo de tal agitação?

Ela teria ao menos três virtudes:

- Lançar um pedido de ajuda aos que estão em volta para ficar aliviada e manifestar sua confusão interior.
- Agitar-se seria também um meio de se defender da ansiedade. Demonstrou-se experimentalmente que, em situações estressantes ou pouco tranqüilas, a criança reagia com um excesso de atividade. Uma alquimia corporal, muito bem regulada, metamorfosearia tensões internas, frustrações e conflitos não resolvidos em energia motora. A inquietação se dissiparia, portanto, na ação.
- Os adultos também sabem disso: quando se age, tem-se menos tempo para pensar em si. Ora, durante o período de latência, a criança foge de toda reflexão sobre si mesma, evita ver que está crescendo e questionar-se sobre seu comportamento. É como se a ação fosse um calmante e um anestésico do pensamento, um modo de abafar os complexos, um meio de esquecer que se é muito pequeno, muito gordo, muito "burro" na escola, muito desarmado. O movimento é um antídoto eficaz contra as angústias típicas desse período, mesmo as mais profundas como a angústia de morte, que surge precisamente entre 8 e 10 anos.

Certas situações fragilizam ainda mais essa criança: brigas conjugais repetidas; "perseguição" constante por um irmão mais velho, que dita sua lei ao menor; violência ou agressividade paternas. Às vezes também se constata que os pais são de uma permissividade preocupante; a mãe pode educar a criança sozinha, e está é filho único; seus irmãos "modelo" são calmos, sensatos e eficientes. Ele precisa, pois, agitar-se para distinguir-se deles e ser ele mesmo.

Em apenas 10% dos casos a hiperatividade é considerada como patológica pelos médicos. A criança fica "geralmente excitada, em qualquer lugar e em qualquer situação".

Ela cansa as pessoas e apresenta dificuldades extremas de concentração. Essa criança, e apenas ela, precisa de um verdadeiro tratamento. Nos Estados Unidos, os psiquiatras receitam anfetaminas, que, curiosamente, antes da puberdade, têm um efeito calmante. Infelizmente, a experiência mostra que provocam dependência. Deve-se portanto preferir terapias mais suaves: sedativos, sessões de relaxamento ou de psicomotricidade permitem que a criança apreenda melhor o seu corpo no espaço e no tempo.

• *O que você pode fazer*

Estimule seu filho a *dar um sentido* a esse sintoma. Num primeiro tempo, ajude-o a compreender que sua agitação é conseqüência de uma tensão (ou de uma dificuldade) não resolvida. Ele deve familiarizar-se com essa idéia.

Num segundo tempo, leve-o a formular aquilo que o incomoda. Você não tem o dicionário das emoções interiores dele, mas pode guiá-lo: seria por causa da irmã, dos colegas, da atitude de você em relação a ele? Evoque o leque de suas possíveis insatisfações. Mesmo que ele não consiga decodificar o que está lhe acontecendo, observará que os pais estão prontos a escutá-lo, e o simples fato de que se interessam pelo seu caso o ajudará a sentir-se menos sozinho em seu mal-estar.

Os hiperativos são crianças sobre as quais muitas vezes pesam exigências desproporcionais em relação às suas capacidades reais; daí essa tensão insuportável. Efetivamente, em casa e na escola, esperam-se delas atenção, vigilância, concentração e disciplina. Pausas libertadoras lhes são absolutamente indispensáveis e lhes permitem extravasar as tensões internas.

Na verdade, a escolha das atividades extra-escolares é muito importante. Se você levar seu filho para admirar uma exposição de botânica ou de jóias, ele logo se transformará em "pilha elétrica". Para ele, o passeio deve ser necessariamente ativo, e até interativo, com experiências a fazer pessoalmente e momentos de liberdade autorizados.

As atividades esportivas devem lhe dar a possibilidade de gastar as energias, mas também de estruturar-se. O ideal, para concentrar-se e ao mesmo tempo distrair-se, são esportes como esgrima, tênis ou pingue-pongue, desde que ele tenha um nível suficiente de concentração. Os esportes de equipe, como o futebol e o basquete permitem uma desrepressão saudável. A natação tem propriedades relaxantes e é propícia a um sono reparador.

Para o lazer em casa, ofereça-lhe material para treinar boxe ou um aparelho de ginástica para praticar alguns exercícios.

• *Armadilhas a evitar*

A maioria das crianças dessa idade são simplesmente turbulentas, e não hiperativas. Com o tempo, elas se acalmam e aprendem a expressar-se de outra maneira que não por uma incessante agitação. Então, paciência...

Como para os tiques ou a gagueira, toda tentativa de reprimir ou impedir o movimento só fará aumentar o problema e reativá-lo, provocando na criança até um verdadeiro mal-estar físico. Quando ela ficar insuportável, mande-a para o quarto, onde ela poderá gastar o excesso de energia (luta controlada com o irmão, dança...). Muitas vezes é nessa hora que acontece o paroxismo da agitação; então, previna-se.

À mesa, tolere que o menino saia de um esquema muito estrito, alternando o bom comportamento e um pouco de desleixo: ele deve poder levantar-se, balançar na cadeira, brincar com os talheres, mas também acalmar-se. No cinema, faça-o sentar-se entre os pais, e não ao lado, para que não incomode o vizinho.

No carro, não faça 500 quilômetros de uma só vez, organize pausas recreativas, senão ele não agüentará. E, conseqüentemente, você também não...

Está tudo errado!

- *O lado dos pais*

É normal que uma criança roa tanto as unhas, diga certas noites que tem vontade de morrer ou fique paralisada ao ver uma minúscula minhoca?

É normal que as *crises* se sucedam e uma mania venha substituir outra?

Todas as crianças passam por isso? Sofrem das mesmas *esquisitices*?

De qualquer forma, vocês estão perplexos e até preocupados diante de seu filho e perguntam se, desta vez, não deveriam levá-lo ao psicólogo.

- *O lado da criança*

Ela "não pode fazer nada", "não consegue"; apesar da boa vontade, não tem nenhum controle sobre seu comportamento. Gostaria que as pessoas mostrassem um pouco de tolerância e a deixassem com suas manias, medos ou idéias sombrias, sem fazer com que ela ficasse, além disso, com a consciência pesada. É sempre a mesma coisa: todas essas repreensões a magoam ou exasperam; então ela recomeça tudo outra vez para se acalmar, ou vai esconder-se no seu canto.

- *Opinião do psicólogo*

Se a criança pudesse dizer o que está vivendo, a atitude dos pais seria fundamentalmente diferente: mais compreensiva, menos culpabilizante e francamente mais acolhedora.

Vamos a alguns exemplos concretos.

- **Ele tem tiques.** Essa conduta se destina, geralmente, a aliviar uma angústia crescente. Os desejos não satisfeitos, os conflitos não resolvidos, as frustrações acumuladas produzem energia, que é descarregada nesses movimentos compulsivos. O menino que tosse ou pigarreia sem parar talvez exteriorize uma agressividade interna diante de uma situação difícil; o que lambe os lábios vai buscar na zona oral aquele prazer regressivo bem conhecido, tão importante durante a primeira infância; aquele que rói as unhas ou torce os cabelos ataca as extremidades do corpo, como que para verificar seus limites e reposicionar-se em relação ao outro; quando o gesto vai até a automutilação (roer os dedos até tirar sangue, arrancar tufos de cabelos), a criança está se infligindo uma punição, que revela uma falha em seu narcisismo e mostra até que ponto ela se deprecia.

Repetimos que essa tentativa de interpretação *literal* do sintoma é demasiado simplista para ser sempre verdadeira; só uma consulta mais aprofundada ao psicoterapeuta permitiria encontrar seu verdadeiro sentido. Uma coisa é certa, entretanto: a repetição dos sintomas significa algo e traduz um sofrimento interno, psíquico e físico mais ou menos severo.

Como ajudar a criança?

Primeiro, evitando a qualquer preço ameaçá-la, ou pior, ironizá-la. Compreenda que "ela não pode fazer nada"; o que não impede que vocês falem disso para desdramatizar a situação e explicar o problema às pessoas do ambiente, caso ela consinta nisso. Esses tiques — mesmo que lembrem algum membro da família — não se transmitem geneticamente. Afetam a grande maioria das crianças, muitas vezes passam desapercebidos naquelas que sabem camuflá-los e geralmente têm cura espontânea ao fim de algumas semanas ou meses. Quando persistem ou parecem causar sofrimento, deve-se recorrer à ajuda de um psicólogo ou de um especialista em psicomotricidade; às vezes, sessões de relaxamento ou uma psicoterapia de apoio acabam com esses sintomas.

Uma observação positiva: um tique que exteriorize de modo visível um conflito latente às vezes é melhor do que a repetição de doenças "psicossomáticas", que têm a mesma função libertadora.

• **Ele tem manias.** Diante de seu tumulto interior, a criança precisa às vezes tranqüilizar-se através de manias e ritualizações que atuam como referências no seu dia. O caráter obsessivo desses comportamentos se torna então um *quadro* tranqüilizador para ela. Esse quadro dissolve as tensões e acalma as inquietações na hora, mas, infelizmente, os ritos devem ser constantemente repetidos para ter efeito duradouro. E, assim, instala-se o círculo vicioso.

Marcela, aos 9 anos, contava os degraus da escada, as janelas da escola, as listras do papel de parede do quarto e as placas dos carros cujo número fosse um múltiplo de seis ou de dois. Roberto, aos 11 anos, era maníaco por limpeza. Não suportava papel no chão nem mancha de molho na toalha; suas roupas tinham que ser impecáveis e nunca deixava a mochila no chão. Laila, aos 8 anos, verificava se não havia ninguém escondido no armário, debaixo da cama ou no baú de brinquedos. Tinha medo de intrusos, feiticeiras, gnomos maldosos, invisíveis para os outros mas não para ela; todas as noites, levantava-se umas dez vezes antes de dormir para fazer uma ronda de inspeção.

Marcela, Roberto e Laila ficam tão ocupados com suas manias que *esquecem* de enfrentar as angústias que os atormentam. Aqui, também, podemos tentar uma primeira explicação literal: os obcecados por limpeza agem como que para purificar-se e lavar-se de seus maus pensamentos; os "contadores" organizam sua existência, ajustam os sentimentos e dão-lhes uma certa coerência; os "inspetores" expulsam os ímpetos agressivos, ciúmes, rancores acumulados e assim se desculpabilizam mais facilmente.

Como ajudar a criança?

Alguns sinais (principalmente se são associados) sugerem uma consulta ao psicólogo ou a um psiquiatra de crianças: sono reduzido (pois é preciso ter tempo para inspecionar tudo, tudo organizar e tudo limpar), resultados escolares em queda, humor alterado (a criança às vezes fica séria, até grave); aliás, ela não ousa mais sair de casa, com medo de que seus comportamentos compulsivos sejam notados e, principalmente, reprimidos. A vida da família se transforma em pesadelo. Os pais se tornam progressivamente escravos das obsessões do filho, até o dia em que acabam compreendendo que isso não pode ser normal.

A psicoterapia consistirá em detectar as fontes da angústia, nomeá-las e tratá-las. Geralmente elas se relacionam com questões essenciais como as origens (adoção, procriação assistida, dúvida sobre os pais verdadeiros), medos tenazes (de ser agredido ou violado, seqüestrado, manipulado, separado da família) e culpas de todo tipo. Não vamos negar que essas neuroses são longas e difíceis de serem tratadas; entretanto devem ser cuidadas rapidamente para que a criança possa ser apoiada e aliviada desse sofrimento que a incapacita.

• **Ele tem fobias.** Nessa idade, estas são menos freqüentes do que na primeira infância, mas, em contrapartida, um pouco mais severas. Mais uma vez, as fobias são a exteriorização visível da angústia recalcada, da culpa ou das pulsões invasoras que a criança sente. Elas se aparentam a um mecanismo psicológico de defesa: os medos inconscientes são *deslocados e materializados* em função do medo de um animal, objeto ou situação. Assim, aos 8 anos, Adriano é aterrorizado pelas formigas, vermes, animais que vivem em galerias debaixo da terra; algumas conversas mostraram que esse medo evoca os meandros inconscientes que ele teme explorar. Ele *persegue o animal* fora de sua toca para melhor ocultar seus demônios interiores. Sofia, aos 11 anos, sente nojo de bife *sangrento* e de qualquer alimento de aparência *viscosa*; detesta carne, pudim e gelatina. A terapia revelou que esses alimentos são, para ela, evocadores de sua metamorfose em jovem mulher (sangue das regras, peito e quadris que se desenvolvem etc.). Aos 12 anos, Débora entra em pânico à idéia de tomar o elevador ou uma passagem pouco iluminada. Na consulta, ela diz: "Ali, tudo pode acontecer." Dá um sentido de conotação sexual a tudo o que a atemoriza. No fundo, refere-se à sua própria *passagem* do mundo da infância para o mundo adulto, carregada de um valor erótico, por causa do olhar dos homens sobre sua feminilidade nascente; mais uma vez, observa-se um deslocamento do medo.

Como ajudar a criança?
Uma fobia não é um capricho. A criança precisa ser tranqüilizada e aliviada através de um apoio ativo. Regra de ouro: escutá-la e não tratar o mal pelo mal, forçando-a a expor brutalmente o que a inquieta. Pelo contrário, é preciso avançar suavemente, com muita compreensão. E deixar que a criança adote, à sua vontade, objetos *contrafóbicos*, isto é, tudo o que lhe permita defender-se contra o medo: cartões de telefone para pedir socorro, guarda-chuva para se defender dos inimigos potenciais, lanterna etc. As fobias leves se curarão espontaneamente quando a fonte da angústia for desvelada e desmistificada. Em caso de fobia persistente (mais de seis meses) ou invasora (isto é, estendendo-se a outras áreas), é preciso levar a criança a um psicólogo ou psiquiatra para crianças. Como em todas as neuroses incipientes, o tratamento consistirá em procurar a fonte do problema nas longínquas lembranças da infância. Esse medo poderá então ser reconsiderado, para ser assimilado num primeiro tempo e depois superado.

- **Ele tem medo da morte.** Não é raro que, entre os 9 e os 12 anos, a criança tema os acontecimentos que anunciam um fim e as situações relativas à morte. Seu filho fica sabendo que restam apenas três episódios para terminar sua série preferida? Sente-se deprimido! Dizem que a avó está doente? Foge, lembrando bruscamente que tem de acabar os deveres, para evitar o confronto com a realidade. O fútil, assim como o trágico, o inquietam. A palavra FIM não consta de seu vocabulário. Os psicólogos falam de "angústia de morte". Muitos sinais mostram sua vulnerabilidade, principalmente por ocasião do ritual da hora de dormir. Verifica se os pais não vão sair, se poderá acordá-los em caso de pesadelo, pede porta aberta e luz acesa, aninha-se na cama deixando aparecer apenas a ponta do nariz, fala de medo de ladrão e, nos sonhos noturnos, imagina os piores horrores: os pais são amarrados e trucidados enquanto dormem, isto é, quando estão incapazes de vir salvá-lo. Essa eventualidade o agita tanto que ele perde o sono ou não consegue adormecer. Durante o dia, essas idéias sombrias o perseguem de modo velado: ao longo do passeio, a caminho da escola, preferirá não se aproximar demais da beirada, se por acaso... pois, além desse limite, abre-se o infinito, o desconhecido, a ausência de controle, em resumo o mundo temido dos adultos, o mundo da verdadeira vida. Agora, sabe que uma simples varinha de condão não basta mais para desfazer os seus temores.

Como ajudar a criança?

Os pais devem se mostrar positivos, em lugar de se deixarem também afetar pelas angústias naturais do filho: todo o mundo passa por isso! Além do mais, essa tomada de consciência das realidades deste mundo é o sinal evidente de uma nova maturidade, e logo de uma evolução psicológica do filho.

Devem deixar que ele expresse seus pensamentos confusos e irracionais sem julgá-los; devem também aceitar que ele encha os cadernos com desenhos de caveiras e de sangue. Os desenhos o ajudam simplesmente a enfrentar o choque da dura realidade que ele exprime sem dúvida com crueza. Enfim, devem respeitar suas fragilidades do momento, sem comentá-las com os outros.

O período que vai dos 7 aos 9 anos é particularmente delicado, por isso aconselha-se evitar que a criança veja *sozinha* filmes ou leia histórias cujo herói também se veria ameaçado pela miséria, pelo abandono ou pela morte.

- **Ele é "pão-duro".** Em outras palavras, teme a precariedade, e assim que aparece a menor carência, sente-se ameaçado. Esse medo já existia na primeira infância, mas por volta dos 8 anos de idade tomará novas proporções. A criança vive num mundo em que se depara freqüentemente com a precariedade (população de rua, desemprego, pobreza, catástrofes naturais etc.). Tudo isso a remete à própria existência: "E se isso acontecesse comigo?".

Os próprios pais às vezes reforçam involuntariamente esse sentimento; dizem que devem "tomar cuidado" e controlar as despesas porque a conta no banco está "no vermelho". Mas a criança não tem referência alguma para relativizar isso. É por isso que o pequeno perdulário lhes propõe, ocasionalmente, reforçar essa conta com a mesada dele, embora, nessa idade, ele seja "pão-duro". Na verdade, ele precisa sentir-se em segurança. É como se a opulência, a facilidade financeira, a fartura o transportassem para a doce inocência dos contos-de-fadas da infância. A carência, ao contrário, simboliza o fim, o limite, *o seu próprio limite*, aquele que ele procura e teme ao mesmo tempo. Infelizmente, a realidade o alerta de que todos podem ter de enfrentar a falta; daí seu medo de perder tudo realmente, até o mais total despojamento.

Como ajudar a criança?

Explicando-lhe concretamente que todos os meses um ou dois salários são depositados na conta dos pais, de onde eles tiram o dinheiro necessário para viver. É como se fosse um "cofrinho", dez ou mil vezes maior, que serviria para todas as despesas. Ele deve saber que a família inteira e os bons amigos estão presentes e podem ajudá-los, caso seja necessário. E se necessário, não há razão para medo, todos saberão moderar o nível de vida sem muito sofrimento. Não hesite em explicar tudo muito bem: "Conta sem dinheiro significa que devemos esperar o próximo salário ou transferir uma certa quantia de outra conta para a conta corrente..."

• **Ele chora "sem razão".** Entretanto, tudo parece estar bem com a criança (sono, apetite, afeição, amigos, resultados escolares etc.); então por que essa mágoa quando vem a noite, na hora de dormir, ou até em pleno recreio?

As razões existem, mas estão bem escondidas no inconsciente. Revelam uma tomada de consciência de um acontecimento difícil de suportar e anunciam o começo de uma renúncia importante (um "luto", no sentido que os psicólogos dão à palavra). Se os pais estão desorientados e não encontram explicação, é porque, freqüentemente, esse choro aparece "depois da batalha", sem ligação tangível de causa e efeito com o acontecimento que é sua origem. Mesmo nessa idade, razões para chorar não faltam.

Dos 6 aos 8 anos, a criança vive o fim do famoso complexo de Édipo. Assim, renuncia ao amor exclusivo pelo pai ou pela mãe. Por volta dos 8 anos, começa a pensar na questão de suas origens. Até os 12, é confrontada com muitos acontecimentos que deverá assimilar "com atraso": nas famílias separadas, ela se dá conta, desta vez definitivamente, que nunca mais viverá sob o mesmo teto com o pai e a mãe reunidos.

Teme também ser menos amada que os outros irmãos, ou então ser abandonada ou rejeitada.

O futuro a preocupa; pergunta-se o que seria dela se os pais morressem.

E, de modo mais geral, o futuro adolescente chora a infância despreocupada, que vai perder para sempre.

Como ajudar a criança?

É impossível dizer-lhe que a vida é cor-de-rosa e tentar poupar-lhe qualquer desgosto. Assim, resta ficar à escuta, mais terno(a) e mais disponível, principalmente no momento em que ela se isola, à noite, antes de dormir. Deixem que ela chore, sem demonstrar excessivamente a preocupação que essas lágrimas causam a vocês. Os meninos também vivem essa fragilidade passageira; também eles têm o direito de manifestar seu sofrimento. A tristeza não é privilégio das meninas.

• **Ele está deprimido.** Ao passo que o adulto deprimido é triste, sente-se culpado por quase tudo e perde toda auto-estima, a criança em geral experimenta uma sensação de tédio, uma ausência de motivação, mudando muito de humor (passa do riso ao choro, é irritável). Quanto mais jovem for, menos os sintomas serão fáceis de reconhecer. Assim, é necessário um interrogatório minucioso por um especialista para estabelecer um diagnóstico preciso.

Muitas vezes, a escolaridade é a primeira área afetada. A criança não quer mais ir à escola, suas notas diminuem, não tem concentração, memória e imaginação em seus pensamentos e suas brincadeiras; pode apresentar distúrbios psicossomáticos (dor de barriga, de cabeça, fadiga permanente, náuseas) ou ainda ter problemas de sono ou apetite; suas relações com o ambiente são perturbadas, pois seu comportamento agitado se alterna freqüentemente com períodos de introversão: não tem mais vontade de brincar com os outros, de sair, nem mesmo de telefonar aos amigos; evita encarar os interlocutores; também pode mostrar-se agressiva e até ser atraída pela pequena delinqüência.

Anteriormente, para atingir a criança, os psiquiatras tratavam da mãe, a quem atribuíam a culpa desses fatos. Sabemos hoje que muitas causas — em geral complicadas — são determinantes para a doença da depressão: fragilidade genética por vezes, mas também acúmulo de conflitos não resolvidos (problemas de divórcio, luto, dinheiro etc.). Em geral, algumas crianças têm dificuldade de enfrentar a novidade; respondem a ela com inibição ou com uma atitude de retração.

Entretanto, é muito comum que a criança deprimida renuncie a expressar seu mal-estar, pois pensa, com ou sem razão, que ninguém a compreenderá verdadeiramente. Também pode minimizar o que sente, desvalorizar-se e, principalmente, não querer afetar os pais, também eles absorvidos por suas próprias preocupações.

Como ajudar a criança?

Estima-se que a depressão das crianças de 7 a 12 anos represente 2,5% desse distúrbio na população em geral, sendo os meninos ligeiramente mais afetados do que as meninas, antes da puberdade. Sabemos também que essa doença fragiliza durante muito tempo a criança, se não for eficazmente atendida *a tempo*: constatam-se recaídas, em três quartos dos casos, nos cinco anos seguintes e percebe-se que as crianças que sofreram esse episódio de depressão consomem posteriormente mais remédios, fumo, álcool ou drogas, em virtude do provável estado de dependência em que foram mergulhadas por essa doença. Futuramente, terão mais dificuldade em estabelecer relações pessoais ou profissionais estáveis.

As soluções existem e não devem limitar-se a simples conselhos educativos. A criança deve seguir um verdadeiro tratamento de psicoterapia psicanalítica ou familiar. Um tratamento antidepressivo será prescrito além disso, em caso de depressão severa, mas tomando precauções extremas. Realmente, os medicamentos se mostram eficazes, mas não deixam de apresentar riscos para as crianças, cujo sistema nervoso ainda está em formação. Aliás, os médicos ainda têm dúvidas quanto ao modo de usá-los: como não existem remédios específicos para crianças, deve-se utilizar antidepressivos reservados ao adulto em doses menores? Ou preferir as novas substâncias, certamente mais bem toleradas mas sobre as quais não se sabe muita coisa?

• **Ele não fala.** Em certas famílias, a palavra, a linguagem, os relatos são medidos por conta-gotas. Só se fala quando se tem algo a dizer e, evidentemente, não se expressam os sentimentos ou idéias. Nesse clima, quem se dá ao trabalho de perguntar à criança como foi seu dia na escola, ou o que ela sentiu em tal ou qual circunstância? Inversamente, em outras famílias, fala-se sem parar, mas não forçosamente para exprimir o essencial. Comenta-se tudo, mas nem sempre aquilo que permite dar um sentido à vida e aos sentimentos. Nesses dois tipos de família, logicamente, a criança se fecha no silêncio, tem dificuldade em conhecer a si mesma e desvaloriza-se, pois ninguém se interessa verdadeiramente por ela.

Como ajudar a criança?
Permitindo-lhe expressar-se de um modo ou de outro, pelo teatro, pelo desenho, pelo esporte etc. E, de qualquer forma, através do interesse sincero e *manifesto* da família por aquilo que lhe acontece.

• *O que você pode fazer*

Uma criança que exibe um comportamento *estranho* não é forçosamente uma criança doente. Na verdade, é o valor que os pais atribuem a essa estranheza que lhe dará todo o seu sentido. Se é ignorada, a criança continuará a adotá-la, ao passo que talvez seja de fato estranha. O silêncio familiar evita que surjam perguntas, mas a perturbação está presente e aumenta a cada dia. Pelo contrário, se os pais fazem drama, a criança pode perceber-se como estando doente (ou sendo anormal?) quando não está. Trata-se pois de analisar a situação, sem subestimá-la nem exagerá-la, levando em conta as mudanças observadas em relação aos hábitos anteriores.

Uma estranheza deve ser sempre reinserida em seu contexto. Ela é raramente isolada, ocorrendo num momento preciso da história da criança. Uma doença, uma repetição de ano na escola, uma separação, a perda do animal preferido podem desencadear posteriormente uma tomada de consciência ou um sentimento de culpa. Quando se fala suficientemente na família, e desde sempre, quando se dá um sentido aos silêncios e às expectativas das crianças, isso alivia os sintomas (tiques, obsessões, fobias, manias, gagueira etc.) ou pelo menos os torna mais aceitáveis para todos. É importante trocar idéias com outros pais que vivem as mesmas dificuldades ou consultar o pediatra.

Se o problema da criança dura mais de alguns meses, se torna a vida da casa insuportável ou toma proporções notadas por todo o ambiente, resta sempre a solução de uma consulta ao psicólogo ou ao psiquiatra de crianças. Afinal, eles estão aí para isso.

- *Armadilhas a evitar*

Nunca é demais repetir: não se deve cair na banalização nem na dramatização.

Também não se deve cair na tentação de superproteger a criança, pois isso é um modo muito eficaz de negar a patologia e, paradoxalmente, de alimentá-la.

Se a criança chegou a tais extremos, é porque está sofrendo e não pode expressar-se de outra forma *a não ser pelo sofrimento*. Assim, é preciso confortá-la através da ajuda de um profissional. Mesmo que os pais hesitem a esse respeito, devem compreender que essa providência se torna indispensável para evitar um provável agravamento.

Dez coisas e mais algumas... para não dizer nem fazer

Levados pela raiva, pela irritação ou pelo medo, certos pais cedem à tentação de usar frases contundentes como mísseis de guerra. Se elas são pronunciadas muito freqüentemente, como um bordão, a criança pode, com o tempo, ser catalogada em uma atitude ou um julgamento definitivo, freando seu equilíbrio e até ameaçando seu desenvolvimento afetivo.

1. **Cuidado, você vai se machucar!** (Variante: *Você sabe muito bem que não vai conseguir!*)
A criança ouve essa frase banal desde a mais tenra idade; os pais superprotetores e assustados lhe predizem catástrofes permanentes. O que temem tanto? Evidentemente, que ela se machuque, já que projetam nela seus medos e angústias, a despeito de o perigo ser muito relativo. Do mesmo modo, esses superpais desejariam evitar ao "filhote" fracassos inúteis, como se estes não tivessem nenhum valor educativo. Ora, é só depois de muitas tentativas e erros que a criança aprende por si mesma e se torna autônoma. Assim, enquanto ela não se aventurar sozinha na bicicleta, não saberá como fazer para dirigi-la sem cair. O preço a pagar por essa liberdade passa por algumas quedas e eventuais arranhões. E, apesar dos bons sentimentos que os inspiram, os pais devem admitir que sua própria experiência nem sempre é transmissível. A criança deve, por sua vez, vivê-la e tirar suas próprias conclusões. Assim, é necessário aceitar essas etapas negativas ou dolorosas que ajudam a crescer.

Seria melhor dizer: "Você pode se machucar." Essa fórmula é condicional: a criança é prevenida, responsabilizada. Admite-se implicitamente que ela poderia agir melhor e surpreender positivamente os pais. Também pode-se expressar o que se sente: "Tenho medo de que você..." "Espero que você possa..." Isso estimula a criança a prestar mais atenção.

2. **Você é in-su-por-tá-vel!** (Ou: *Você é uma peste!*)
Visivelmente o pai (mãe) não agüenta mais e comunica isso ao provocador, dizendo-lhe que não o suporta mais, quando é, antes, a atitude da criança que é insuportável. A criança é atingida no mais profundo de si mesma, sentindo-se

ferida por esse juízo sobre a sua pessoa inteira, o que pode torná-la ainda mais agressiva.

Seria melhor dizer: "Não suporto mais isso, você passou dos limites." Nessa circunstância é preciso saber antecipar antes que a situação degenere e dizer a tempo: "chega!". Essa atitude é bem mais eficaz e tranqüilizante para a criança do que a permissividade de um pai que teme usar sua autoridade, mas acaba, um pouco depois, "estourando".

3. **Você é mau; não gosto mais de você** (Ou: *Você está querendo me matar?*)
Aqui não só o pai ou mãe subentende: "Você é insuportável", mas também "Você quer me fazer mal". Essa é uma clara chantagem afetiva, o que é duplamente perturbador. A criança se sente ao mesmo tempo rejeitada por aquilo que é "mau" (como dizem) e culpada (ela desejaria "matar a mãe"). De certa maneira, o pai (mãe) passa para o filho a idéia de que ele só o ama quando é gentil e submisso a seu desejo. Para se sentir sempre amado, ele nunca deveria sair da linha de conduta traçada pelo pai. Essa chantagem sistemática é nociva, pois o obriga a renunciar ao próprio ego para dobrar-se ao do pai ou mãe.

Seria melhor dizer: "Isso que você está fazendo é mau" ou "Não gosto do teu comportamento".

Em ambos os casos, não é a criança inteira que é rejeitada, mas apenas uma parte. Outra solução: inverter o tom do pedido. "Tente ser mais gentil; é muito mais agradável." Ou ainda: "Estou espantada de vê-la fazer uma coisa tão má [ou tão burra], isso não pode ser coisa sua." Em todos os casos, a mãe deve deixar de pensar que o filho faz tudo em referência a ela, por ela ou contra ela. A criança pode cometer um erro ou fazer uma "bobagem", sem verdadeira intenção de decepcioná-la ou magoá-la.

4. **Se você não se comportar, te ponho no colégio interno** (Variante: *Se você continuar, não viaja mais de férias conosco amanhã.*)
Por que fazer uma ameaça que você sabe que não pode cumprir? Acenando com uma punição que nunca vem, o pai acaba perdendo a credibilidade e a criança age como quer, sem medo da autoridade. Seria melhor dizer (adotando o tom persuasivo adequado): "Se você não se comportar, eu vou me irritar de verdade!". Há fortes chances de que a mensagem seja totalmente compreendida. E se, apesar de tudo, ele passar dos limites, só resta aplicar a punição prometida, o que provavelmente a criança já espera.

5. **Você deveria seguir o modelo da sua irmã** (Variante: *Sua irmã, pelo menos...*)
Esse tipo de frase, dita como quem não quer nada, tem dois problemas: Primeiro, é a criança que escolhe seus modelos, e não os pais que os impõem, pois

afinal ela tem o direito de idealizar quem quiser. Segundo: apresentando perpetuamente a irmã como exemplo, o pai só faz "botar lenha na fogueira" e atiçar o rancor e o ciúme fraternos com prejuízo para as duas crianças. Mas, principalmente, seu filho pode pensar que todo esforço é inútil, já que, como dizem os pais, a irmã é a menina-prodígio, imbatível em seu terreno. Então para que tentar? Seria melhor dizer: "Faça um esforço, seja bem-educado e um pouco mais prestativo" ou "Estude mais". Aqui, não há comparação, apenas se diz ao interessado o que se espera dele. Se quisermos absolutamente lembrar o modelo a seguir, é preferível uma fórmula mais positiva: "Cada um tem suas qualidades; a sua irmã, por exemplo, é muito prestativa e você também tem suas coisas boas. Então mostre-as."

6. **Com você, é sempre a mesma coisa** (Variante: *Nunca se pode confiar em você; você está atrasado, como sempre.*)
"Sempre", "nunca", "como de costume": são advérbios excessivos, pois uma criança não faz sempre a mesma coisa. Para obter uma gulodice ou se deitar mais tarde, ela não berra sistematicamente; também sabe ser sedutora, bem-educada ou persuasiva. Aliás, esses advérbios estão inscritos numa duração ilimitada. Não deixam nenhuma alternativa à criança, ou seja, não lhe abrem a possibilidade de mudar. É como se lhe colassem um rótulo indelével, lhe dessem uma espécie de papel ao qual ela seria condenada de uma vez por todas. Aliás, pensa ela com razão, quando ela se esforça ninguém percebe, pois continuam repetindo a mesma ladainha. Então, para que tentar melhorar? Seria melhor dizer: "Você me prometeu chegar na hora [ou arrumar a sua bagunça]. Da próxima vez, conto com você!" Nesse caso, a repreensão é formulada de maneira aberta, sem noção de duração indefinida. Outra possibilidade é usar o alerta: "Se você recomeçar, ficará de castigo." O pai (mãe) lembra a regra ao filho. Para bom entendedor...

7. **Você é feio, imprestável, incapaz...**
Repetir incansavelmente para seu filho que ele é isto ou aquilo equivale a fazer um martelamento psicológico, ou até uma pressão moral. É uma maneira de lhe dar uma identidade definitiva, certamente mais perigosa do que a primeira. Esse tipo de julgamento acaba deixando marcas profundas na criança e pode gerar uma falta real de confiança, da qual será difícil livrar-se mais tarde. Se o pai (mãe) age assim, não é por mal, mas muitas vezes porque ele próprio foi vítima de semelhantes depreciações por parte dos próprios pais. No fundo, ele faz uma imagem tão medíocre de si mesmo que lhe é difícil imaginar que tem um filho dotado de certas qualidades. Ora, estas existem forçosamente (pois todos têm qualidades e defeitos), mas ele mesmo nunca aprendeu a enxergar as qualidades. Seria melhor dizer o contrário: "Você fica tão bonita penteada

assim"(ou "vestido com essa roupa"); "Continue assim, você é perfeitamente capaz"...

8. Ninguém te agüenta mais!!!
Essa sentença é pronunciada para mostrar à criança excitada que passou dos limites. Quando usada excepcionalmente, atinge seu objetivo. O pestinha, "nocauteado", pára de fazer bobagens. O problema é quando a frase é dita cada vez mais freqüentemente. Se decodificarmos bem seu sentido, ela significa várias coisas: antes de tudo, é uma porta fechada, não há mais diálogo nem negociação possíveis. Também indica uma falta de atenção para com a criança e seu mal-estar. Enfim, esse gênero de palavra reativa instantaneamente a angústia de abandono que existe em todos os jovens dessa idade. Ele se sente então excluído e rejeitado, o que é muito triste, mesmo que tenha feito tudo para exasperar os pais.

Seria melhor dizer: "Agora, chega! Não agüentamos mais e te aconselhamos a parar. Senão...!"

9. Não, é claro que você não está com medo!
Às vezes um adulto tem dificuldade em se lembrar de seus próprios medos de criança. É pena! Caso se lembrasse, poderia compadecer-se dos temores do filho e não considerá-los sistematicamente como criancices. Compreenderia que é possível ficar apavorado(a) diante de um corredor escuro ou com a idéia de mergulhar a cabeça na água. Infelizmente, o pai ou mãe "amnésico" está sempre pronto a minimizar esses medos e a despojar a criança de suas emoções, negando-as. Por que ele(a) faz isso? Por sadismo? Não, por simples sentimento de decepção. Não quer admitir que seu menino ou sua menina se apavorem de maneira tão pueril. O adulto poderia consolar-se dizendo que aquilo é passageiro e ficar encantado ao ver que o filho exterioriza seus medos com toda a confiança (ao passo que poderia dissimulá-los, mesmo à custa de grandes esforços). Se seu protetor lhe responde: "Não, é claro que você não está com medo!", ele se sente ainda mais desamparado. O risco é que no futuro a criança hesite em se fiar.

Seria melhor dizer: "Não se preocupe, estou aqui, agora vai correr tudo bem." Ou então: "Eu também, quando era pequeno tinha o mesmo medo; quando cresci, o medo foi embora." Ou, finalmente: "Muitas crianças são como você, mas você vai ver, isso passa..."

10. Você quer sempre se fazer de interessante (Variante: *Vai ver se eu estou na esquina.*)
Duas palavras importantes nessa frase: "sempre" e "interessante". A primeira já foi comentada acima, então vamos abordar a segunda. Se a criança se sente

obrigada a se fazer notar por "bobagens" ou palhaçadas, é que, na sua opinião, não lhe dão suficiente atenção ou tempo. Essa criança está "carente", precisa captar os olhares, ser tranqüilizada, amada, ou contida em limites nesse momento preciso. É por isso que o "exibido" aproveita a platéia para obrigar os olhares a convergirem para ele. Para acalmá-lo, é melhor consagrar-lhe três minutos de qualidade do que dez minutos de repreensões ou de raiva. De toda forma, se a criança não obtiver a atenção de que precisa, ela pode a qualquer momento exagerar em suas intervenções. Também se pode prometer passar um tempo com ela, porém mais tarde: "Hoje à noite, nós temos convidados, não podemos; mas amanhã, está prometido!"

11. **É para o seu bem**

Vamos nos pôr mais uma vez no lugar da criança. Como reagiríamos se nos repetissem o dia inteiro: "Mas é para o seu bem!" Como sempre, o problema está no excesso, quando os pais acabam sabendo melhor que o filho, e em todas as ocasiões, aquilo de que ele precisa. O pai ou mãe gosta de repetir: "Eu te conheço como a palma da minha mão (ou melhor do que você mesmo)", ou pior: "Eu leio os teus pensamentos."

A criança, tornada assim transparente, perde o direito de emitir sua própria opinião. Ora, a partir da idade da razão, ela sabe bastante bem o que lhe convém e o que é bom para ela. Tem o direito de não gostar de feijão ou de alface, "mesmo que estejam cheios de vitaminas". Pode preferir passear de manga curta, mesmo que a mãe esteja com frio, ou ler e ficar distraída em vez de fazer a caminhada saudável no parque, como querem os pais. Às vezes, seria melhor... não dizer nada. Ou então pôr a criança diante do fato consumado, sem essa cantilena de que é para o seu bem. Se ela tem de acompanhar você ao parque, basta dizer: "Sei que você não está com vontade, mas tem que vir assim mesmo e pronto!" Esse tipo de atitude determinada será mais aceito se, anteriormente, as reticências da criança foram ouvidas. Mas atenção para não abusar de uma tal autoridade. A criança relutante também tem direito à preguiça e até a ter mau gosto. Não é obrigada a ser impecável em todos os pontos.

12, 13, 14 etc.:

Você ainda é um verdadeiro neném
Não compreendo essa sua preocupação, nessa idade
Não gosto mais de você
Você não é mais meu filho (minha filha)
Pense no mal que você está nos fazendo
E pensar que eu só vivo para você!
Temos vergonha de você
O que que eu vou fazer com você?!
Se você tirar nota baixa, vai ser varredor de rua

A lista das pequenas frases "provocativas" é infinita.

Levá-lo ao psicólogo?

Duas ou três coisas que você deve saber caso decida levar seu filho ao psicólogo. O código de ética dos psicólogos foi elaborado em 1996 pelo Conselho Federal de Psicologia. Eis alguns de seus principais pontos:

Princípio fundamentais:

I — O psicólogo baseará seu trabalho no respeito à dignidade e integridade do ser.

II — O psicólogo trabalhará visando a promover o bem-estar do indivíduo e da comunidade, bem como a descoberta de métodos e práticas que possibilitem a consecução desse objetivo.

VI — O psicólogo colaborará na criação de condições que visem a eliminar a opressão e a marginalização do ser humano.

VII — O psicólogo, no exercício de sua profissão, completará a definição de suas responsabilidades, direitos e deveres, de acordo com os princípio estabelecidos na Declaração Universal dos Direitos Humanos, aprovada em 10.12.1948 pela Assembléia Geral das Nações Unidas.

Das responsabilidades gerais do psicólogo:

Art.02 — Ao psicólogo é vedado:

h) Pleitear comissões, doações ou vantagens outras de qualquer espécie, além dos honorários estabelecidos;

i) Atender, em caráter não-eventual, a menor impúbere ou interdito, sem conhecimento de seus responsáveis.

Art.03 — São deveres do psicólogo nas suas relações com a pessoa atendida:

c) Em seus atendimentos, garantir condições ambientais adequadas à segurança da(s) pessoa(s) atendida(s), bem como à privacidade que garanta o sigilo profissional.

Do sigilo profissional

Art.21 — O sigilo protegerá o atendido em tudo aquilo que o psicólogo ouve, vê ou de que tem conhecimento como decorrência do exercício da atividade profissional.

Art.23 — Se o atendimento for realizado por psicólogo vinculado a trabalho multiprofissional numa clínica, empresa ou instituição ou a pedido de outrem, só poderão ser dadas informações a quem as solicitou, a critério do profissional, dentro dos limites do estritamente necessário aos fins a que se destinou o exame.

Art.26 — O sigilo profissional protegerá o menor impúbere ou interdito, devendo ser comunicado aos responsáveis o estritamente essencial para promover medidas em seu benefício.

Das comunicações científicas e da divulgação ao público

Art.30 — Ao psicólogo, na realização de seus estudos e pesquisas, bem como no ensino e treinamento, é vedado:

b) Promover atividades que envolvam qualquer espécie de risco ou prejuízo a seres humanos ou sofrimentos desnecessários para animais.

- *Quando recorrer a um psicólogo?*

Seria fácil responder: quando a criança está sofrendo. O problema é que, nessa idade, o sofrimento nem sempre é evidente. Ele se expressa, todavia, por sinais indiretos bem conhecidos pelos psicólogos: angústias múltiplas, distúrbios do sono, dificuldades de concentração nas aulas, enurese, problemas relacionais (agressividade ou timidez doentia), depressão, sintomas diversos (furtos, linguagem grosseira ou insolente, comportamentos de risco, tiques, gagueira, manias, fobias, refúgio excessivo nos videogames etc.).

A decisão de consultar um psicólogo é sempre fruto de um longo amadurecimento. Muitas vezes, é a conselho de um amigo, parente, médico ou professor que se decide tomar essa providência. O mais difícil está feito, mas quem consultar? Como ter certeza de escolher um psicólogo sério e confiável?

Muitos argumentos dissuasivos podem surgir então na mente de certos pais: "Meu filho não está louco. Ele não poderia piorar se começássemos a remexer muito profundamente no problema?", "Será que vão radiografar a família e nos culpar de alguma coisa?", "Vão exigir mudanças revolucionárias na nossa maneira de educar os filhos?" Sem falar do tempo e do esforço financeiro que representa uma terapia...

Os psicólogos conhecem bem todas essas reticências. Mas os pais devem se tranqüilizar. Um psicólogo não está ali para modificar a estrutura familiar; muito pelo contrário. É em relação ao modo de funcionamento da família que ele proporá uma saída para aliviar o sintoma. Assim, duas crianças que "fazem xixi na cama" talvez não recebam as mesmas recomendações. No caso de Paula, por exemplo, a terapia será ativa; a menina deverá assumir completamente seu sintoma e sua responsabilidade; em contrapartida, no caso de Marco, seu pai será aconselhado a tornar-se disponível mais regularmente, a fim de "conter" o filho e evitar que ele "fuja".

Agradecimentos

Os autores agradecem a Nicole Vallée pela revisão atenta, assim como a Agnès Fernier, psicóloga, por suas preciosas pesquisas.

Bibliografia

ARBISIO-LESOURD, Christine. *L'Enfant de la période de latence*. Dunod, col. "Psychismes", 1997.

BUZIN, Etty. *Papa, maman, laissez-moi le temps de rêver*. Albin Michel, 1995.

CHEMAMA, Roland (org.). *Dicionário de psicanálise*: Porto Alegre, Larousse/Artes Médicas, 1995.

DOLTO, Françoise. *As etapas decisivas da infância*. São Paulo: Martins Fontes, 1999.

_____. Quando os pais se separam. Rio de Janeiro: Jorge Zahar, 1989.

DUMAS, Didier. *Sans père et sans parole. La place du père dans l'équilibre de l'enfant*. Hachette Littératures, 1999.

DUVAL, Ph. e M.-Th. Estivil (orgs.). *Annuaire de la psychologie*. Hommes et Perspectives, 4ª ed.

Enfance & International Psychanalytical Association. "Filles et garçons". Erès, nº 3, 1998.

Famille Magazine. "Le guide des relations parents-enfants". Hors série, nº 21.

_____. "Le guide pratique des parents d'élèves". Hors série, nº 16.

FREUD, Sigmund. "Três ensaios sobre a teoria da sexualidade", in *ESB*, vol.VII. Rio de Janeiro: Imago, 1972.

LEBOVICI, Serge, René Diaktine e Michel Soulé. *Nouveau traité de psychiatrie de l'enfant et de l'adolescent*. PUF, 1997.

NAOURI, Aldo. *Une place pour le père*. Seuil, 1992.

NASIO, J.-D. *Lições sobre os 7 conceitos cruciais da psicanálise*. Rio de Janeiro: Jorge Zahar, 1989.

PUYUELO, Rémy. *L'anxiété de l'enfant ou le bonheur difficile*. Privat, 1991.

ROUDINESCO, Elisabeth e M. Plon. *Dicionário de psicanálise*. Rio de Janeiro: Jorge Zahar, 1998.

TAISNE, Geneviève de. *Vous devriez l'emmener chez le psy*. Fleurus, 1997.

WINNICOTT, D.W. *O brincar e a realidade*. Rio de Janeiro: Imago, 1975.

_____. *A família e o desenvolvimento individual*. São Paulo: Martins Fontes, 1993.

ÍNDICE REMISSIVO

Os números em **negrito** indicam as páginas em que os temas são tratados mais detidamente.

Este livro foi composto por TopTextos Edições Gráficas, em Berkeley e Gill Sans, e impresso por Geográfica Editora.